正畸临床拔牙矫治

Extraction Therapy in Orthodontics

主　编　段银钟
副主编　王庆昱　蔡留意
编　者　（按姓氏笔画排列）
　　　　王　蕾　王庆昱　刘　丽　刘名燕
　　　　米丛波　李　楠　张　彤　陈　磊
　　　　周兴鼎　段银钟　徐璐璐　高　锋
　　　　蔡留意　潘　杰

世界图书出版公司
西安　北京　上海　广州

图书在版编目（CIP）数据

正畸临床拔牙矫治 / 段银钟主编 .—西安：世界图书出版西安有限公司，2019.9（2024.12重印）

ISBN 978-7-5192-6488-8

Ⅰ．①正… Ⅱ．①段… Ⅲ．①口腔正畸学 Ⅳ．① R783.5

中国版本图书馆 CIP 数据核字（2019）第 173630 号

书　　名	正畸临床拔牙矫治 ZHENGJI LINCHUANG BAYA JIAOZHI
主　　编	段银钟
责任编辑	杨　菲
装帧设计	新纪元文化传播
出版发行	世界图书出版西安有限公司
地　　址	西安市雁塔区曲江新区汇新路 355 号
邮　　编	710061
电　　话	029-87214941　029-87233647（市场营销部） 029-87234767（总编室）
网　　址	http://www.wpcxa.com
邮　　箱	xast@wpcxa.com
经　　销	新华书店
印　　刷	西安真色彩设计印务有限公司
开　　本	787mm×1092mm　1/16
印　　张	20.5
字　　数	400 千字
版次印次	2019 年 9 月第 1 版　2024 年 12 月第 3 次印刷
国际书号	ISBN 978-7-5192-6488-8
定　　价	146.00 元

医学投稿　xastyx@163.com　‖　029-87279745　029-87284035

☆如有印装错误，请寄回本公司更换☆

作者名单

王　蕾	空军军医大学口腔医学院
王庆昱	上海正雅医疗集团
刘　丽	北京解放军陆军医院
刘名燕	浙江苏州牙博士口腔医院
米丛波	新疆医科大学附属口腔医院
李　楠	北京解放军309医院
张　彤	北京解放军总医院
陈　磊	山东大学附属口腔医院
周兴鼎	福建长乐忠灿牙科
段银钟	空军军医大学口腔医学院，西安段银钟正畸工作室
徐璐璐	北京解放军总医院
高　锋	西安段银钟正畸工作室
蔡留意	河南郑州武警总队医院
潘　杰	上海市口腔医院

作者简介

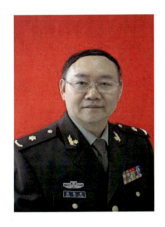

段银钟，山西襄汾人，1952年3月生，1976年5月毕业于原第四军医大学口腔医学院。1986年、1990年在原第四军医大学分别获口腔医学硕士、博士学位。1991—1993年赴日本大阪大学齿学部研修。曾任原第四军医大学口腔医院正畸科教授、主任医师、博士生导师。担任《中华口腔正畸学杂志》《第四军医大学学报》《实用口腔医学杂志》《人民军医杂志》《口腔医学》《北京口腔医学》《上海口腔医学》《中国口腔科杂志》编委。享受政府特殊津贴。长期从事口腔正畸学专业医疗、教学、科研工作。积极引进国外先进临床技术，对骨性错𬌗的早期矫正，正畸、正颌外科，成人矫治，临床推磨牙向远中技术，种植体口腔正畸临床应用，埋伏牙的导萌等有较深入的研究。荣获陕西省科技进步一等奖1项，军队科技进步奖、省部级科技进步奖、全军医疗成果奖二等奖6项，三等奖3项，专利2项。

主编《口腔正畸生物学》《口腔正畸治疗学》《正畸临床拔牙矫治与非拔牙矫治》《口腔正畸技术大全》《口腔正畸临床矫治彩色图谱》《口腔正畸学》《Tweed-Merrifield标准方丝弓矫治理论与实用技术》《正畸推磨牙远移技术》《口腔正畸手册》《正畸矫治100问》《正畸临床矫治技艺的探索》《安氏Ⅲ类错𬌗——正畸诊断与治疗》《安氏Ⅱ类错𬌗——正畸诊断与治疗》等20余部专著，发表文章400余篇，其中SCI论文43篇；培养硕士研究生68名，博士研究生40名。历任国际正畸联盟会员、中华医学会口腔正畸专业委员会顾问委员、全国口腔正畸资格认证委员会委员。

前 言

在正畸临床中，拔牙矫治是十分普遍的矫治方法。据统计，拔牙率超过 50%，追溯到 20 世纪 70、80 年代，拔牙率可高达 70%~80%。近年来，随着人们对拔牙矫治认知的不断深入以及非拔牙矫治技术的发展，国外的拔牙率下降至 25%~30%，国内仍保持在 50%~60%。这缘于国人的面型特征。可以说有关拔牙的事情，在临床上每天都要面对，每天都会实施，每天都要反复权衡在具体病例中拔牙还是不拔牙？尤其是遇到临界病例，更是举棋不定，难下决断，即使有经验的医生也不例外。

错𬌗畸形千差万别，情况十分复杂。显然，千篇一律的拔牙模式不可能适合每个个体的情况。加之成人患者与日俱增，其口内情况更加复杂，缺失牙、龋坏牙、牙周病、智齿埋伏阻生、不良修复体、关节疾病等，都给我们带来新的挑战。

正是由于错𬌗畸形的复杂性和拔牙模式的多样性，临床拔牙矫治十分混乱。有的拔牙不符合拔牙矫治原则；有的拔牙极不慎重；有的拔牙让人啼笑皆非，无法理解，用"搞笑"来形容一点儿也不过分。遗憾的是这些过失又无法弥补，或者很难补救。还有的拔牙模式虽然不错，但缺乏对矫治过程的掌控，导致患者的咬合关系错乱而影响正常进食，更严重者可导致颞下颌关节功能紊乱。每每遇到上述情况，确实让人痛心疾首，扼腕叹息。随即萌发了编写一本专门用于指导正畸临床拔牙的参考书的想法。

需要指出的是，拔牙方案的提出和制定，历来存在分歧。一个案例，几个专家可能会提出若干方案。客观地讲，肯定存在一种最佳拔牙模式，但要经过实践的检验。本书提出的拔牙模式和矫治计划只代表作者本人的学术观点，完全可能还有更佳的观点没有发掘出来。此类用于指导拔牙的学术专著，不论在国内还是国外均无先例，没有结构模式可供借鉴，没有完整资料可供参考。作者认为，既然是学术观点，可以争论，可以商榷。欢迎广大同行讨论，提出宝贵意见。

郑重声明

　　本书的内容旨在进一步促进科学研究，并不为特定患者推荐或推广特定的诊断、治疗方法。出版商、作者没有就本书内容的精确性和完整性做任何保证，并且明确否认任何负责任的保证，例如针对特定目的健康和疗效的保证。针对正在进行的研究、设备升级、仪器更新换代、政府法规的变化、设备和用药等信息的不断完善，有读者要求审查和评估其包含的详尽信息，例如每种药物、设备和装置的各种信息，并希望对部分问题提供详细的指示、警告和预防措施，对于这种情况读者应适当咨询专家。任何组织或网站在本书中被引用时，并不意味着作者或出版商认可该组织或网站提供或建议的任何信息。读者还应意识到，本书所列的互联网网站在著书和阅读时可能发生变化甚至消失，本作品的任何推广声明，不为其提供任何担保。无论是出版商还是作者，都不对由此产生的任何损害负责。

目 录

第一章 正畸治疗中的拔牙问题

第一节 拔牙非拔牙的历史纷争与意义 …………………………………… 1
第二节 正畸拔牙矫治的目的及得失 …………………………………… 4
    一、正畸拔牙矫治的主要目的 …………………………………… 4
    二、正畸拔牙矫治的得失 …………………………………… 4
第三节 正畸拔牙矫治的适应证 …………………………………… 5
第四节 正畸临床拔牙部位的选择 …………………………………… 6
    一、常规选择拔牙部位 …………………………………… 6
    二、正畸非常规拔牙牙位选择 …………………………………… 6
第五节 制定拔牙方案的基本原则 …………………………………… 8
    一、拔牙保守原则 …………………………………… 8
    二、病牙优先拔除原则 …………………………………… 8
    三、左右对称原则 …………………………………… 8
    四、上下协调原则 …………………………………… 8
第六节 确定正畸拔牙的十个相关因素 …………………………………… 8
    一、牙齿拥挤程度 …………………………………… 9
    二、Spee 曲线高度 …………………………………… 9
    三、牙弓突度 …………………………………… 9
    四、骨面型 …………………………………… 10
    五、拔牙治疗中支抗磨牙前移 …………………………………… 11
    六、软组织侧貌外形 …………………………………… 11
    七、生长发育 …………………………………… 12
    八、临界病例的拔牙矫治 …………………………………… 12
    九、掩饰性拔牙矫治骨性畸形 …………………………………… 13
    十、拔牙矫治考虑口周唇、舌软组织 …………………………………… 13

第二章 口腔内任何牙齿都有可能被拔除

  一、拔除上颌中切牙 ·· 14
  二、拔除上颌侧切牙 ·· 17
  三、拔除上颌尖牙 ·· 20
  四、拔除上颌第一前磨牙 ·· 23
  五、拔除上颌第二前磨牙 ·· 26
  六、拔除上颌第一磨牙 ·· 29
  七、拔除上颌第二磨牙 ·· 32
  八、拔除上颌第三磨牙 ·· 35
  九、拔除下颌中切牙 ·· 38
  十、拔除下颌侧切牙 ·· 41
  十一、拔除下颌尖牙 ·· 44
  十二、拔除下颌第一前磨牙 ·· 47
  十三、拔除下颌第二前磨牙 ·· 50
  十四、拔除下颌第一磨牙 ·· 53
  十五、拔除下颌第二磨牙 ·· 56
  十六、拔除下颌第三磨牙 ·· 59

第三章 安氏Ⅰ类错𬌗临床拔牙矫治

  一、常规拔牙矫治 ·· 62
  二、非常规拔牙矫治 ·· 74

第四章 安氏Ⅱ类错𬌗临床拔牙矫治

  一、上颌、下颌各拔 2 个前磨牙矫治Ⅱ类错𬌗 ····························· 101
  二、上颌仅拔 2 个前磨牙矫治Ⅱ类错𬌗 ··································· 116
  三、推磨牙向远中结合拔除磨牙 ·· 122
  四、配合正颌外科的拔牙矫治 ·· 131
  五、Ⅱ类错𬌗的特殊拔牙矫治 ··· 137
  六、关于Ⅱ类错𬌗双期拔牙矫治 ··· 146
  七、Ⅱ类错𬌗双期拔牙矫治病例 1 ······································· 148
  八、Ⅱ类错𬌗双期拔牙矫治病例 2 ······································· 152

第五章 安氏Ⅲ类错𬌗临床拔牙矫治

  一、上颌、下颌各拔 2 个牙矫治Ⅲ类错𬌗 ································· 157

二、上颌或下颌拔除 2 个牙矫治 Ⅲ 类错𬌗 …… 172
三、拔除 1 个牙矫治 Ⅲ 类错𬌗 …… 196
四、安氏 Ⅲ 类骨性反𬌗的双期矫治 …… 205

第六章 特殊错𬌗拔牙矫治

一、协调 Bolton 指数拔牙矫治 …… 216
二、补充拔牙矫治 …… 219
三、拔除无法保存的磨牙实施矫治 …… 222
四、拔除无恒牙胚的乳牙实施矫治 …… 225
五、拔除乳尖牙设计尖牙易位的矫治 …… 228
六、涉及埋伏牙导萌的拔牙矫治 …… 231
七、伴融合牙畸形的拔牙矫治 …… 234
八、替牙期拔除多生牙正畸矫治 …… 237
九、拔除多生牙实施双期矫治 …… 240
十、唇腭裂拔牙矫治 …… 243
十一、涉及埋伏牙的拔牙矫治 …… 246
十二、误拔牙病例的二次矫治 …… 249
十三、正颌拔牙实施根尖下截骨后退术 …… 252
十四、先天下颌缺牙的拔牙矫治 …… 255
十五、上颌过小牙的拔牙矫治 …… 258
十六、前牙外伤致"三门齿"非拔牙矫治 …… 261
十七、前牙外伤致"三门齿"拔牙矫治 …… 264
十八、上颌侧切牙过小修复联合拔牙治疗 …… 267

第七章 正畸系列拔牙矫治

第一节 概 述 …… 270
第二节 系列拔牙的适应证与禁忌证 …… 271
　一、系列拔牙的适应证 …… 271
　二、系列拔牙的禁忌证 …… 271
第三节 系列拔牙的实施过程和顺序 …… 271
第四节 多次谨慎选择与考虑 …… 272
第五节 系列拔牙过程中考虑的相关因素 …… 273
第六节 系列拔牙过程中注意的问题 …… 274

第七节　对系列拔牙矫治的评价 ·· 274
　　　一、系列拔牙矫治的优点 ··· 274
　　　二、系列拔牙矫治的缺点 ··· 274
　　　三、典型病例 ··· 275

第八章　正畸治疗第三磨牙拔除还是保留？
　　第一节　概　述 ··· 277
　　第二节　正畸临床上拔除第三磨牙的情况 ······························ 277
　　第三节　正畸临床上保留第三磨牙的情况 ······························ 279

第九章　无托槽隐形矫治技术正畸拔牙矫治
　　第一节　无托槽隐形矫治与传统矫治方法不同 ························ 284
　　　一、正畸的发展之路 ··· 284
　　　二、隐形矫治的出现是科技发展的必然结果 ························ 284
　　　三、隐形拔牙病例适应证的选择 ···································· 284
　　　四、隐形拔牙病例模拟动画设计要点 ······························· 285
　　　五、隐形拔牙病例附件设计要点 ···································· 286
　　　六、隐形拔牙病例支抗控制 ··· 286
　　　七、隐形拔牙病例矫治器佩戴天数 ·································· 287
　　　八、隐形拔牙病例复诊 ·· 287
　　　九、隐形拔牙病例中的邻面去釉 ···································· 290
　　　十、隐形拔牙病例中的的颞下颌关节问题 ·························· 291
　　　十一、患者管理 ··· 292
　　　十二、隐形矫治的前景 ·· 293
　　第二节　无托槽隐形矫治拔牙病例展示 ································ 293

第十章　舌侧矫治技术正畸拔牙矫治
　　第一节　概　述 ··· 303
　　　一、舌侧矫治发展历史 ·· 303
　　　二　舌侧矫治技术分类 ·· 304
　　　三、舌侧矫治的生物力学特点 ······································· 304
　　　四、舌侧矫治的发展展望 ·· 305
　　第二节　舌侧矫治技术拔牙矫治病例展示 ······························ 305

第一章
正畸治疗中的拔牙问题

从 20 世纪初开始，有关正畸治疗是否需要拔牙的问题就一直争论不休。人们从生物学的角度发表了许多可反映当时知识背景、技术水平及该领域领军人物之"矫治理念"的文章。近十余年来，随着方丝弓、直丝弓、自锁托槽矫治技术的发展，人们结合临床实际及进化论对正畸中的拔牙问题再次进行讨论。国人关心正畸治疗与颞下颌关节病之间的相关性，对正畸拔牙治疗问题持更为谨慎的态度。本章中，首先讨论了拔牙观点的历史变化及当今人们所认识的拔牙矫治的意义；其次讲述了拔牙的目的及适应证问题，拔牙的基本原则和拔牙牙位选择问题；最后讨论了确定拔牙矫治的相关因素。

第一节
拔牙非拔牙的历史纷争与意义

最先尝试着将正畸治疗系统化的是美国的 Angle 医生。他仅仅以其自身所定义的正常𬌗概念为基准进行正畸治疗。Angle 在其所谓的"𬌗钥"理论的基础上，认为全部恒牙只要能够均衡整齐地排列就可获得正常的咬合关系。而且，为了获得均衡协调的颜面生长发育，需要建立这种正常𬌗。他还认为，牙齿丧失是导致颜面部不协调的原因，拔牙可导致牙列及颌骨的异常，所以他对正畸拔牙持否定态度。Angle 的弟子及其追随者将其不拔牙矫治理论用于指导临床工作。

但是，Case 医生的观点不同。他认为，如果不拔牙进行正畸治疗，有些病例是不能有效地改善牙齿的位置及颜面美观的，这时就应该实施拔牙治疗。不过他反对为追求简化治疗而采取拔牙矫治的做法，同时也反对那种随波逐流而一窝蜂地拔除位置异常牙的做法。Case 于 1911 年发表的"正畸临床的拔牙问题"这篇论文中，对这种拔牙问题阐明了自己的观点，同时指出了 Angle 不拔牙矫治理论的问题所在。

1925 年，Lundstrom 发表了所谓的牙槽基骨理论。他指出，Angle 提出的如果将牙齿排列整齐，那么其咬合功能将在很大程度上影响牙槽骨的大小与形态，并可获得均衡协调的颌态这一理念是不正确的。他认为，错𬌗治疗后矫治效果能否稳定，在很大程度上取决于该病例牙槽基骨原本的大小及形态。实际问题是，从许多病例中可以观察到，在通过扩大牙弓而不做拔牙所进行的正畸治疗病例中，术后发生了明显的复发现象。当前 Case 和 Lundstrom

的矫治理念正被众多口腔正畸医生所接受。

这之后，Angle 的学生 Tweed 也对非拔牙治疗的矫治效果感到不满意并提出了质疑，提出了 Tweed 矫治目标：①侧貌均衡协调；②治疗后牙弓稳定；③健康的口腔组织；④较高的咀嚼功能。从其矫治目标来看，为了获得良好的咬合，有些病例需要拔牙矫治。而且，他从 20 世纪 30 年代开始，对自己以前曾做过的非拔牙失败的病例重新做了拔除 4 颗前磨牙的矫治，并取得了良好的矫治效果。当 Tweed 医生将这些拔牙病例发表以后，其矫治理念就逐渐被美国正畸界的同仁所接受。到了 20 世纪 50 年代，同样是 Angle 的学生，Begg 医生将澳大利亚土著居民咬合情况的研究结果与现代人做了比较，他认为，土著居民通过牙齿的磨耗使得牙齿近远中宽度明显减少，从而使牙齿的大小与颌骨的大小自然均衡协调，并就咬合的存在形式提出了 Begg 的正常殆概念，同时将这一概念引入到正畸临床工作中。Begg 还认为，就现代人来说，不能指望通过牙齿的磨耗而减少牙齿的大小，从而获得同土著人一样的咬合状态，为此就不得不采取拔牙矫治。

最近，人们又提出了进化论的观点，认为牙与颌骨大小之间不协调的原因之一是人类颌骨正逐渐减小，这是因为颌骨功能量减少致其"用进废退"世代累积的结果。运用 Begg 及 Tweed 矫治理论进行正畸治疗的医生认为，当牙冠宽度与颌骨大小不协调时，如果不采取拔牙措施，这种不协调就不能得到改善，所以在做这类病例时需果断地进行拔牙治疗。

从 20 世纪 50 年代到 70 年代，各种各样的矫治技术得以开发、完善、发展，除通过拔牙手段解除牙弓长度不调外，人们又尝试其他可消除这种不协调的方法。Kloehn、Merrifield 等开发并发展了头具矫治装置，通过头具的使用，使以前被认为是较为困难的远中移动磨牙成为可能。另外，Hass 通过使用快速扩弓器使牙弓基骨宽度扩大亦成为可能。上述这些方法临床意义重大。通过上述方法或多或少地增加了非拔牙矫治的可能性。近年来，人们特别关注正畸治疗与颞下颌关节病之间的关系，倾向于重新评价拔牙矫治。在我国，从 20 世纪 50 年代初一直到 80 年代，口腔正畸治疗的主要矫治器是功能性矫治器及活动矫治器（基托式活动矫治器），同时也部分使用口外支抗矫治装置。因为这一时期还尚未掌握牙齿整体移动方法，所以在肯定拔牙矫治必要性的同时，由于技术不成熟，对拔牙尚持审慎态度。20 世纪 80 年代早期，多托槽固定矫治技术传入我国，包括 Begg 矫治技术和方丝弓矫治技术。由于方丝弓矫治技术可在三维方向上控制牙齿移动，这就克服了牙齿移动上的技术制约，所以之前难以解决的支抗问题、拔牙间隙的关闭问题及牙根平行移动等诸多问题都迎刃而解了。因此，就可以在正畸临床工作中合理地采取拔牙矫治。

有关拔牙的判断标准可应用牙弓长度不调与 X 线头影测量数据来综合评价，随着各种技术的引入，有关拔牙标准问题的思考及拔牙部位的选择也都相应地发生了变化。如今，临床上在应用多托槽固定矫治技术时，考虑是否拔牙矫治是一种常规做法。但是，有关患者的颌面生长发育预测问题至今尚无一个有效的解决办法，而且人们对容貌的审美标准存在着主观差异，况且临床上不确定因素很多，不能对其做定量评价，所以判定是否拔牙时尚存在许多难题。

综上所述，正畸拔牙的问题是正畸领域内分歧最大、争议时间最长的一个问题。现讨论如下。

（一）20世纪20年代Angle医生流派不拔牙矫治的理论根据

1. 每个人都有潜力使32颗牙齿建立自然牙列并形成理想𬌗关系。
2. 通过扩大牙弓使牙齿重新建𬌗；𬌗力使骨环绕牙齿生长，牙齿将在新位置上稳定。
3. 方丝弓矫治器能整体移动牙齿，是一种"骨生长矫治器"。
4. 复发是因为没有建立适当的功能𬌗，是正畸医生的水平问题，而不是理论的错误。
5. 牙齿与面部美学的关系因人而异，对某一特定患者，只有牙齿达到理想正常𬌗位置，面型也就达到了理想。

在Angle时代，几乎所有的正畸医生都采用不拔牙矫治。

（二）正畸拔牙矫治的盛行

20世纪30年代Tweed对扩弓后复发的病例重新采取拔牙手段进行矫治，达到了满意的效果。"正畸治疗不能改变牙槽骨"的观点逐渐为正畸医生所接受。与此同时，Begg提出"磨牙𬌗"理论，认为邻面磨耗是牙列的正常发育，并采用拔除前磨牙的方法替代现代人缺乏邻面磨耗的问题。临床实践中Begg医生80%~85%的患者为拔牙病例。60年代初，美国50%以上的正畸病例采用拔牙矫治；1988—1989年美国正畸医生学会展示的病例中拔牙病例仍占52%。

（三）对拔牙矫治的重新认识和新理念

20世纪70年代曾有学者从𬌗和颞下颌关节功能角度对拔牙矫治、特别是对拔除4个第一前磨牙提出质疑。近些年来非拔牙矫治重新被倡导。这是因为：

1. 拔牙矫治比扩弓需要更复杂的矫治器与矫治技术，治疗时间也更长，而不拔牙矫治则相对简单。
2. 即使拔除前磨牙，并不能保证治疗结果的稳定；在某些情况下，拔牙与不拔牙矫治后拥挤的复发概率相当。
3. 对于可拔可不拔牙的"边缘病例"，拔牙可能造成颌面部凹陷，不拔牙矫治对白种人面部美学更好。
4. 功能矫治器的早期使用可以引导生长，使不拔牙矫治的可能性增加。
5. 非拔牙矫治医疗风险更小，不易患颞下颌关节功能紊乱（TMD）等其他并发症。

据Alexander医生的经验，25%的患者采用拔牙矫治，25%的患者采用不拔牙矫治；50%可拔可不拔的边缘病例尽量采用不拔牙矫治。

（四）中国人拔牙矫治比例比较高的原因分析

拔牙与不拔牙矫治应考虑到不同的种族与人群。在现今的中国，拔牙矫治比例仍然较高。北京大学医学部口腔医院正畸科就诊患者中65%需要拔牙矫治，西安空军军医大学最近5年的平均拔牙正畸比例为52.4%，这远比西方国家的25%~30%要高很多。国人拔牙矫治比例高的原因可能如下。

1. 黄种人牙齿比白种人大，牙弓比白种人靠前，这使得拥挤前突更为多见。
2. 由于饮食与口腔保健的差异，以及社区医疗条件的限制，国人龋病较多，牙弓长度缩小的情况较为常见，尤其是六龄牙丧失比较多。

3. 国内正畸专业人员缺乏，预防性矫治和阻断性矫治开展受限，使一些本不需要拔牙的患者未能得到及时治疗，不得不在年龄较大时采用拔牙矫治。

4. 术者的技术水平也影响到拔牙与非拔牙的取舍。

现代正畸学专家认识到拔牙对某些患者的矫治是必需的，但在另一些情况下却没有必要。拔牙与非拔牙取决于对特定患者的正确诊断与矫治计划，也受到传统美学、患者意愿、技术水平等多方面的影响。

第二节
正畸拔牙矫治的目的及得失

人类进化过程中咀嚼系统有减弱的趋势，遗传又使个体表现出特定的颅面生长类型，这两者都是很难改变的。某些环境因素造成的牙颌面问题如果未得到及时的引导与控制，也将随生长发育而加重。正畸拔牙的目的就是针对上述原因造成的牙量-骨量不调以及颌骨位置关系不调，通过拔牙矫治，使患者的𬌗、颌、面建立协调的形态和适宜的功能关系，并保持稳定的治疗结果。

一、正畸拔牙矫治的主要目的

1. 解除拥挤，使牙量与骨量相协调，牙齿在牙弓上排列整齐，并建立良好的咬合关系。中度、重度的拥挤是拔牙矫治的适应证。

2. 改善牙弓突度，矫正磨牙关系使上下牙弓之间、颌骨与颅面之间的矢状不调得以改善，从而改善外形侧貌。即使不拥挤，欲解决牙齿前突的问题，拔牙才是正确的选择。

3. 其他考虑。拔牙提供的间隙还可以用于以下情况。

（1）牙弓间垂直不调，例如前牙开𬌗的矫正，Spee曲线的整平。应用"钟摆效应"，开𬌗患者采用拔牙矫治是明智之举。

（2）牙弓间宽度不调，便如后牙锁𬌗、反𬌗，两侧磨牙关系不对称，中线偏斜的矫正。

（3）上、下牙弓之间牙量不调，如先天缺牙，或上下牙弓Bolton指数不调，有时需要在对颌减数以协调上下牙弓间的关系。

（4）借拔牙之机，去除口内病变牙和畸形牙，使口内存留牙更加健康。

二、正畸拔牙矫治的得失

为了获得牙量与骨量之间的协调、上下牙列的正常咬合关系及均衡协调的容貌而必须拔牙时，就应毫不犹豫地选择拔牙矫治。拔除牙位的选择原则将在后文叙述。当建立正常咬合功能时，如果牙齿方面存在病理性障碍则应首先去除之。不论怎么说，为了实现矫治目的，即获得均衡协调的侧貌、矫治后的牙弓稳定、健康的口腔组织及高效的咀嚼功能，可以进行拔牙矫治。临床上实施拔牙矫治，将有以下益处：

1. 开辟出牙齿萌出空间及移动空间，不论是从形态上还是从功能上，都提高了错𬌗畸形治愈的可能性；

2. 使正畸矫治效果稳定；

3. 在某种程度上，能去除病理性因素（如龋齿、弯根牙、埋伏导萌无望的牙、畸形牙）；

4. 改善了侧貌外形，提升了美学效果。

与此相反，拔牙也有如下不利之处：

1. 破坏了牙列的连续性；

2. 使口腔容积变小，当舌体较大时更应注意此点；

3. 某些病例难于获得稳定的咬合；

4. 当牙齿移动距离增大时，其对牙周及牙根的危害作用也将增大；

5. 某些病例可招致面型凹陷而损其容貌。

另外，在拔牙不适合或拔牙后的矫正治疗不适当的时候，就有可能发生邻牙向拔牙间隙倾斜、牙尖干扰、牙周袋、牙间隙、内收上下前牙时过度向舌侧倾斜、磨牙近中倾斜等。所以在拔牙之前，一定要权衡好利害得失之后再决定是否拔牙矫治。

第三节
正畸拔牙矫治的适应证

临床上与正畸治疗有关的拔牙选择，一定要根据每个病例的治疗计划审慎进行。具体而言有以下几个方面：

1. 在颌面骨骼型良好的情况下，可考虑改善𬌗型，即建立良好的上下颌切牙的𬌗关系及适宜的牙轴倾斜度和第一磨牙的Ⅰ类咬合关系等，根据总体不调情况可判断一下拔牙是否合适；

2. 当认为有骨骼型异常的情况下，在考虑前述事项的同时，还要考虑牙齿利用拔牙间隙实施牙移动可以在多大程度上补偿骨骼异常，尔后再决定拔牙是否适当；

3. 对于生长发育中的个体，还要考虑拔牙对颌骨生长的影响；

4. 混合牙列期的病例，为了确切判断不调程度还要充分考虑以下几方面情况：即混合牙列期切牙萌出不足的问题，混合牙列后期替牙间隙的问题，由混合牙列向恒牙列移行之际牙弓周长的减少情况，对后继恒牙大小（牙冠宽度）的预测情况等。

当骨骼异常超出一定范围时（即通过控制颌骨生长发育及通过牙齿移动都难以纠正和补偿其骨骼异常），或考虑其适合正颌外科治疗，同时也就应考虑与其相应的拔牙运作问题。不管怎样，最终矫治目标及计划的制定在很大程度上有赖于术者的感觉和临床经验。有关拔牙适应证的几个重要因素归纳如下：

1. **基骨的大小与牙冠宽度总和的关系**

如果牙冠宽度总和比基骨（牙弓周长）长度大，则牙弓长度不调为负值。在这种不调病例中，由于牙冠萌出间隙不足而需要拔牙，以解除由此而导致的牙齿拥挤及埋伏阻生。例如，因磨牙近中移位致牙弓周长减少，而远中移动磨牙又较困难的病例；基骨明显狭窄的病例。这些都属于不调病例。在这类病例中，为了解决牙弓长度不调，常常需要拔牙矫治。

2. **上、下颌骨之间的关系**

为补偿由上、下颌骨间前后向关系异常所导致的上颌前突和下颌前突这种骨骼异常，并建立良好的磨牙关系及前牙𬌗关系而常常需要拔牙矫治。在这种情况下，有时可仅仅拔除上颌或下颌的前磨牙，即所谓的单颌拔牙法。尤其是成人正畸中这种拔牙方式较多。另外，上、下颌前突（上、下颌切牙均突出、即所谓的双颌前突时），为改善切牙突出症状而拔除上、下第一前磨牙。光拔牙还不够，还需要设计强支抗，否则尽管拔了牙，牙弓的内收也不尽如人意。

3. 上、下颌牙宽度总和之间的关系

为解决上下颌牙宽度总和间的不协调，而常常需要拔牙。

（1）牙齿大小存在异常　在Bolton指数处于正常范围之外的病例中，为改善上下颌牙冠宽度总和之间的不协调，则需要拔除特定的牙齿。当Bolton指数比正常值小时，尽管磨牙关系为Angle Ⅰ类咬合关系，但前牙的覆盖却较大，上颌牙列拥挤，下颌出现间隙。相反，当Bolton指数比正常值大时，常常是上颌出现间隙，下颌牙列拥挤。当单颌出现过小牙、融合牙及巨大牙等形态异常的牙齿时，就很易产生这种不协调。

（2）牙齿数目存在异常　当有缺失牙和额外牙（多生牙）时，由于其数目及部位的不同，可使上下牙列中线偏斜和牙弓不对称，这时需要实施拔牙矫治。

4. 排除牙齿自身的病理性因素

在牙列的不同时期，能够成为拔牙适应证的病理性牙齿因素主要有以下几个方面：在乳牙列期无法保留的乳牙，因外伤而致牙根折断的牙等；混合牙列期无法保留的乳牙，混合牙列晚期的滞留乳牙、融合牙、额外牙及埋伏牙等；恒牙列期因重度龋坏和牙周疾患而无法保留的牙齿、额外牙及埋伏牙等。另外，诸如无咬合功能的智齿及妨碍牙弓稳定的智齿也应拔除。

第四节
正畸临床拔牙部位的选择

一、常规选择拔牙部位

根据矫治目的的需要，决定正畸牙部位的基准主要有以下几个方面：应尽可能改善不调情况的拔牙，如此可以高效地进行矫治，同时，如果有剩余的拔牙间隙应容易关闭；不应损害与拔牙部位相邻的牙齿；当然，要兼顾功能性及美观性。再者，如果牙齿自身有病理性疾患，可以作为拔除的对象（表1-1）。

正畸治疗中的拔牙决定是基于正确的诊断、治疗方针和矫治计划而审慎做出的。拔牙病例治疗结果的好坏，在很大程度上有赖于术者的理论知识水平和临床经验。所以，对初学者而言，应避免盲目拔牙。如表所示，根据不同病例的需要，正畸拔牙部位也会随之改变，不过一般以拔除第一前磨牙居多。

拔牙时应注意的是，拔牙间隙常无法全部利用。例如，当拔除第一前磨牙时，即便使用了最强支抗，拔牙间隙的1/4亦将被后方牙齿前移所占据。因此，估计这部分损失的间隙对拔牙选择十分重要。另外，单侧拔牙不仅会使中线偏斜、影响美观，而且还很难保持牙弓的对称性，所以原则上应拔除两侧同名牙，避免单侧拔牙。

当存在因形态异常而无法得到正常咬合关系的牙齿、无法保留的龋齿及外伤折断牙等情况时，即使疗程长一些，也应将拔除这些牙齿列入矫治计划。

二、正畸非常规拔牙牙位选择

因牙齿本身的问题不得已而拔除的正畸拔牙矫治。

1. 上中切牙

严重弯根、骨内阻生或者外伤折断达牙龈下无法保留者。可利用拔牙间隙解除牙弓拥挤，将侧切牙近中移动至中切牙位置并修复外形，尖牙代替侧切牙，前磨牙代替尖牙。也可以保留间隙后期种植修复。

表 1-1 正畸治疗中的拔牙部位选择

拔牙部位	选择拔牙理由
第一前磨牙	①有利于解除前牙区拥挤，纠正前突和反𬌗。 ②也有利于解除磨牙区排列不齐。 ③即便是拔除4颗第一前磨牙也不会引起上下颌总体有大的变动，并可容易地获得稳定的牙尖交错咬合。 ④由于其并不担负主要的咀嚼功能，所以拔除之并不会过多地影响咀嚼功能。 ⑤从口外不易看到拔牙部位。
第二前磨牙	①对侧貌影响小，可以保证尖牙和第一前磨牙接触，有利于𬌗功能的发挥。 ②因前牙拥挤和前突较轻，不需要太多的间隙。 ③需要磨牙近中移动。 ④第二前磨牙颊舌向严重错位。 ⑤第二前磨牙患有大的龋坏和根尖病变。
第二磨牙	①需要第一磨牙远中移动，而且第三磨牙牙冠发育正常、牙根的大小及形状均提示其将来有望自行移动占据第二磨牙的位置。 ②上颌结节部发育不良，不能远中移动磨牙。 ③第二磨牙位置极度异常，牙冠因龋蚀崩解。 ④上颌第二磨牙锁𬌗，拔除有利矫治。
第三磨牙	①无排列第三磨牙的间隙。 ②由于埋伏或萌出方向及位置极差，致使其正常萌出困难。 ③其大小和形态异常，牙根难于正常形成。 ④无适宜的对颌牙齿。 ⑤纠正第二磨牙的错𬌗。 ⑥正颌手术之前提前3个月拔除。
切牙	①上颌侧切牙或下切牙单侧缺失，为取得间隙和牙弓的对称性，有时拔除对侧的同名牙。 ②当磨牙咬合关系良好，下前牙区存在5~6mm的拥挤时，可考虑拔除1个切牙。
第一磨牙	①极度的牙弓不调，单凭拔除前磨牙难于充分地获得牙齿排列的间隙。 ②罹患重度龋蚀，有根尖病变，无法保存者。

2. 上侧切牙

侧切牙完全腭向错位，尖牙与中切牙邻接时；或上前牙拥挤，两侧切牙为锥形，为简化治疗可拔除错位的侧切牙并修磨尖牙外形代替侧切牙。

3. 第一磨牙

因龋病早失，或大面积龋坏致牙冠严重缺损，或明显根尖病变；有时因为后牙段严重拥挤造成磨牙区锁𬌗，或者第二磨牙前倾阻生，其萌出为第一磨牙所阻挡，不得不拔除第一磨牙。一般来说9岁前拔除第一磨牙，第二磨牙易于在第一磨牙位置上萌出。第三磨牙的存在有利于第二磨牙的近中移动和咀嚼功能的重建。

4. 第二磨牙

后牙段严重拥挤错位、因磨牙前倾形

成的前牙开𬌗，当第三磨牙发育正常时可拔除第二磨牙。第二磨牙拔除，上颌智齿大都能正常萌出，下颌智齿萌出往往呈近中倾斜，𬌗关系需要矫正。第二磨牙拔除能有效地缓解前磨牙磨牙区的拥挤，但改善前牙区的拥挤却很有限，并且需要患者很好地合作，戴口外弓疗效也较长。拔除第二磨牙的最佳时间是第三磨牙牙冠已钙化而牙根尚未形成时，年龄在12~14岁。

5. 第三磨牙

尽管有争议，常常作为防止矫治后复发的措施而拔除。矫正第二磨牙错𬌗常需拔除第三磨牙。

6. 尖牙

正畸治疗中最少拔除的牙齿是尖牙。虽然尖牙牙胚位置异常很常见，但大多数情况下，拔除乳尖牙或施行骨开窗术后可将低位的尖牙逐渐牵引至正常位置。若尖牙骨埋伏较深，萌出方向又接近水平，特别是对邻近牙根有压迫吸收迹象或者发展成含牙囊肿时应手术剔除。

第五节
制定拔牙方案的基本原则

一、拔牙保守原则

尽管拔牙矫治有其人类遗传学及生物学基础，但拔牙矫治后对邻近牙周组织、牙齿邻接关系及上下咬合关系或多或少会带来不利的影响。因此对正畸拔牙应采取慎重态度，拔牙与否要经过对牙、颌、面的全面测量分析而定，并尊重家长及患者的要求。临界病例尽量不拔牙。作为正畸医生，应十分爱惜患者的牙齿器官，不可草率拔牙。

二、病牙优先拔除原则

拔牙前应进行常规的口腔检查及全口曲面体层X线片检查，对牙体、牙周等进行全面评估，并确定是否存在埋伏牙、多生牙、先天缺失牙、短根及弯根牙、严重龋坏牙等，应尽可能拔除以上病患牙。尽量保存健康牙。虽然有时疗程会长一些，但临床意义是显而易见的。

三、左右对称原则

单侧拔牙往往使中线偏向一侧，影响面部对称性，因此单侧拔牙应格外慎重。除非原有牙弓已出现明显不对称，一般主张对称拔牙，即左右对称。除会引起上下牙列中缝不端正外，牙弓的对称性也会受到影响。如果采用单侧拔牙，牙列中缝的偏斜不应大于2mm。最好在确保中线不偏的情况下实施单侧拔牙。

四、上下协调原则

多数情况下，一个牙弓拔牙后，对颌牙弓也需要拔牙，使上下牙弓的牙量保持协调，尽可能得到良好的咬合关系。Bolton指数严重不调的病例，经仔细测量分析或排牙实验后才可考虑单颌拔牙。严重Ⅱ类错𬌗和Ⅲ类错𬌗，为了掩饰颌骨畸形，有时可选择上颌或下颌单颌拔牙。

第六节
确定正畸拔牙的十个相关因素

迄今有许多学者提出各自的诊断分析方法，作为拔牙和不拔牙的诊断依据。考虑到拔牙之后支抗磨牙的前移、牙弓前中后部间隙的利用,骨骼与软组织面型等诸多因素。这些分析方法各有其不同的侧重和使用对象,很难有一种具体的分析方法,可以涵盖确定正畸拔牙的全部因素。在当代正畸临床实践中,确定一个特定患者是否需要拔牙的客观因素可归纳为以下十个方面。

一、牙齿拥挤程度

恒牙期患者直接测量上下牙弓模型得出牙弓的必需间隙和牙弓的可用间隙,两者相减求得牙齿拥挤度。每 1mm 的拥挤,需要 1mm 的牙弓间隙来解除。替牙期患者采用 Moyers 预测法(图 1-1)。

传统的间隙分析方法仅考虑第一磨牙之前的牙量与骨量的协调性,第一磨牙之后的区域则易被忽视,这显然并不全面。现代人中第三磨牙因间隙不足造成阻生的情况比比皆是,第二磨牙因间隙不足而颊/舌向错位萌出、迟萌甚至不能萌出的情况也并非罕见,因此应当重视后段牙弓的间隙分析。后牙段可利用间隙和必需间隙的测量均在 X 线头颅侧位片上进行;沿𬌗平面测量下颌第一磨牙远中至下颌升支前缘的距离,即为可利用间隙;必需间隙为第二磨牙和第三磨牙近远中宽度之和,若后者大于前者,即为后段牙弓拥挤,差值为拥挤度。

后段牙弓拥挤常需要拔除靠后的牙齿。应当注意的是生长发育期的患者后段牙弓可利用间隙随年龄增加而增大,从第一磨牙完全萌出后,女孩至 14 岁,男孩至 16 岁,每年每侧增加量为 1.5mm(图 1-2)。

二、Spee 曲线高度

在下颌牙弓模型上测量第二前磨牙颊尖至下颌第二磨牙颊尖与下前牙形成的平面之间的垂直高度,两侧的平均值为 Spee 曲线的高度。每整平 1mm Spee 曲线曲度,需要 1mm 的牙弓间隙(图 1-3)。

三、牙弓突度

使前突的切牙向后移动、恢复到正常位置需要牙弓间隙。临床上一般以下切牙位置代表牙弓突度。通过 X 线头影测量分析,求得所需的间隙数量:将患者下中切牙后移的距离乘以 2(双侧),即为所需的牙弓间隙(mm)。若 4 颗中切牙中只有 1~2 颗前倾,后移时需要一半的间隙,因此不必乘 2。

下切牙后移的距离有几种不同的计算方法。

1.Tweed 分析法

根据 Tweed 三角形分析设定治疗完成时下中切牙长轴与眼耳平面所成的角度

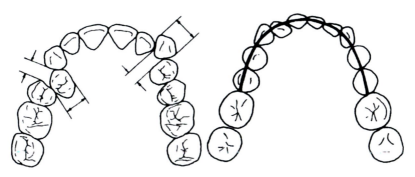

图 1-1 牙冠宽度测量与牙弓长度测量

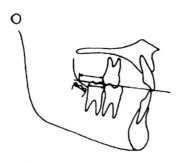

图1-2　牙弓后间隙测量

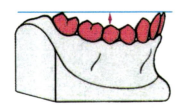

图1-3　下颌Spee曲线高度测量

（FMIA），再测得患者实际下中切牙切点至治疗目标的切点间距离，即为下中切牙后移的距离。以此数值乘以2，即为该患者后移切牙所需的间隙数。

2.Steiner分析法

采用的参照为NB线，首先通过臂章分析得出治疗结束时下中切牙–NB距，然后将患者下中切牙–NB的实测值减去治疗目标值即为下中切牙后移距离，将此数值乘以2，即为患者后移切牙所需的间隙。

需要说明的是，调整前牙唇舌向转矩度和近远中向轴倾度也可对牙弓间隙产生影响。一般而言，下前牙转矩度改变2.5°，可增减1mm的间隙；适当增加前牙的近远中倾斜度，也可占去1~2mm的牙弓长度。然而这两种方法在临床上调整的间隙有限，使用时需谨慎，因此并不作为牙弓间隙分析时的常规因素。

四、骨面型

1.垂直骨面型

在牙齿拥挤度和牙弓突度等因素相同的情况下，高角病例拔牙标准可以放宽一些，低角病例的拔牙要从严掌握。原因如下。

高角病例由于面部生长方向靠后，颏部多后缩，切牙的治疗目标位置应直立一些，以维持较协调的鼻–唇–颏关系；对于高角病例，较为直立的切牙也有利于建立较为正常的上下切牙尖角关系。低角病例的情况正好相反，多数患者颏部明显，切牙宜代偿性唇倾一些，不仅有利于面型，也有利于切牙的功能。Tweed分析法就是考虑到下颌平面角很难通过正畸改变，为保持下中切牙与眼耳平面角恒定为65°，下中切牙–下颌平面角应随患者下颌平面角的大小进行调整（图1-4）。

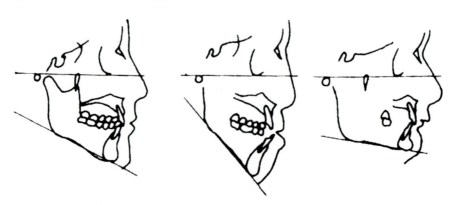

图1-4　下颌平面角（平均角、高角、低角）的比较

在决定拔牙的牙位上高角与低角病例也有不同的考虑：高角病例因多伴前牙开𬌗或开𬌗倾向，拔除靠牙弓后面的牙齿较为有利；低角病例需要拔牙时，拔牙位置宜靠牙弓的后部，不仅易于关闭间隙而且有利于咬合的打开。

2. 矢状骨面型

一般来说，安氏Ⅰ类错𬌗为Ⅰ类骨面型，下切牙的治疗目标位置可参考正常𬌗标准。安氏Ⅱ类错𬌗多伴有Ⅱ类骨面型，ANB角较大，为代偿这种骨骼不调，下中切牙允许稍唇倾，治疗目标位置可比正常𬌗标准偏大；安氏Ⅲ类错𬌗则相反，下切牙的治疗目标位置可比正常𬌗稍小。

确定下中切牙治疗目标位置须考虑患者的 ANB 角大小，但 ANB 角并非恒定，它会因生长与治疗而发生改变，在确定拔牙与否时需要预先加以考虑。

五、拔牙治疗中支抗磨牙前移

采用拔牙矫治，关闭拔牙间隙时支抗磨牙的前移是不可避免的，支抗控制只能在一定程度上改变磨牙前移的数量。使用强支抗时，磨牙前移将占去 1/4 以内拔牙隙，这大约为 4mm（双侧），使用中等支抗时磨牙前移将占去 1/4~1/2 拔牙隙即 4~8mm，弱支抗时为 1/2 以上拔牙隙即 8mm 以上。在确定拔牙、计算必需牙弓间隙总量时应预先考虑到这些数据。应当再次提到高角病例磨牙易于升高、前移，在其他条件相同时，支抗易于丢失；低角病例则相反，磨牙不易伸长和前移，支抗作用较强。

六、软组织侧貌外形

不少患者到正畸科求医的主要目的是改善自己的面型，这反映了对面型美观的追求越来越高。研究表明，软组织形态与其下方覆盖的硬组织并不完全相同；正畸治疗能产生明显的牙-牙槽的改变，但软组织侧貌却并不随硬组织的改善而发生完全一致的改变。在确定拔牙与不拔牙治疗时，对软组织侧貌特别是对反映鼻-唇-颏关系的唇突度的分析不容忽视。

1. 审美平面

由鼻尖点与软组织颏前点的连线构成。测量上下唇至该线距离能反映唇部相对于鼻和软组织颏的突度（图 1-5）。

2. H 线

软组织颏前点与上唇相切的线。测量

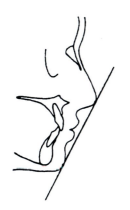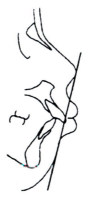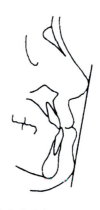

图 1-5　美容线（E 线）（平直面型、双颌前突面型、下颌前突面型）

下唇、颏唇沟以及鼻底与该线的距离,反映它们之间的相互位置关系(图 1-6)。

3.Burstone 线(B 线)

连接鼻下点与软组织颏前点的连线,反映唇部的相对突度(图 1-7)。

唇的移动与切牙的移动是密切相关的。有关研究证明,上切牙移动对上唇位置变化影响最大。当上切牙后移时,上唇后移量为切牙后移量的 2/3,余下的 1/3 空间由唇的增厚来弥补。用方丝弓矫治器内收切牙时,上唇突点与上切牙切缘后移的比例约为 0.6∶1。

七、生长发育

生长发育是确定拔牙与否时必须考虑的重要因素。与其他几个因素相比,这是一可变因素。

(一)确定患者当前所处的生长发育阶段,选择适宜的治疗手段

生长快速期之前 1~2 年,对于存在颌间关系不调的Ⅱ类、Ⅲ类患者,是进行生长调控的最佳时机,此阶段中多采用矫形矫治器、功能矫治器,较少考虑拔牙和不拔牙的问题。

恒牙早期生长快速期大多已开始或接近完成,此时颌间关系不调的患者,多数需要通过拔牙后牙齿的移动达到掩饰骨骼

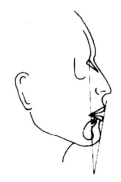

图 1-6 反映唇部软组织(H 线)

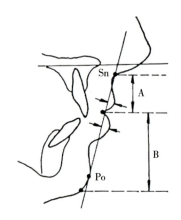

图 1-7 显示唇部软组织(B 线)

不调的目的。然而,有的恒牙列早期病例,特别是男性儿童,其生长快速期可能出现较晚;或者虽已进入快速期,但仍保持有较长的生长时间或较强的生长潜力。对这样的患者,在制定治疗计划时应考虑到控制颌骨生长完成或协助完成治疗的可能性,拔牙因而要慎重一些、推迟一些。

(二)正畸治疗过程中患者可能有一定的生长改变

恒牙列期综合性矫治的病例,或多或少仍保留一些生长潜力,正畸治疗过程中自然生长带来的变化是必须考虑的。国外对正常𬌗颅-颌-面生长发育进行过系统的纵向研究,国内这方面的资料仍在积累之中。

八、临界病例的拔牙矫治

有些病例介于拔牙与非拔牙之间,有时两种治疗方法都可以使用,但是治疗的结果会有很大的不同。在这种情况下患者的主诉是至关重要的。在临床上还有一种值得推荐的办法,就是暂不决断,而是先用非拔牙矫治的方法治疗一段时间,3~4 个月后,答案就应该明确了,是继续非拔牙矫治进行下去,还是改用拔牙矫治。在与

患者或其家长沟通时，问题摆在桌面上，让患者或家长积极参与讨论，形成共识，可减少医疗纠纷。

九、掩饰性拔牙矫治骨性畸形

一部分轻度骨性反𬌗的病例，采用拔牙矫治后，利用牙齿移动和颌骨的改建，可以起到减轻畸形程度的效果，虽达不到十分满意的矫治疗效，但对手术恐惧而拒绝手术的患者而言无疑是一个不错的选择。这样的临床治疗，称为掩饰性拔牙矫治。对于这类骨性反𬌗的治疗，有的专家采用拔除下颌两个第二磨牙的矫治方法；有的学者采用拔除下颌第一前磨牙的治疗，让磨牙变为完全Ⅲ类咬合关系；还有的医生选择拔除1个下前牙的方法，都获得了预期的矫治效果。

骨性上颌前突，专家们常常建议上颌拔除两个前磨牙，也同样达到比较满意的矫治效果。

十、拔牙矫治考虑口周唇、舌软组织

在确定拔牙矫治方案时，要仔细观察甚至需要测量舌体的大小。众所周知，采用拔牙的方式，口腔牙弓列的容积会有所减小，如遇较大的舌体组织，矫治后的舌体不能适应缩小了的牙弓列，其结果必然是复发的悲剧。口唇的厚薄、形态也影响拔牙方案的建立，如果口唇肥厚，除手术治疗之外，我们也可以采用拔牙内收前牙让前颌部后退，无形中给人的印象好像口唇的厚度尚可接受。

上颌前突的病例都伴有开唇露齿，口唇翻卷的不雅表现，当拔除4个牙齿，内收上前牙之后，如不能进一步地进行口唇肌功能的训练，一则效果不完美；二则容易复发。所以作者建议对此类病例，在治疗的后期一定要加强口唇肌肉的系统训练，使口唇软组织适应拔牙内收变化的硬组织。

（段银钟　徐璐璐）

第二章
口腔内任何牙齿都有可能被拔除

一、拔除上颌中切牙

病情简述

姓名：白×　**年龄**：26岁　**性别**：女
主诉：牙列错乱不齐求矫治。
软组织侧貌：直面型。
检查：恒牙列，右侧尖牙、磨牙中性咬合关系，左侧尖牙、磨牙远中关系。儿时前牙外伤致11冠折，21脱落，12、42反𬌗，31舌侧位，32、42远中唇向扭转。中线不齐，上颌中线左偏3.5mm，下颌中线左偏1.5 mm，上下牙列重度拥挤。颞下颌关节偶有弹响，局部无压痛。

矫治计划

1. 拔牙矫治，拔除11、35、44；
2. 利用拔牙间隙，解除拥挤并使牙列中线端正；
3. 12、22近移至11、21的位置，后期实施烤瓷冠修复成11、21外形；
4. 13、23近移至12、22位置，磨改成12、22外形；
5. 排齐整平上下牙列，尖牙、磨牙关系至中性咬合关系；
6. 精细调整，建立良好的咬合关系。

拔牙依据

由于患者儿时外伤致21缺失，11牙冠折断1/2，且牙冠已变色，X线片显示根尖有阴影；本着保留健康牙，拔除患牙的原则，选择拔除11。拔除35，可方便近移36，使左侧磨牙达到中性咬合关系。

另外，选择拔除11，意在使牙列对称，矫治后确保上、下牙列中线端正。

矫治过程

1. 序列镍钛合金（Ni-Ti）丝排齐整平上下牙列；
2. 0.016英寸×0.022英寸不锈钢方丝，Ni-Ti推簧、弹性橡皮链近移12、13、22、23，远移33、43；
3. 颌间牵引，精细调整牙位及上下牙齿的尖窝关系；
4. 0.018英寸×0.025英寸不锈钢方丝弯制理想弓，固定维持。
5. 3个月后换压膜式保持器保持4个月。将12和22通过冠修复成11与21的形态。

矫治疗效

矫治前、后患者的面像及口内像见图2-1、2-2。矫治前、后的影像学检查结果见图2-3、2-4。

开始矫治 2004-07-19

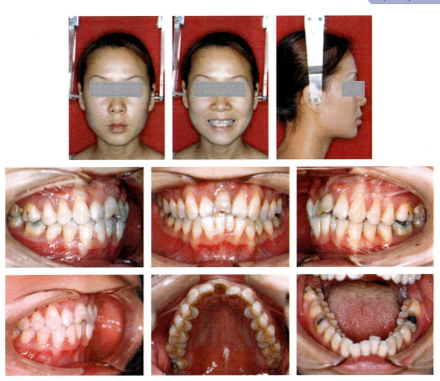

图 2-1　矫治前面像及口内像

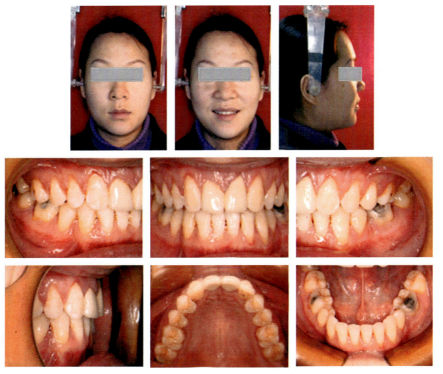

图 2-2　矫治后面像及口内像

结束矫治 2006-03-27

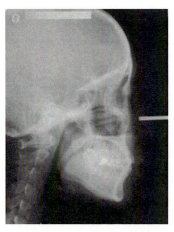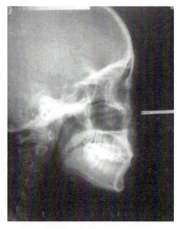

图 2-3　矫治前、后头颅侧位片

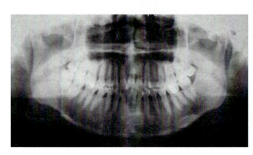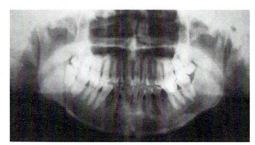

图 2-4　矫治前、后全口曲面体层片

（李石博士矫治　段银钟指导）

矫治体会

1. 患者前牙区有一外伤牙脱落并伴上下牙列重度拥挤，常规拔除4个前磨牙的拔牙模式并不适用于该病例。

2. 一般发生牙外伤，通常受累的是上颌中切牙。对于此类患者制定正畸矫治计划时，需要充分考虑到外伤牙冠折断、患牙牙周状况、早期牙脱落等情况。

3. 该患者幼时外伤致21缺失，11色泽形态异常，且患牙所在牙弓内存在中度以上拥挤。结合以上诊断，应考虑拔除色泽、形状异常的上颌中切牙，保留健康牙，利用该间隙排齐牙列。

4. 由于长期缺失21，11近中移动致上颌中线左偏3.5mm，拔除11后有利于对齐上下牙列的中线和牙弓列的对称性。

5. 患者经正畸拔牙矫治后，牙列拥挤得到解除，鼻唇颏关系更加协调，后期磨改13、23至12、22形态，12、22行冠修复至11、21，功能和形态都得到了较为满意的恢复。

6. 患者左侧磨牙为远中关系，选择拔除35，为近移36提供间隙，使左侧磨牙最终达到标准的中性关系。

二、拔除上颌侧切牙

病情简述

姓名：谢×× **年龄**：13岁 **性别**：女
主诉："地包天"求矫治。
软组织侧貌：凹面型。
检查：恒牙列，磨牙Ⅰ类中性关系，全牙列反𬌗。12腭侧位萌出，23唇侧低位、初萌，33、43向近中倾斜，44向近中倾斜。上颌牙列重度拥挤，下颌牙列中度拥挤。双侧颞下颌关节无异常压痛及弹响。

矫治计划

1. 拔牙矫治，拔除12、22、34、44；
2. 利用拔牙间隙，解除拥挤，内收下颌前牙，解除前牙反𬌗；
3. 13、23改形代替12、22，14、24改形代替13、23；
4. 排齐整平上下牙列，尖牙、磨牙关系达到理想中性关系；
5. 精细调整建立良好的咬合关系。

拔牙依据

患者上颌前牙区重度拥挤，12腭侧位萌出，22、23重叠，12、23完全弓外牙，缺少足够间隙供牙齿正常萌出。

12与22牙冠较小。若采取常规拔除上颌2个第一前磨牙的矫治方案，牙齿移动距离较大，整体控根移动非常困难。23在远移过程中，可能会发生倾斜移动，其牙根还会对22排入牙弓造成影响。12在排入牙弓的时候也会因为距离较大，发生倾斜移动，造成冠过度唇倾而牙根依然在腭侧。

下颌拔除2个第一前磨牙可以为内收前牙提供间隙，适量缩小牙弓宽度，纠正全牙列反𬌗。结合上述因素，矫治方案设计拔除12、22、34、44。

矫治过程

1. 序列Ni-Ti丝排齐整平上下牙列；
2. 下颌0.016英寸×0.022英寸不锈钢方丝，弹性橡皮链远移33、43；
3. 下颌0.018英寸×0.025英寸不锈钢方丝，滑动法关闭间隙，内收下颌前牙。
4. 颌间牵引，精细调整牙位及上下牙列牙齿尖窝关系；
5. 0.018英寸×0.025英寸不锈钢方丝弯制理想弓，固定维持。
6. 4个月后改为压膜式保持器保持1~2年，定期复诊。

矫治疗效

矫治前、后患者的面像及口内像见图2-5、2-6。矫治前、后的影像学检查结果见图2-7、2-8。

开始矫治 2003-02-08

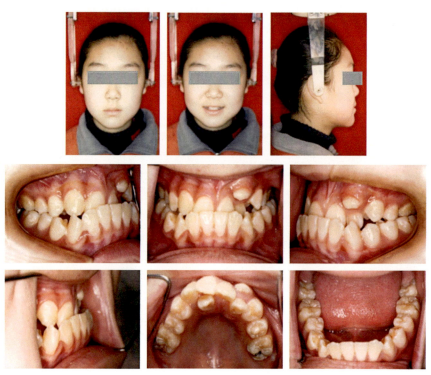

图 2-5 矫治前面像及口内像

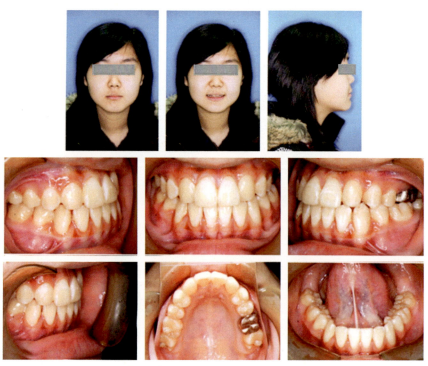

图 2-6 矫治后面像及口内像

结束矫治 2005-11-12

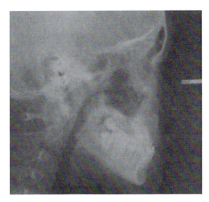
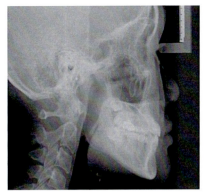

图 2-7　矫治前、后头颅侧位片

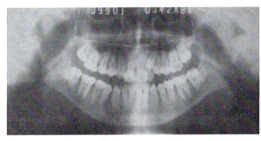
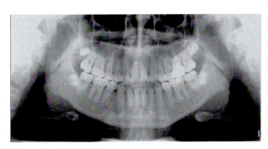

图 2-8　矫治前、后全口曲面体层片

（白宇明硕士矫治　段银钟指导）

矫治体会

1. 对于重度拥挤需要拔牙矫治的患者而言，设计拔除哪颗牙齿不应千篇一律，选择拔牙的牙位本着既"简便适用而又不失原则"。

2. 拔除 12、22 不仅简化了整个矫治疗程，也将矫治中可能发生的风险降到最低的程度，降低了矫治难度，这对患者和医生来说都是双赢的。

3. 矫治中对 13、23、14、24 进行牙冠的改形，使美观达到了患者、医生都能接受的水平。

4. 内收下颌前牙的同时配合颌间Ⅲ类牵引，使前牙反𬌗得到了纠正，磨牙最终达到理想的中性关系，外形侧貌得到明显改善。

5. 如选择拔除上颌第一前磨牙，上颌侧切牙难以达到理想的位置，从而影响美观。

三、拔除上颌尖牙

病情简述

姓名：袁×　**年龄**：20 岁　**性别**：男

主诉："地包天"求矫治。

软组织侧貌：凹面型。

检查：恒牙列，右侧磨牙远中关系，左侧磨牙中性关系。前牙反𬌗，16、46 反𬌗，12 腭侧位萌出，13 位于 12 唇侧，23 横位埋伏阻生。11、21 间 3mm 间隙，上颌牙列重度拥挤，下颌牙列轻度拥挤。双侧颞下颌关节无异常弹响及压痛。

矫治计划

1. 拔牙矫治，拔除 12、23、34、44；
2. 利用拔牙间隙，解除拥挤，内收下前牙，解除反𬌗；
3. 13 改形至 12，14 改形至 13，24 改形至 23 形态；
4. 排齐整平上下牙列，恢复前牙正常覆𬌗、覆盖；
5. 精细调整，建立良好的咬合关系，磨牙关系改变为中性。

拔牙依据

患者上颌前牙区重度拥挤，12 腭侧位萌出，12、13 重叠，23 横位埋伏阻生且挤压 22 牙根远中端。

结合 X 线片检查，考虑到 23 导萌困难，选择拔除。

同样考虑到为了降低矫治难度，拔除了腭侧位萌出的 12。

下颌拔除 2 个第一前磨牙可以为内收前牙提供间隙，纠正前牙反𬌗。结合上述因素，矫治方案设计拔除 12、23、34、44。

矫治过程

1. 序列 Ni-Ti 丝排齐整平上、下颌牙列；
2. 下颌 0.016 英寸 ×0.022 英寸不锈钢方丝，弹性橡皮链远移 33、43；
3. 下颌 0.017 英寸 ×0.025 英寸不锈钢方丝弯闭隙曲，内收下颌前牙关闭拔牙间隙；
4. 颌间牵引，精细调整牙位及上下牙齿的尖窝关系；
5. 0.018 英寸 ×0.025 英寸不锈钢方丝弯制理想弓固定维持；
6. 4 个月后换 Hawley 保持器，保持 1~2 年，并定期复诊。

矫治疗效

矫治前、后患者的面像及口内像见图 2-9、2-10。矫治前、后的影像学检查结果见图 2-11、2-12。

开始矫治 2004-08-04

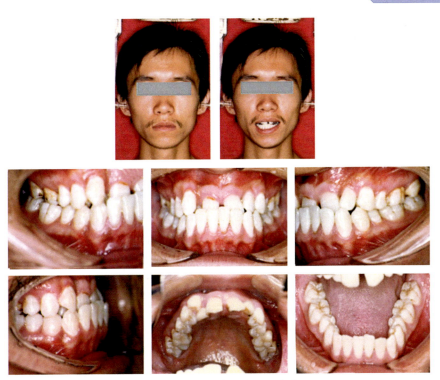

图 2-9　矫治前面像及口内像

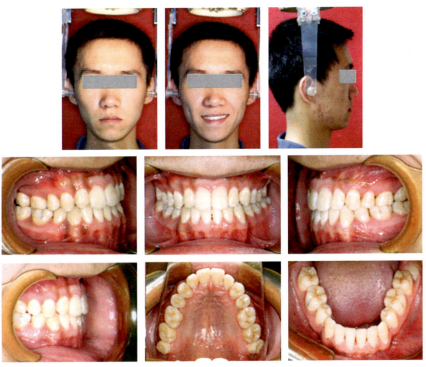

图 2-10　矫治后面像及口内像

结束矫治 2006-05-08

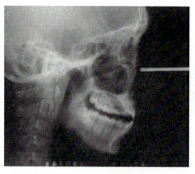 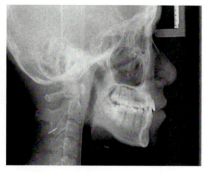

图 2-11　矫治前、后头颅侧位片

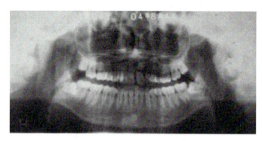 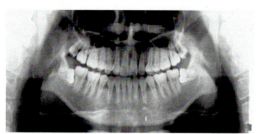

图 2-12　矫治前、后全口曲面体层片

（汪银雄博士矫治　段银钟指导）

矫治体会

1. 患者上颌前牙区重度拥挤，常规拔除上颌 2 个第一前磨牙的方法并不适用于该病例。

2. 对于拔牙牙位的选择，应该针对患者口内情况的特殊性，根据"弃难择易"的原则来设计。该患者由于 12 为弓外牙且腭侧异位萌出，23 横位阻生且导萌很困难，故选择拔除 12、23 保留 14、24。

3. 矫治中对 13、24 进行牙冠的改形，替代 12、23，美观和功能均得到了满意的恢复。

4. 患者前牙反𬌗较深，应先开始下颌固定矫治，上颌佩戴𬌗垫，为方便内收下颌前牙去除咬合干扰。

5. 配合颌间Ⅲ类牵引+三角牵引，可以较好地纠正前牙反𬌗并建立良好的尖窝关系，磨牙最终达到中性关系，侧貌得到一定的改善。

四、拔除上颌第一前磨牙

> **病 情 简 述**

姓名：任×× **年龄**：14岁 **性别**：女
主诉：牙齿不齐求矫治。
软组织侧貌：凸面型。
检查：恒牙列，尖牙、磨牙远中尖对尖Ⅰ类咬合关系。12腭侧位，11唇倾，23唇向低位，32、42舌侧位，31近中唇向扭转、41远中唇向扭转。前牙覆𬌗、覆盖Ⅱ°，上下牙列中度拥挤，中线不齐，上颌中线右偏1.5mm。双侧颞下颌关节无异常弹响及压痛。

> **矫 治 计 划**

1. 拔牙矫治，拔除14、24；
2. 利用拔牙间隙，解除上颌牙列拥挤，适量内收上前牙；
3. 唇展下前牙并适量前牙区邻面去釉，解除下颌牙列拥挤；
4. 排齐整平上下牙列，调整前牙覆𬌗、覆盖，对齐上下牙列中线；
5. 建立尖牙中性关系、磨牙完全远中关系；
6. 精细调整，建立良好咬合关系。

> **拔 牙 依 据**

患者上颌牙列中度拥挤，上颌前牙唇倾，前牙深覆盖，尖牙、磨牙远中尖对尖关系。拔除上颌14、24，既可以解除拥挤，又可以提供间隙以供前牙内收。

患者显示有下颌后缩，下颌牙列不适宜拔牙矫治，唇展下前牙并适当前牙区邻面去釉以解除拥挤。在上颌前牙内收，下颌前牙唇展的同时，前牙深覆盖得到纠正，侧貌改善明显。

> **矫 治 过 程**

1. 序列Ni-Ti丝排齐整平上下牙列；
2. 上颌0.016英寸不锈钢圆丝，弹性橡皮链远移33、43，同时磨牙向近中移动；
3. 下颌0.016英寸不锈钢圆丝，末端停止曲抵紧36、46颊面管近中，唇展下前牙，待前牙间有间隙后适量邻面去釉。
4. 上颌0.018英寸×0.025英寸不锈钢方丝弯闭隙曲，内收上颌前牙，关闭拔牙间隙。
5. 颌间牵引，精细调整牙位及上、下牙齿尖窝关系；
6. 0.018英寸×0.025英寸不锈钢方丝弯制理想弓固定维持。3个月后换压膜保持器保持。

> **矫 治 疗 效**

矫治前、后患者的面像及口内像见图2-13、2-14。矫治前、后的影像学检查结果见图2-15、2-16。

开始矫治 2002-08-08

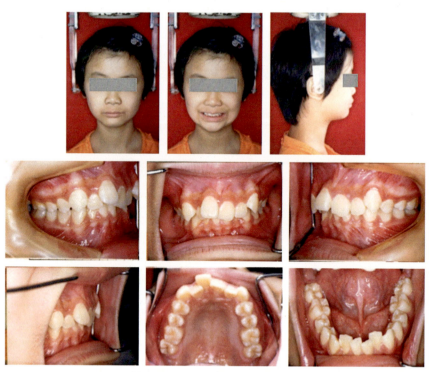

图 2-13 矫治前面像及口内像

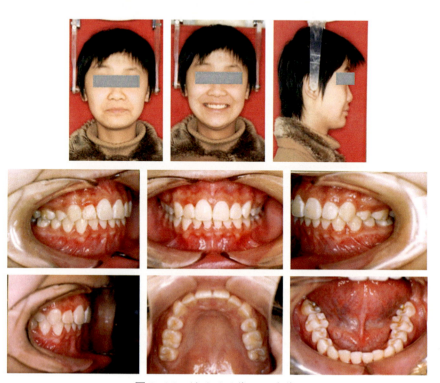

图 2-14 矫治后面像及口内像

结束矫治 2005-01-15

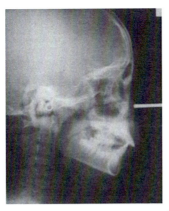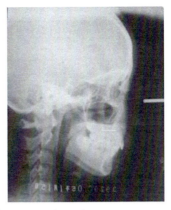

图 2-15　矫治前、后头颅侧位片

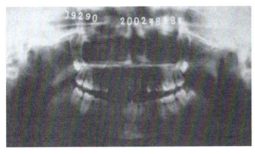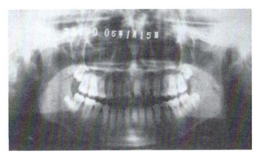

图 2-16　矫治前、后全口曲面体层片

（马春敏硕士矫治　段银钟指导）

矫治体会

1. 该患者为典型的安氏Ⅱ类1分类错𬌗病例，尖牙、磨牙均为远中尖对尖关系，前牙深覆𬌗、深覆盖，下颌后缩。

2. 考虑到患者下颌后缩面型，下颌采用非拔牙矫治，唇展下颌前牙以解除拥挤；上颌拔除14、24后，解除上颌前牙拥挤的同时内收上颌前牙，使上前牙唇倾得到纠正，前牙覆𬌗、覆盖达到正常，同时适量近移16、26建立磨牙完全远中关系。由于是前、后牙同时双向移动，拔牙间隙关闭快速。

3. 矫治完成后，中线对齐，建立了良好的上、下牙齿尖窝关系，侧貌改善明显。

4. 临床研究表明：仅上颌拔除两个前磨牙后，如下颌牙不进行适量的邻面去釉，上颌的拔牙间隙难以关闭。一般都要实施适度的前牙邻面去釉。

五、拔除上颌第二前磨牙

> **病情简述**

姓名：张× 年龄：13岁 性别：女
主诉：上前牙散在间隙求矫治。
软组织侧貌：凸面型。
检查：恒牙列，尖牙、磨牙均为中性关系。15、45，25、35跨𬌗，上颌前牙散在间隙，前牙覆盖Ⅱ°。双侧颞下颌关节无异常弹响及压痛。

> **矫治计划**

1. 拔牙矫治，拔除15、25、35、45；
2. 利用拔牙间隙，内收上下前牙，改正前突，改善侧貌外形；
3. 排齐整平上下牙列；
4. 精细调整建立良好咬合关系。

> **拔牙依据**

1. 在该病例中，虽然存在一定散隙，但是考虑到患者轻度前突面型，在关闭散隙后面型前突得不到改善，故采取常规的拔牙矫治；
2. 不需要设计强支抗，拔牙间隙一部分供前牙内收，一部分允许后牙少许近移。患者15、45，25、35跨𬌗，考虑到减小矫治难度，简化矫治疗程，我们采取拔除15、25、35、45。
3. 利用拔牙间隙适量内收上下前牙，矫治后患者前突面型获得显著改善。

> **矫治过程**

1. 序列Ni-Ti丝排齐整平上下牙列；
2. 上下颌0.018英寸不锈钢圆丝，弹性橡皮链远移尖牙；
3. 上下颌0.018英寸×0.025英寸不锈钢方丝弯制闭隙曲，内收上下颌前牙，关闭拔牙间隙；
4. 颌间牵引，精细调整牙位及上下牙齿尖窝关系；
5. 0.018英寸×0.025英寸不锈钢方丝弯制理想弓固定维持；
6. 4个月后换压膜式保持器保持2年，定期复诊。

> **矫治疗效**

矫治前、后患者的面像及口内像见图2-17、2-18。矫治前、后的影像学检查结果见图2-19、2-20。

开始矫治 1999-08-31

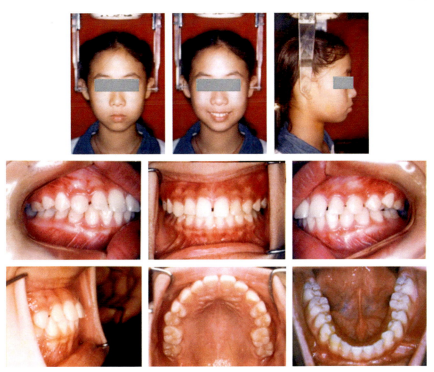

图 2-17　矫治前面像及口内像

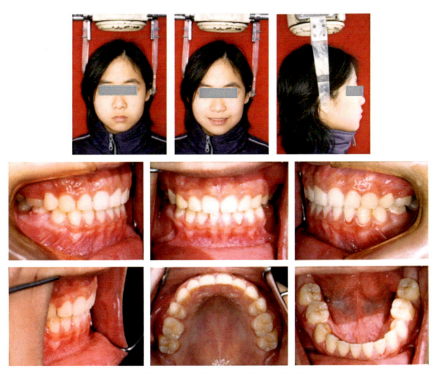

图 2-18　矫治后面像及口内像

结束矫治 2002-02-01

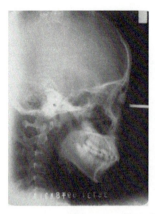
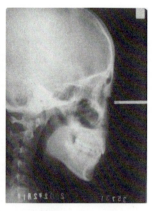

图 2-19　矫治前、后头颅侧位片

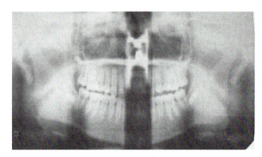
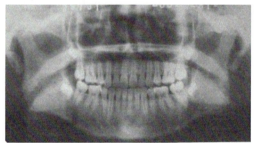

图 2-20　矫治前、后全口曲面体层片

（孙应明博士矫治　段银钟指导）

矫治体会

1. 该患者侧貌轻度前突，虽然上颌前牙存在间隙，但仅关闭间隙的非拔牙矫治方案不足以改善前突面型，故设计拔牙矫治。

2. 考虑到患者15、25为正锁𬌗，故采取拔除15、25、35、45，拔牙间隙的2/3供前牙内收利用，改善前突的面型，拔牙间隙的1/3供后牙近移，无须设计强支抗。

3. 矫治完成后患者咬合关系良好，侧貌外形明显改善。

4. 常规拔4个牙的病例，一般情况下拔除4个第一前磨牙，考虑到上颌第二前磨牙明显移位；前牙不宜内收过多；从支抗的理念考虑拔除第二前磨牙更恰当一些。

5. 值得一提的是该患者颏部发育不佳，通过拔牙矫治，促进了颏部的发育。

六、拔除上颌第一磨牙

病情简述

姓名：方×　年龄：16岁　性别：女
主诉：牙齿错乱不齐要求矫治。
软组织侧貌：直面型。
检查：恒牙列，尖牙、磨牙中性关系。12、22舌倾，13、23唇向低位，24舌倾，26残冠，31、41近中舌向扭转，35颊倾，34舌倾，25、35反𬌗，44向远中倾斜，46向近中倾斜，45阻生，15、36、46患龋。前牙覆𬌗Ⅲ°，上下牙列重度拥挤。双侧颞下颌关节无异常弹响及压痛。

矫治计划

1. 拔牙矫治，拔除15、26、45；
2. 上颌设计强支抗；
3. 利用拔牙间隙，解除拥挤；
4. 排齐整平上下牙列，调整覆𬌗覆盖；
5. 26拔除后，27、28依次近移，27代替26，28代替27；
6. 精细调整建立良好咬合关系。

拔牙依据

在该病例中，重度拥挤的解除需要设计拔牙方案。

结合患者15患龋，26残冠，45阻生的特殊情况，我们设计了拔除15、26、45的非对称性拔牙方案。

该方案的设计，不仅能为拥挤提供间隙，还保留了健康牙齿，患者乐于接受。

矫治过程

1. 先行上颌固定矫治，上颌腭托+腭杠强支抗，0.016英寸不锈钢圆丝弯制随形弓，12、14间置推簧为13开辟间隙，弹性橡皮链远移14、25；
2. 待上颌基本排齐后，去除上颌腭托+腭杠，开始下颌固定矫治；
3. 序列Ni-Ti丝排齐整平上下牙列；
4. 上颌0.017英寸×0.025英寸不锈钢方丝弯制T形曲，皮链牵引近移27；
5. 下颌0.017英寸×0.025英寸不锈钢方丝弯制T形曲，加大后倾弯直立46；
6. 颌间牵引，精细调整牙位及尖窝关系；
7. 0.018英寸×0.025英寸不锈钢方丝弯制理想弓固定维持；
8. 固定保持4个月后改用压膜式保持器保持1~2年。

矫治疗效

矫治前、后患者的面像及口内像见图2-21、2-22。矫治前、后的影像学检查结果见图2-23、2-24。

开始矫治 2001-09-03

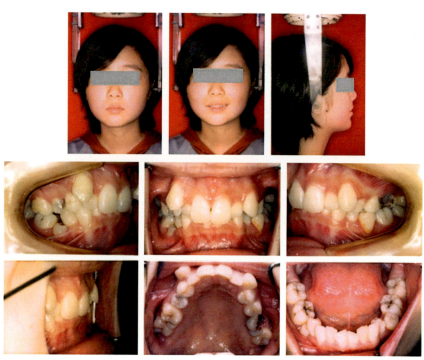

图 2-21 矫治前面像及口内像

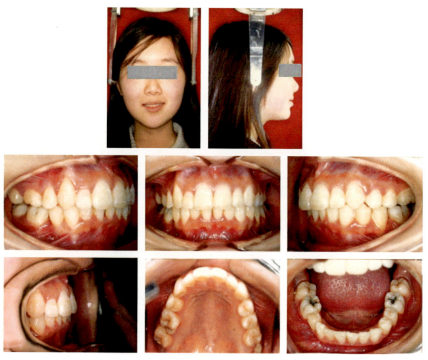

图 2-22 矫治后面像及口内像

结束矫治 2004-03-22

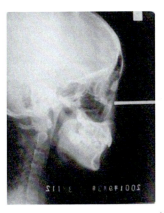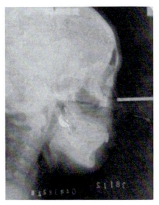

图2-23 矫治前、后头颅侧位片

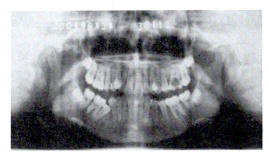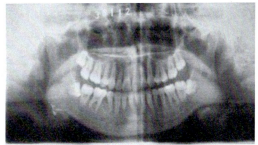

图2-24 矫治前、后全口曲面体层片

（朱燕硕士矫治　段银钟指导）

矫治体会

1. 非对称性拔牙方案是一类非常规的拔牙矫治设计，此类方案的制定需要慎重。对于牙列拥挤，需要拔牙设计以解除拥挤的患者，应根据口内情况选择拔除哪颗牙齿，应遵守的原则是尽量拔除病变牙，保留健康牙齿。

2. 考虑到患者15患龋，26残冠，45阻生，故采取拔除15、26、45的非对称性拔牙方案。

3. 对第一磨牙的拔除应持谨慎态度，由于其拔除后间隙较大，近移第二磨牙时要特别注意控根移动，避免在远距离移动过程中出现牙冠近中倾斜的情况。在该病例中，使用0.017英寸×0.025英寸不锈钢方丝弯制T形曲，加上20°的后倾弯，在近移第二磨牙的同时控根。同理，由于45阻生致46近中向倾斜，在T形曲加大后倾弯可以很好地直立46，矫治后X线片显示牙根直立。

4. 该病例成功之处还在于很好地控制了中线关系，虽运用了非对称拔牙，但仍保持了上、下牙列中线端正。

七、拔除上颌第二磨牙

病情简述

姓名：马×　**年龄**：20岁　**性别**：女
主诉：牙齿不齐求矫治。
软组织侧貌：直面型。
检查：恒牙列，右侧尖牙、磨牙呈远中尖对尖关系，左侧尖牙、磨牙基本呈中性关系。11远中唇向扭转，12腭侧位，41舌侧位。前牙覆盖Ⅱ°，上下牙列轻度拥挤，中线不齐，上颌中线右偏1.5mm。双侧颞下颌关节无异常弹响及压痛。

矫治计划

1. 拔牙矫治，拔除17、27；
2. 上颌口外弓+颈带推16、26远移，利用间隙远移尖牙、磨牙，建立尖牙、磨牙中性关系，并解除前牙拥挤纠正中线；
3. 排齐整平上下牙列，调整覆𬌗覆盖关系；
4. 18、28自行萌出，代替17与27；
5. 精细调整，建立良好的咬合关系。

拔牙依据

推磨牙远移一般选择在没有第三磨牙牙胚，第二磨牙尚未萌出的情况下进行，能够获得较好的疗效。

在该病例中，X线片显示18、28、38、48阻生，常规应该拔除。考虑到推磨牙获得更好的疗效，选择拔除17、27，为远移16、26创造条件。

17、27拔除后，原本阻生的18、28可以自行萌出，代替17、27。远移第一磨牙后即可调整尖牙、磨牙至中性关系，也可为轻度拥挤提供排齐间隙。

矫治过程

1. 上颌使用GMD技术，配合改良式唇档远移磨牙；
2. 待磨牙远移到位后，依次远移上颌第二前磨牙、第一前磨牙、尖牙；
3. 序列Ni-Ti丝排齐整平上下牙列；
4. 颌间牵引，精细调整牙位及上、下牙齿尖窝关系；
5. 0.018英寸×0.025英寸不锈钢方丝弯制理想弓固定维持。
6. 固定保持3~4个月后换压膜式保持器保持并定期复查。

矫治疗效

矫治前、后患者的面像及口内像见图2-25、2-26。矫治前、后的影像学检查结果见图2-27、2-28。

开始矫治 2001-03-19

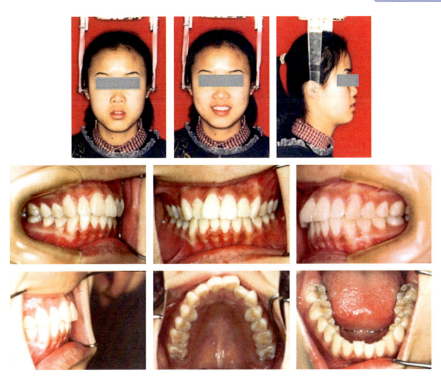

图 2-25 矫治前面像及口内像

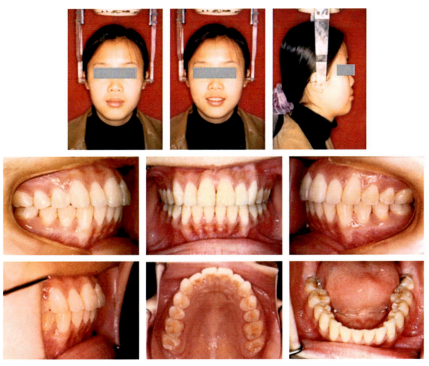

图 2-26 矫治后面像及口内像

结束矫治 2002-12-12

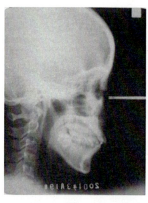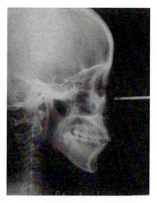

图 2-27　矫治前、后头颅侧位片

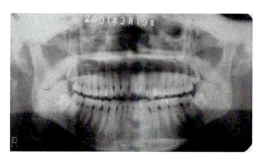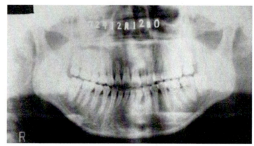

图 2-28　矫治前、后全口曲面体层片

（杨彤彤硕士矫治　段银钟指导）

矫治体会

1. 拔除上颌第二磨牙的设计方案适用于青年人推磨牙病例。此类病例由于第二磨牙已经萌出，第三磨牙牙胚存在，常规推磨牙并不能获得良好的矫治效果。

2. 拔除上颌第二磨牙后，牙弓后段阻力减小，为远移第一磨牙创造了条件，阻生的第三磨牙可自行向近中迁移，代替第二磨牙行使功能，保持了牙弓的完整性。

3. 矫治后尖牙、磨牙关系由远中尖对尖关系调整至理想的中性咬合关系，前牙拥挤解除，中线对齐，覆𬌗、覆盖关系良好，达到了预期矫治效果。

4. 拔除上颌第二磨牙也存在风险，一般在第三磨牙形态较好，且牙根位于近中，牙冠向远中倾斜才考虑用其替代。有可能发生第三磨牙不能自行萌出替代第二磨牙的情况，必要时佩戴矫治器治疗。这些情况事先需与患者沟通后慎重决定。

八、拔除上颌第三磨牙

病情简述

姓名：胡×× **年龄**：19岁 **性别**：女
主诉：牙齿不齐要求矫治。
软组织侧貌：直面型。
检查：恒牙列，尖牙、磨牙远中尖对尖关系。11、21 远中唇向扭转，13、43 唇向低位，42 舌侧位。下前牙舌倾，覆𬌗Ⅱ°，上牙列中度拥挤，下牙列轻度拥挤，中线不齐，上颌中线右偏 0.5mm，下颌中线左偏 1.0mm。双侧颞下颌关节无异常压痛及弹响。

矫治计划

1. 拔除 18、28；
2. 依次远移上颌第一磨牙、第二磨牙，建立磨牙中性咬合关系；
3. 利用唇展上前牙及磨牙远移间隙解除前牙区拥挤；
4. 排齐整平上下牙列，打开咬合纠正深覆𬌗；
5. 精细调整，建立良好的咬合关系。

拔牙依据

患者面型平直，下前牙轻度拥挤，磨牙为Ⅱ类咬合关系，适合推磨牙远移。由于存在上颌第三磨牙，牙弓后段阻力较大，因此在推磨牙之前必须将其拔除。也有人提出拔除第二磨牙，更便于推第一磨牙向远中，让第三磨牙自动近移替代第二磨牙。

另外，选择推磨牙远移的患者，侧面外形突度基本正常是一个重要的指标。侧面外形不佳不适合于推磨牙远移。

矫治过程

1. 上颌 0.018 英寸不锈钢圆丝弯制随形弓，晚间头帽+J 钩，日间配合Ⅱ类颌间牵引远移磨牙；
2. 序列 Ni-Ti 丝排齐整平上下牙列；
3. 颌间牵引，精细调整牙位及尖窝关系；
4. 0.018 英寸×0.025 英寸不锈钢方丝弯制理想弓固定维持。
5. 固定保持期间，继续使用头帽口外弓以巩固疗效。

矫治疗效

矫治前、后患者的面像及口内像见图 2-29、2-30。矫治前、后的头影测量描记图及影像学检查结果见图 2-31、2-32。

开始矫治 1998-10-05

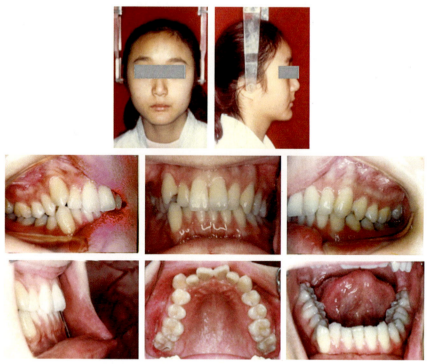

图 2-29 矫治前面像及口内像

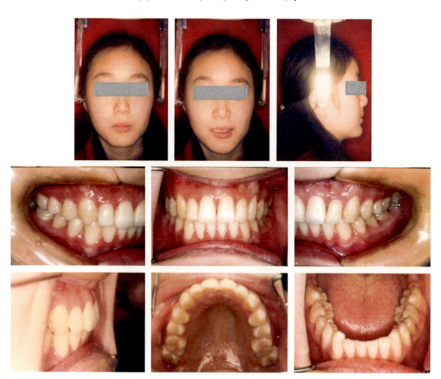

图 2-30 矫治后面像及口内像

结束矫治 2000-12-29

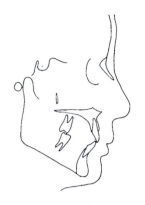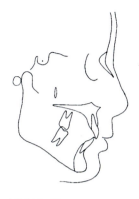

图 2-31 矫治前、后头影测量描记图

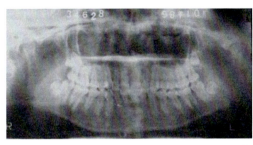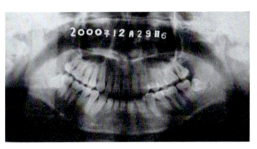

图 2-32 矫治前、后全口曲面体层片

（李济强医生矫治　段银钟指导）

矫治体会

1. 拔除上颌第三磨牙后，上颌牙弓后段阻力减小，使得远移磨牙较为容易。临床也有设计拔除上颌第二磨牙，远移第一磨牙，让第三磨牙自行迁移至第二磨牙的位置，此法较拔除第三磨牙存在一定的风险。

2. 为了防止推磨牙带来的副作用，如前牙过度唇倾，必须强调加强支抗。通过夜间佩戴头帽+J钩。白天Ⅱ类颌间牵引的方法24h发挥作用，能很好地达到矫治目的。另外，患者的配合十分关键。

3. 此类患者在矫治过程中应注意不能破坏面部的协调平衡，尤其是上切牙不能过度唇倾，必须加以控制。

4. 有专家建议：在成人患者中推磨牙向远中，如能引入种植体支抗，则推磨牙的效果会更佳。

九、拔除下颌中切牙

病情简述

姓名：张×　年龄：20 岁　性别：女

主诉：牙齿不齐求矫治。

软组织侧貌：直面型。

检查：恒牙列，左侧尖牙、磨牙中性关系，右侧尖牙、磨牙关系偏近中。11、21 对刃𬌗，12、22 反𬌗，31 切缘龋坏缺损。上颌牙列中度拥挤，下颌牙列轻度拥挤，中线不齐，上颌中线左偏约 2.0mm。双侧颞下颌关节无异常弹响及压痛。

矫治计划

1. 拔牙矫治，拔除扭转的 31；
2. 利用拔牙间隙解除下颌前牙区拥挤；
3. 上颌前牙必要时邻面去釉，解除拥挤，协调 Bolton 指数；
4. 排齐整平上下牙列，改善前牙覆𬌗覆盖关系；
5. 精细调整，建立良好的咬合关系。

拔牙依据

对于此类患者，可以采取拔除单个牙齿以矫治区域性的牙列拥挤的方案，31 切缘龋坏缺损，故选择拔除 31。

这样的矫治方案，拔牙少，矫治疗程短，治疗效果稳定。但也有明显的缺陷。适合成人解决主诉为主的区域性矫治。

矫治过程

1. 序列 Ni-Ti 丝排齐整平上下牙列；
2. 上颌个别牙邻面去釉，0.018 英寸不锈钢圆丝排齐整平牙列；
3. 下颌 0.018 英寸不锈钢圆丝，链状皮圈关闭间隙，并内收、缩小下牙弓；
4. 颌间牵引，精细调整牙位及上、下牙齿尖窝关系；
5. 0.018 英寸 ×0.025 英寸不锈钢方丝弯制理想弓固定维持。
6. 多次调𬌗，换压膜保持器保持。

矫治疗效

矫治前、后患者的面像及口内像见图 2-33、2-34。矫治前、后的影像学检查结果见图 2-35、2-36。

开始矫治 2001-07-12

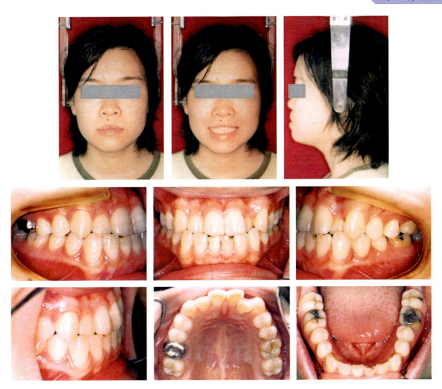

图 2-33　矫治前面像及口内像

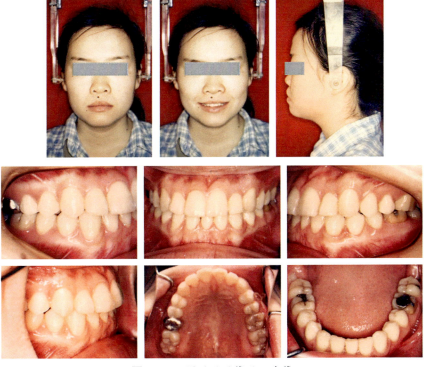

图 2-34　矫治后面像及口内像

结束矫治 2003-06-06

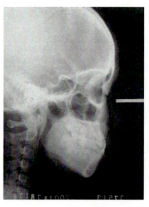 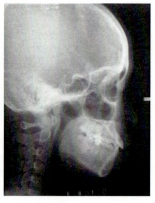

图 2-35 矫治前、后头颅侧位片

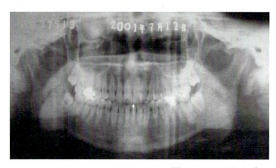 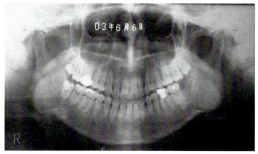

图 2-36 矫治前、后全口曲面体层片

（宋卫华硕士矫治　段银钟指导）

矫治体会

1. 安氏Ⅲ类亚类错𬌗病例，面型平直，拥挤主要集中在下颌前牙区，矫治设计采取拔除下颌单个切牙的方案。

2. 利用拔牙间隙可以解除拥挤，同时可内收和缩小下牙弓。上颌前牙配合邻面去釉，可协调 Bolton 比值。

3. 矫治完成后，尖牙关系为中性，咬合关系良好。

4. 此类矫治方案可以达到少拔牙、增美观、得实惠的矫治效果。

5. 虽然拔一个下切牙失去了牙列的对称性，下中线不居中，但对美观影响不大，可与患者沟通后实施。

6. 该患者不仅存在牙列拥挤的问题，更重要的是该患者有Ⅲ类骨面型的趋势。

7. 此拔牙模式也有明显的缺陷，如上下牙齿的尖窝关系难以达到完美，下颌牙列中线不居中，应慎重选择使用。

十、拔除下颌侧切牙

病情简述

姓名：牛×× **年龄**：12岁 **性别**：女
主诉：牙列不齐要求矫治。
软组织侧貌：直面型。
检查：恒牙列，磨牙中性关系。43埋伏唇向低位阻生、近中向倾斜，42、44间约3mm间隙，33远中唇向扭转，42向远中倾斜、近中舌向扭转，且牙根已有吸收。上颌牙列轻度拥挤，下颌牙列中度拥挤。双侧颞下颌关节无异常弹响及压痛。

矫治计划

1. 拔牙矫治，拔除42；
2. 利用拔牙间隙解除下颌前牙区拥挤，导萌纠正43阻生；
3. 上颌前牙邻面去釉，解除拥挤，协调Bolton指数；
4. 排齐整平上下牙列，改善前牙覆𬌗覆盖关系；
5. 精细调整，建立良好的咬合关系。

拔牙依据

尖牙是口腔内牙根最长、最粗壮的牙齿，一般在口内存留时间最长，具有较强的咀嚼功能。其位于口角处，对于支撑唇角高度、维持丰满度有着重要作用，一般不考虑拔除，以免口唇角塌陷，出现衰老面容。

故针对本病例，我们采取就近矫治原则，而且42的牙根已有部分吸收，拔除42，为43的萌出开辟间隙，保存尖牙。

下颌拔除一颗切牙，会造成前牙区覆盖加大，因此，上颌前牙要进行邻面去釉，以协调前牙Bolton指数。

矫治过程

1. 序列Ni-Ti丝排齐整平上下牙列；
2. 上颌邻面去釉，开辟间隙，解除拥挤并协调Bolton指数；
3. 下颌弹力线牵引助萌43；
4. 上下颌0.018英寸不锈钢圆丝关闭间隙；
5. 颌间牵引，精细调整牙位及尖窝关系；
6. 0.018英寸×0.025英寸不锈钢方丝弯制理想弓固定维持；
7. 固定保持3~4个月后，换压膜式保持器保持，并定期复诊。

矫治疗效

矫治前、后患者的面像及口内像见图2-37、2-38。矫治前、后的影像学检查结果见图2-39、2-40。

开始矫治 2001-11-20

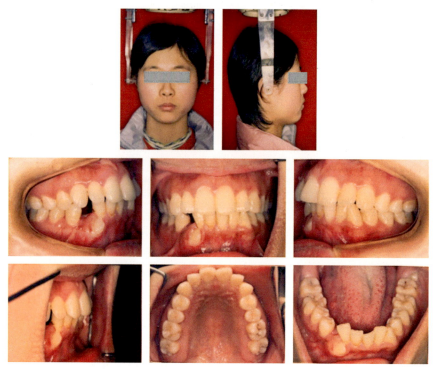

图 2-37　矫治前面像及口内像

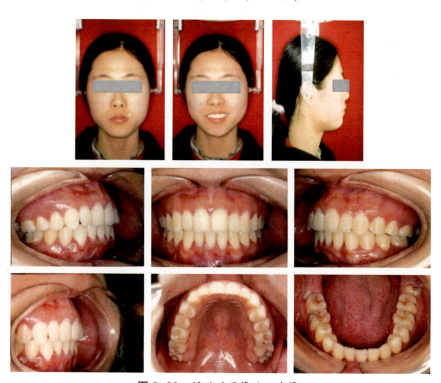

图 2-38　矫治后面像及口内像

结束矫治 2004-03-01

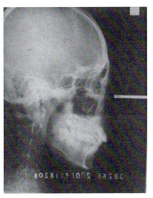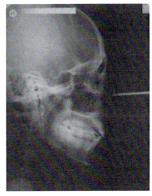

图 2-39　矫治前、后头颅侧位片

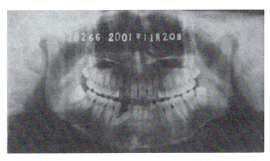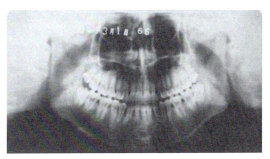

图 2-40　矫治前、后全口曲面体层片

（孟晶硕士矫治　段银钟指导）

矫治体会

1. 安氏 Ⅰ 类错𬌗，尖牙低位埋伏阻生病例，矫治设计采取就近原则。由于埋伏阻生尖牙已造成侧切牙的牙根尖吸收，因此采用拔除下颌单个侧切牙，助萌尖牙的方案。

2. 利用下颌拔牙间隙可以为 43 萌出提供必要的间隙，上颌前牙可配合邻面去釉，解除拥挤并协调前牙区的 Bolton 指数。

3. 矫治完成后，尖牙、磨牙关系维持中性，前牙覆𬌗覆盖关系基本正常，上、下牙齿的尖窝关系良好。

4. 以小范围的牙齿移动获得了良好的矫治效果，保存了尖牙，获得了美观和功能的良好统一。

十一、拔除下颌尖牙

病情简述

姓名：张×　**年龄**：18岁　**性别**：女
主诉：牙齿不齐要求矫治。
软组织侧貌：平直面型，颏唇沟较深。
检查：恒牙列，左侧尖牙、磨牙远中尖对尖关系，右侧磨牙中性关系。13唇向低位，12腭侧移位，42缺失，44近中舌向扭转，43在下颌切牙根尖下方水平阻生。中线不齐，上下中线右偏4mm，前牙覆𬌗Ⅱ°，覆盖4mm，上颌牙列重度拥挤，下颌牙列中度拥挤。双侧颞下颌关节无异常弹响及压痛。

矫治计划

1. 拔牙矫治，拔除14、24、43；
2. 利用拔牙间隙解除牙列拥挤，调整上颌中线；
3. 适量内收前牙纠正深覆盖，打开咬合纠正深覆𬌗；
4. 排齐整平上下牙列；
5. 44改形代替43，建立尖牙中性关系；
6. 维持右侧磨牙中性关系，适量近移25、26，建立左侧磨牙完全远中关系；
7. 精细调整，建立良好的咬合关系。

拔牙依据

在拔牙矫治病例中，尖牙一般不作为拔牙对象，但是若遇到尖牙深部埋伏阻生或水平阻生的情况下，导萌无望或是导萌难度很大时，常考虑采用拔除阻生尖牙的矫治设计。

另外，42先天缺失，加上拔除43埋伏牙，下颌将缺失2颗牙，则上颌也应拔除2颗牙，加之上颌侧切牙较小，虽上下牙列尖窝相对，但下颌牙列的中线无法对端正，但总体矫治效果可以接受。

矫治过程

1. 序列Ni-Ti丝排齐整平上下牙列；
2. 上颌0.016英寸不锈钢圆丝，皮链牵引，远移尖牙；
3. 上下颌0.018英寸不锈钢圆丝，关闭间隙；
4. 颌间牵引，精细调整牙位及尖窝关系；
5. 0.018英寸×0.025英寸不锈钢方丝弯制理想弓，固定维持；
6. 固定保持3~4个月后，换压膜式保持器保持。

矫治疗效

矫治前、后患者的面像及口内像见图2-41、2-42。矫治前、后的影像学检查结果见图2-43、2-44。

开始矫治 2004-09-06

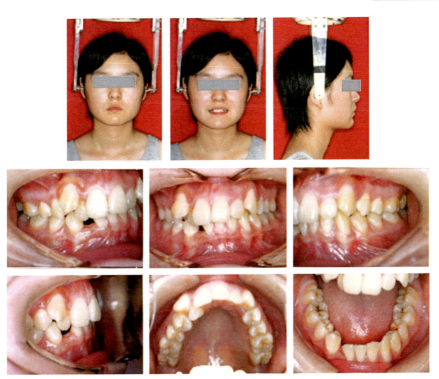

图 2-41 矫治前面像及口内像

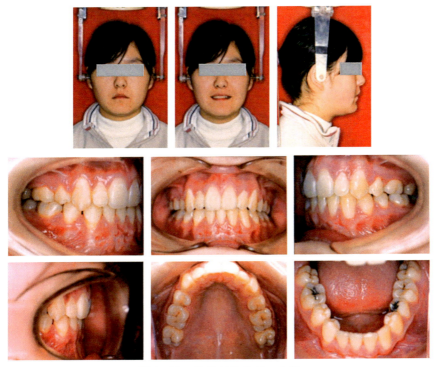

图 2-42 矫治后面像及口内像

结束矫治 2005-11-27

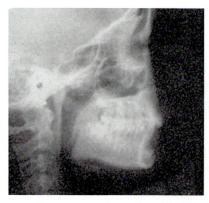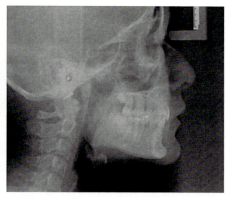

图 2-43　矫治前、后头颅侧位片

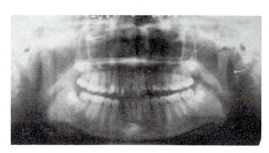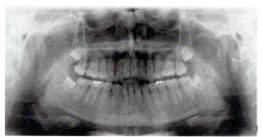

图 2-44　矫治前、后全口曲面体层片

（袁峰硕士矫治　段银钟指导）

矫治体会

1. 对于尖牙水平埋伏阻生的病例，当导萌无望或导萌极度困难时，矫治设计常采取拔除阻生尖牙。

2. 后期对第一前磨牙进行磨改改形以代替尖牙，增加一定的近中倾斜度并加大外展后，功能和形态均可获得良好的效果。

3. 上颌拔牙后应注意间隙的利用，远移21以调整上颌中线，适量近移25、26，使原本左侧磨牙远中尖对尖关系达到尖窝相对的完全远中关系。

4. 此病例下颌先天缺失42，加之拔除埋伏阻生的43，下颌减少2颗牙，上颌也应减数2颗牙，否则，前牙的覆𬌗与覆盖则不易达到理想的状态。

5. 有意思的是上颌拔除2颗较大的牙齿，则下颌拔除了2颗大小不一样的牙齿，必然引起前牙Bolton指数不调的情况，但上颌侧切牙较小，正好弥补了这一不良的现象。使前牙覆𬌗覆盖达到基本正常。

十二、拔除下颌第一前磨牙

病情简述

姓名：伊×× **年龄**：21岁 **性别**：男
主诉："地包天"伴牙列不齐要求矫治。
软组织侧貌：凹面型。
检查：恒牙列，磨牙近中关系。13唇向低位，12、22腭侧位，33、43近中唇向扭转，34、44颊向低位，向近中倾斜。下前牙舌倾，前牙对刃咬合，后牙区反𬌗，局部开𬌗，上、下牙列中线不齐，上颌中线右偏2mm，上下颌牙列中度拥挤。双侧颞下颌关节无异常弹响及压痛。

矫治计划

1. 拔牙矫治（掩饰性），拔除34、44；
2. 上颌扩弓，纠正后牙反𬌗，适度唇展上前牙，解除拥挤；
3. 利用拔牙间隙解除下颌拥挤并内收下颌前牙，纠正前牙对刃𬌗；
4. 排齐整平上下牙列，对齐中线，调整覆𬌗覆盖关系；
5. 建立尖牙中性关系、磨牙完全近中关系；
6. 精细调整，建立良好的咬合关系。

拔牙依据

安氏Ⅲ类错𬌗患者，软组织面型较好，属于临界病例，既可以选择正颌手术，又可以选择正畸拔牙代偿性矫治。

拔除34、44后既可以解除下牙列的拥挤，也可以为内收下颌前牙提供间隙，再者，可以利用拔牙间隙使下颌后牙近移，达到理想的完全Ⅲ类咬合关系。配合上颌唇展前牙，纠正前牙对刃𬌗，覆𬌗、覆盖可调整至正常水平。

矫治过程

1. 四眼簧扩大上颌牙弓，解除后牙区反𬌗，待扩弓到位后，腭杠+腭托保持；
2. 序列Ni-Ti丝排齐整平上下牙列；
3. 下颌0.016英寸不锈钢圆丝，皮链牵引，远移尖牙，适当的后牙近移；
4. 下颌0.017英寸×0.025英寸不锈钢方丝，弯制闭隙曲，内收下前牙，关闭拔牙间隙；
5. 上下颌0.016英寸不锈钢圆丝，斜行牵引对齐中线，前牙区垂直牵引调整前牙覆𬌗、覆盖，Ⅲ类牵引调整尖牙、磨牙关系，精细调整牙位及尖窝关系；
6. 0.018英寸×0.025英寸不锈钢方丝弯制理想弓固定维持。

矫治疗效

矫治前、后患者的面像及口内像见图2-45、2-46。矫治前、后的影像学检查结果见图2-47、2-48。

开始矫治 2002-10-16

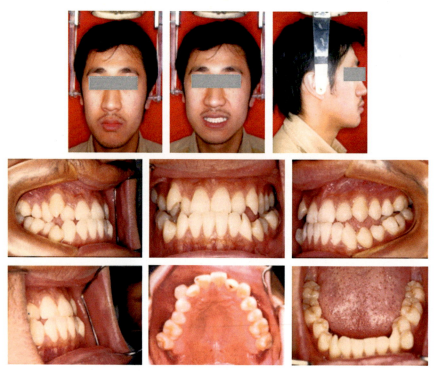

图 2-45 矫治前面像及口内像

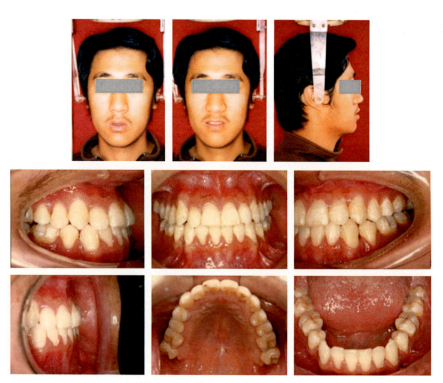

图 2-46 矫治后面像及口内像

结束矫治 2004-04-12

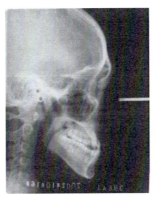
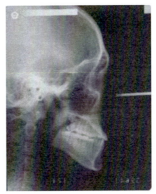

图 2-47　矫治前、后头颅侧位片

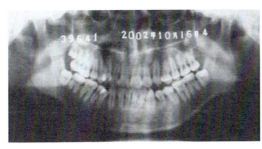
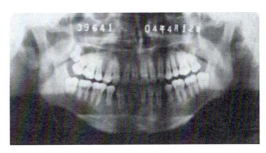

图 2-48　矫治前、后全口曲面体层片

（郑虹硕士矫治　段银钟指导）

矫治体会

1. 该患者下颌牙弓前段中度拥挤，通过拔除第一前磨牙可以解除拥挤，同时为内收下前牙，纠正反𬌗提供间隙。

2. 通过拔牙间隙，后牙可适度近移，使磨牙关系达到完全的Ⅲ类关系（即上颌第二前磨牙咬合于下颌第一磨牙颊面沟）。

3. 上颌扩弓使上下牙弓在宽度上相协调，唇展上前牙，排齐上颌牙列，同时纠正中线。

4. 成年患者骨骼发育完成，单纯正畸治疗不能改善骨性关系，对于面型尚可的边缘性病例可以采用掩饰性拔牙矫治，改善上、下牙列咬合关系，达到掩饰性矫治的目的。

5. 掩饰性拔牙矫正，有学者提议拔除第二磨牙，让第三磨牙替代第二磨牙。本文推荐的方法相对疗程短些，不必担心第三磨牙的状态，咬合关系较容易建立。另外特别注意内收下前牙使用方丝，缓慢进行，可防止下前牙过度舌倾。

十三、拔除下颌第二前磨牙

病情简述

姓名：葛× **年龄**：16 岁 **性别**：男
主诉：牙齿不齐要求矫治。
软组织侧貌：直面型。
检查：恒牙列，右侧尖牙中性关系，磨牙为中性咬合关系。33 舌侧位，35 颊侧移位，且为弓外牙。前牙覆殆Ⅱ°，中线不齐，下颌中线左偏 2mm。上颌双侧切牙牙冠较小。双侧颞下颌关节无异常弹响及压痛。

矫治计划

1. 拔牙矫治，拔除 35；
2. 利用拔牙间隙为 33 排入牙弓提供间隙；
3. 上颌前牙邻面去釉，协调 Bolton 指数；
4. 排齐整平上下牙列；
5. 精细调整，建立良好咬合关系。

拔牙依据

该患者拥挤主要集中于下颌左侧牙弓中段，为了解除拥挤，可拔除单个牙齿以解除区域性拥挤。设计拔除位于牙弓外且颊侧低位的 35，利用拔牙间隙牵引 33 入牙弓。

左侧拔除了一个下颌前磨牙，左侧磨牙关系将变成近中关系，拔一个前磨牙之后，下颌的中线很难居中。另外，有时上颌牙需要邻面去釉，可视具体情况决定。

矫治过程

1. 序列 Ni-Ti 丝排齐整平上下牙列；
2. 下颌 0.016 英寸不锈钢圆丝，32、34 间置推簧，为 33 开辟间隙，待间隙足够后，弹力线牵引 33 入牙弓；
3. 上颌前牙邻面去釉，协调 Bolton 指数，0.016 英寸不锈钢圆丝关闭间隙；
4. 颌间牵引，精细调整牙位及尖窝关系；
5. 0.018 英寸 × 0.025 英寸不锈钢方丝弯制理想弓固定维持，3~4 个月换压膜式保持器。

矫治疗效

矫治前、后患者的面像及口内像见图 2-49、2-50。矫治前、后的影像学检查结果见图 2-51、2-52。

开始矫治 2004-08-06

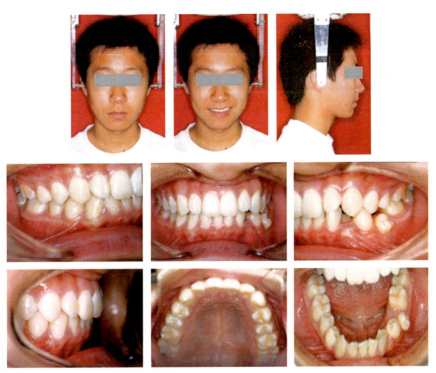

图 2-49　矫治前面像及口内像

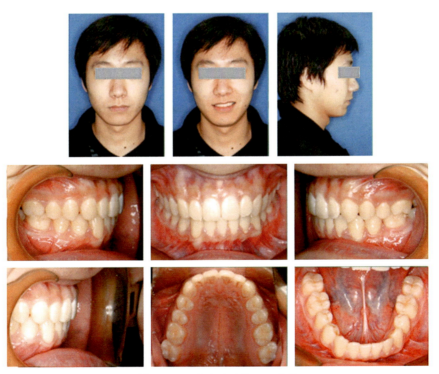

图 2-50　矫治后面像及口内像

结束矫治 2007-12-19

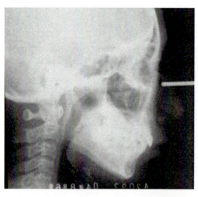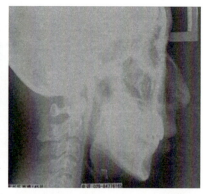

图 2-51　矫治前、后头颅侧位片

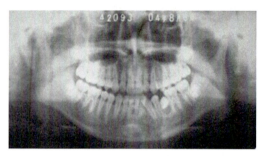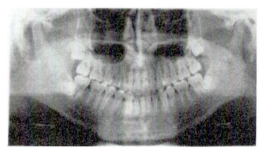

图 2-52　矫治前、后全口曲面体层片

（高锋硕士矫治　段银钟指导）

矫治体会

1. 拔除单颗牙齿矫治区域性拥挤可以达到拔牙少、牙齿移动范围小、矫治疗程短的矫治效果。况且拔除的牙齿牙根发育不良，不能承当咀嚼功能。

2. 对颌牙弓应相应的进行前牙区邻面去釉以协调上、下牙列的 Bolton 比值。该病例由于上颌双侧切牙较小，不再需要邻面去釉。上颌侧切牙牙冠变小甚至畸形，应引起高度关注，它时常给我们带来麻烦。

3. 在矫治过程中应注意支抗控制，尽量应用推簧为33开辟间隙，避免皮链牵引致使后牙近移占据拔牙间隙。

4. 此种拔牙设计只适用于部分比较特殊的病例，不能作为常规应用，制定方案时应充分考虑患者病情。

十四、拔除下颌第一磨牙

病情简述

姓名：李×　**年龄**：20岁　**性别**：女
主诉：牙齿不齐要求矫治。
软组织侧貌：凸面型。
检查：恒牙列，尖牙中性关系。26、46为残根，32舌侧位，31、41远中唇向扭转。中线不齐，下颌中线左偏1mm。侧貌面型比较突，轻度开唇露齿。双侧颞下颌关节无异常弹响及压痛。

矫治计划

1. 拔牙矫治，拔除14、26、34、46；
2. 利用拔牙间隙内收上下前牙，改善前突面型；
3. 适量近移27、47，建立左侧磨牙完全近中关系，右侧磨牙完全远中关系；
4. 排齐整平上下牙列，对齐中线；
5. 精细调整，建立良好的咬合关系。

拔牙依据

该患者为安氏Ⅰ类双颌前突病例，应采取拔牙矫治，常规拔除4个第一前磨牙。同时应设计强支抗。但是考虑到患者26、46为残冠残根，故设计拔除26、46残冠残根，保留健康的24、44。此属于特殊情况的拔牙。

拔牙后双侧上、下颌的前磨牙数不等，这样右侧的矫治结果应为Ⅱ类远中咬合，而左侧则为Ⅲ类咬合关系。

矫治过程

1. 序列Ni-Ti丝排齐整平上下牙列；
2. 上下颌0.017英寸×0.025英寸不锈钢方丝，27、47近中弯制T形曲，远中形成20°的后倾弯，用皮链牵引近移27、47，同时远移尖牙；
3. 待尖牙远移到位后，0.018英寸×0.025英寸不锈钢方丝弯制闭隙曲内收前牙，关闭拔牙间隙；
4. 颌间牵引，中线对齐牵引，精细调整牙位及上、下牙齿的尖窝关系；
5. 0.018英寸×0.025英寸不锈钢方丝弯制理想弓固定维持。

矫治疗效

矫治前、后患者的面像及口内像见图2-53、2-54。矫治前、后的影像学检查结果见图2-55、2-56。

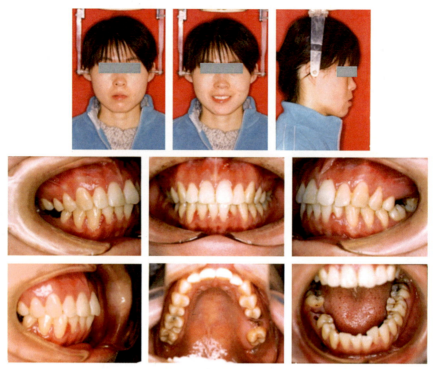

图 2-53 矫治前面像及口内像

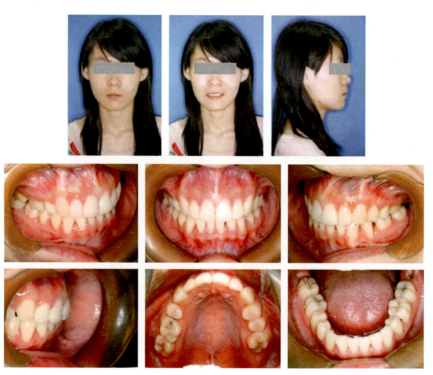

图 2-54 矫治后面像及口内像

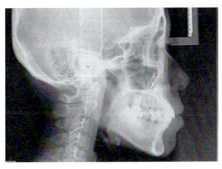
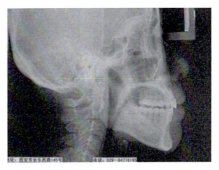

图 2-55　矫治前、后头颅侧位片

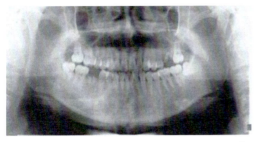
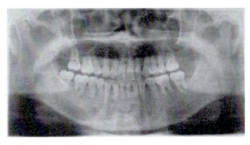

图 2-56　矫治前、后全口曲面体层片

（徐迈硕士矫治　　段银钟指导）

> **矫治体会**

1. 对于双颌前突需要正畸拔牙矫治的病例，一般采取的常规方案为拔除4个第一前磨牙，但是针对一些口内有患病牙的病例，应该首先考虑拔除患病牙，保留健康牙齿。

2. 第一磨牙由于患龋病损严重，无保留价值，对于此类病例，可以作为拔牙对象纳入拔牙矫治范围。由于第一磨牙拔除后间隙较大，往往需要第二磨牙近移占据大部分间隙，在矫治过程中要防止其移动过程中向近中倾斜，一般采用有一定硬度的方丝弯制T形曲，并设计约15°~20°的后倾弯保证牙根平行直立近移，同时用力要轻柔。

3. 矫治结束后，尖牙为中性关系，27、47近移替代26、46，很好地保持了牙弓的完整性，最终左侧磨牙达完全近中关系，右侧磨牙达完全Ⅱ类远中关系，建立了上、下牙列良好的尖窝咬合关系。

4. 正畸拔牙矫治后，患者的侧貌外形改善明显。对双突病例，仅仅拔牙还不够，需要设计强支抗，才能利于颌面部的改建。

十五、拔除下颌第二磨牙

病情简述

姓名：高×　年龄：25　性别：女
主诉：嘴巴突出难看要求矫治。
软组织侧貌：凸面型。
检查：恒牙列，磨牙、尖牙均为中性咬合关系，下牙列轻度拥挤，前牙覆𬌗覆盖基本正常，上、下牙列中线基本对齐。侧面观明显双颌前突，颞下颌关节有弹响。47为残根，48已萌出，36与46大面积补物。上、下牙弓狭窄。

诊断

1. 下牙列轻度拥挤；
2. 双颌前突；
3. 47残根。

矫治计划

1. 拔牙矫治，拔除47残根，48前移替代47；
2. 扩大上下牙弓；
3. 排齐上下牙列；
4. 正畸、正颌联合实施前牙区根尖下截骨后退术。

拔牙依据

患者47为残根，已无法保存，但48尚健康且已萌出，可拔除47前移48替代之。

患者为重度双颌前突且为成人，单独拔4个牙进行正畸治疗效果不佳。采用正颌手术去除牙骨块后，前牙区根尖下截骨后退可彻底根治之。

矫治过程

1. 拔除47后，让48自由漂移；
2. 使用四眼扩弓簧扩大上下牙弓；
3. 序列Ni-Ti丝排齐整平上下牙列；
4. 0.017英寸×0.025英寸不锈钢丝T形曲，让48平行近移；
5. 牙列准备完毕，实施正颌手术；
6. 术后2个月开始术后正畸治疗；
7. 矫治5个月完成矫治，按常规程序保持。

矫治疗效

矫治前、后患者的面像及口内像见图2-57、2-58。矫治前、后的影像学检查结果见图2-59、2-60。

开始矫治 2008-02-14

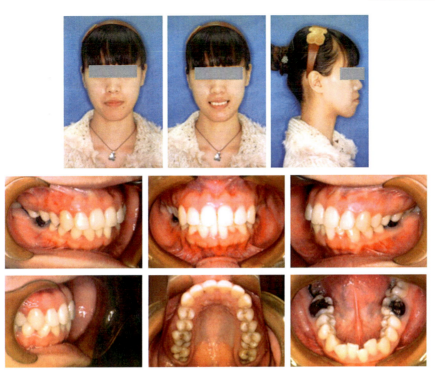

图 2-57　矫治前面像及口内像

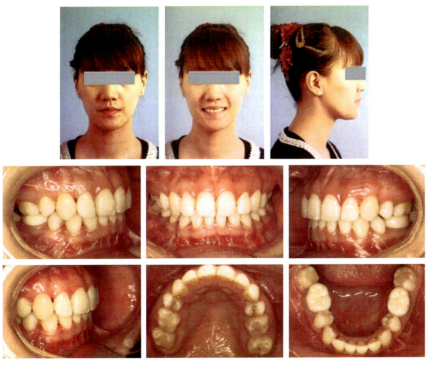

图 2-58　矫治后面像及口内像

结束矫治 2009-05-18

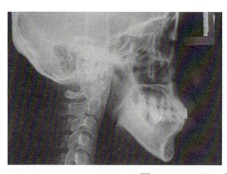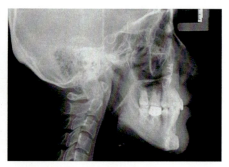

图 2-59　矫治前、后头颅侧位片

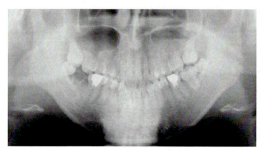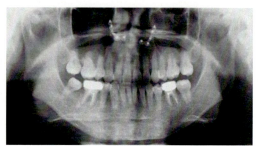

图 2-60　矫治前、后全口曲面体层片

（曾光博士矫治　段银钟指导）

矫治体会

1. 优先拔除残根、残冠，保存健康牙齿。本病例拔除47残根，让48平行近移替代之，就是好的证明。

2. 严重的双颌前突畸形，尤其是成年人，即使拔除了4颗牙齿进行正畸治疗，效果并不理想。选择正颌手术是明智的。

3. 扩大牙弓是解决牙弓狭窄的治疗方法，四眼簧扩弓器是比较好的扩弓装置。它既能用于上颌，又能应用于下颌，除引起牙齿移动外，对上颌的腭中缝仍有一定的扩张作用。

4. 正颌手术后的矫治很有学问，尤其是手术后的1~2个月期间，正畸医生在指导进食、固定咬合、调整咬合关系、防止复发、巩固疗效方面起着举足轻重的作用。

5. 严重龋坏且补料过大，建议患牙全冠修复。该患者36与46在术后都进行了烤瓷牙修复，达到了美观的效果。

十六、拔除下颌第三磨牙

病情简述

姓名：韦×× 年龄：12岁 性别：男
主诉：牙齿不齐要求矫治。
软组织侧貌：直面型。
检查：恒牙列，尖牙中性关系，左侧磨牙中性关系，右侧磨牙近中关系。12、42呈反𬌗，45舌侧移位。上颌牙列轻度拥挤，下颌牙列中度拥挤。侧貌基本正常，双侧颞下颌关节无异常弹响及压痛。

矫治计划

1. 拔牙矫治，拔除48；
2. 推簧开辟45间隙，远移46、47；
3. 排齐整平上下牙列，建立磨牙中性关系；
4. 精细调整，建立良好的上、下咬合关系。

拔牙依据

拥挤主要集中于下颌右侧后段牙弓，45排齐间隙明显不足，右侧尖牙关系中性，43不适宜移动，需要远移46、47为45排入牙弓开辟间隙。

拔除48可以减小牙弓后段阻力，利于磨牙远移，同时矫治完成后疗效也比较稳定。

矫治过程

1. 序列Ni-Ti丝排齐整平上下牙列；
2. 下颌0.017英寸×0.025英寸不锈钢方丝，44、46间置推簧开辟45间隙，远移46、47；
3. 待间隙开辟足够后，辅弓排45入牙弓；
4. 颌间牵引，精细调整牙位及上、下牙齿尖窝关系；
5. 0.018英寸×0.025英寸不锈钢方丝弯制理想弓，固定维持；
6. 固定保持3~4个月后，换压膜式保持器进行保持，并定期复诊。

矫治疗效

矫治前、后患者的面像及口内像见图2-61、2-62。矫治前、后的影像学检查结果见图2-63、2-64。

开始矫治 2001-09-22

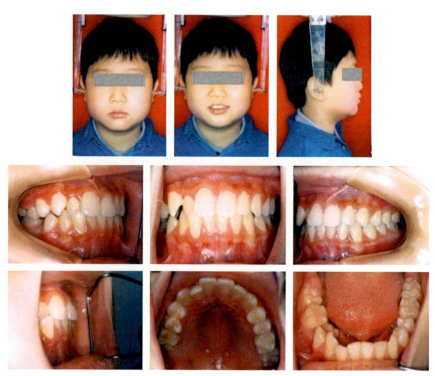

图 2-61 矫治前面像及口内像

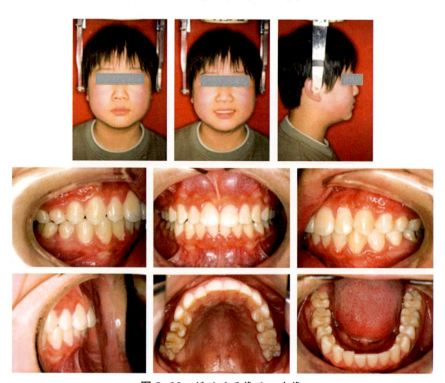

图 2-62 矫治后面像及口内像

结束矫治 2003-11-27

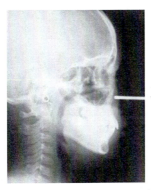
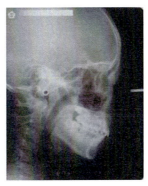

图 2-63　矫治前、后头颅侧位片

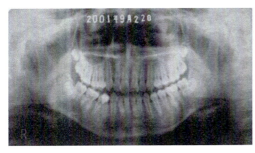
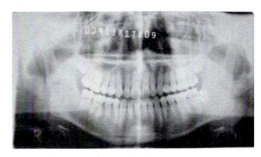

图 2-64　矫治前、后全口曲面体层片

（林杨硕士矫治　段银钟指导）

矫治体会

1. 该患者需要远移下颌磨牙为 45 开辟间隙，拔除 48 可以使后牙段牙弓阻力减小，有利于远移 46、47。

2. 矫治结束后，尖牙保持中性关系，由于远移了 46、47，解除拥挤的同时，右侧磨牙由原来的近中关系改善至中性咬合关系，上、下牙齿的尖窝咬合关系良好。

3. 拔除 48，既有利于推磨牙向远中，同时对治疗完成后的稳定性有重要临床意义。

4. 第三磨牙常给我们造成麻烦，到底该不该拔除，什么时候拔除，都应仔细分析，绝不能不分情况而一律拔除，有时需要拔除，有时需要保留。更多内容见第八章。

（陈磊　徐璐璐　段银钟）

第三章
安氏Ⅰ类错𬌗临床拔牙矫治

一、常规拔牙矫治

（一）拔牙矫治开𬌗伴前突

病情简述

姓名：苏×　性别：女　年龄：18岁

主诉：口唇前突、开𬌗求矫治。

软组织侧貌：凸面型。

检查：恒牙列，双侧磨牙中性偏远中关系，11、12、13、21、22、23中度开𬌗，上下颌牙列轻度拥挤。正面观，面型左右对称；侧面观，双颌前突，明显开唇露齿，下颌颏部发育不良致后缩。颞下颌关节无异常。

诊断

1. 安氏Ⅰ类错𬌗；
2. 双颌前突；
3. 上下颌牙列轻度拥挤；
4. 前牙中度开𬌗；
5. 颏部发育不良致后缩。

矫治计划

1. 拔牙矫治，拔除14、24、35、45、38、48；
2. 利用拔牙间隙解除拥挤，调整磨牙关系至标准中性关系；
3. 内收前突并纠正开𬌗；
4. 间隙关闭后利用MEAW矫治开𬌗；
5. 最终磨牙尖牙均达中性关系；
6. 为使前突矫治效果好设计强支抗。

拔牙依据

开𬌗且合并有一定程度的前突和拥挤病例，选择拔牙矫治。

在关闭间隙，内收上下前牙的同时产生钟摆效应，可以较好地纠正开𬌗。

该病例磨牙偏远中关系，下颌选择拔除双侧第二前磨牙有利于调整磨牙关系；而上颌拔牙则有利于更好地内收上颌前牙。

矫治过程

1. 序列Ni-Ti丝排齐整平上下颌牙列；
2. 为加强支抗，上颌设计腭托和横腭杆；
3. 0.016英寸×0.022英寸不锈钢方丝，弹性橡皮链牵引上下颌尖牙远移，配合Ⅱ类牵引调整磨牙关系；
4. 0.017英寸×0.025英寸不锈钢方丝，T形曲内收上下颌前牙；
5. MEAW配合垂直牵引改善覆𬌗；
6. 上下颌0.018英寸×0.025英寸不锈钢方丝弯制理想弓；
7. 精细调整尖窝关系；固定保持4个

月后换压膜保持器保持。

矫治疗效

矫治前、后患者的面像及口内像见图 3-1、3-2。矫治前、后的影像学检查结果见图 3-3、3-4。

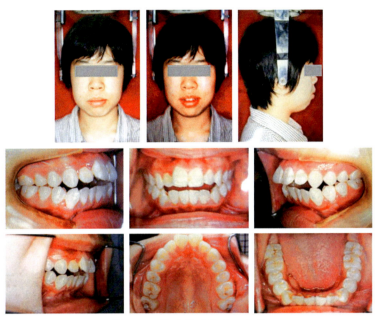

图 3-1　矫治前面像及口内像

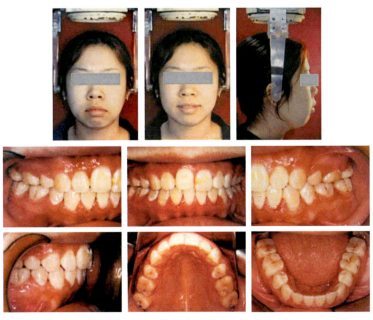

图 3-2　矫治后面像及口内像

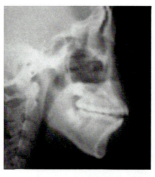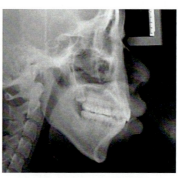

图 3-3　矫治前、后头颅侧位片

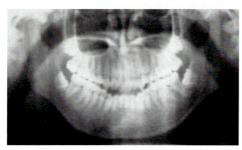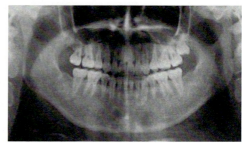

图 3-4　矫治前、后全口曲面体层片

（张菊菊硕士矫治　段银钟指导）

矫治体会

1. 前牙开𬌗，伴有拥挤和轻度前突，上下前牙唇倾，拔除 4 颗前磨牙，可以解除拥挤，在内收前牙的同时，除了可以改善面型突度，通过"钟摆效应"可以加深覆𬌗；

2. 下颌选择拔除第二前磨牙有利于调整磨牙关系由偏远中至标准中性；

3. 对于开𬌗患者，不良舌习惯的破除至关重要，该患者使用了舌刺；

4. 阻生第三磨牙的拔除对于开𬌗的矫治效果及疗效的稳定十分关键；

5. 开𬌗患者通常会伴有后牙的近中倾斜，MEAW 技术的应用可以压低并直立磨牙，有利于开𬌗的矫治。在 MEAW 使用过程中，需要将第二磨牙纳入矫治序列。同时强调在前牙区使用垂直牵引；

6. 矫治结束后，覆𬌗覆盖正常，磨牙关系达到中性，后牙直立；

7. 开𬌗畸形矫治结束后，用固定矫治器保持 1 年，再换用其他保持器。在保持器上附有舌刺，破除吐舌不良习惯，并教会患者正常吞咽动作。

（二）拔牙矫治重度牙列拥挤

> **病情简述**

姓名：田×　**年龄**：11 岁　**性别**：女
主诉：牙列不齐求矫治。
软组织侧貌：直面型。
检查：恒牙列，双侧磨牙为中性关系。12、22、24 腭侧位，25 颊尖近中扭转 90°，34 舌倾，32、42 舌侧位，45 近中倾斜。上下颌牙列重度拥挤。前牙表现极度错乱。前牙覆𬌗、覆盖基本正常。正面观，面型左右对称；侧貌尚可。颞下颌关节无异常。

> **诊断**

1. 安氏 I 类错𬌗；
2. 上下颌牙列重度拥挤；
3. 个别牙扭转；
4. 个别牙反𬌗。

> **矫治计划**

1. 拔牙矫治，拔除 14、25、34、45；
2. 头帽 + 口外弓推 26 远移，为前牙拥挤提供间隙，同时调整左侧磨牙关系；
3. 利用拔牙间隙，解除上下颌拥挤；
4. 精细调整尖窝关系，最终双侧尖牙、磨牙均达到中性关系。

> **拔牙依据**

由于患者上下颌重度拥挤，拔除 4 颗前磨牙可以有效解除拥挤。

上颌左侧拥挤程度最为严重，除拔牙外，还需远移 26。

在达到磨牙标准中性关系的同时，可以为上下颌牙列提供更多的间隙。

25 扭转 90°，34 舌侧倾斜，45 近中倾斜，因此优先选择拔除这些畸形牙齿，可简化矫治程序并可缩短疗程。

> **矫治过程**

1. 上颌头帽 + 口外弓推 26 远移；
2. 推簧为上下颌牙列局部拥挤开辟间隙；
3. 上颌 0.46mm 直径不锈钢丝弯制随行弓，弹力线牵引上下颌弓外牙齿向牙弓方向移动；
4. 序列 Ni-Ti 丝排齐整平上下颌牙列；
5. 上下颌 0.018 英寸 × 0.025 英寸不锈钢方丝弯制理想弓；
6. 精细调整尖窝关系，固定保持 4 个月后换压膜式保持器保持。

> **矫治疗效**

矫治前、后患者的面像及口内像见图 3-5、3-6。矫治前、后的影像学检查结果见图 3-7、3-8。

开始矫治 2008-02-25

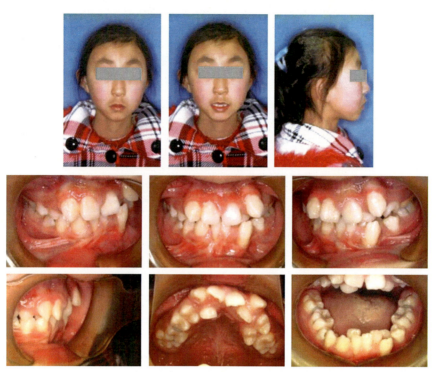

图 3-5　矫治前面像及口内像

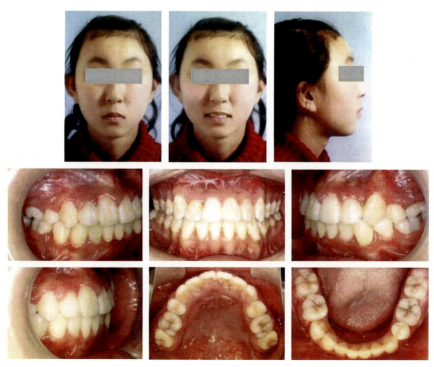

图 3-6　矫治后面像及口内像

结束矫治 2010-02-01

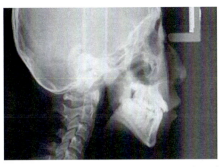
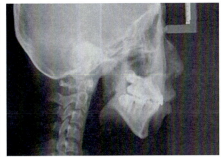

图 3-7 矫治前、后头颅侧位片

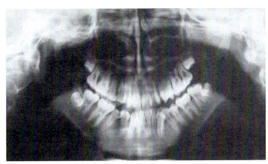
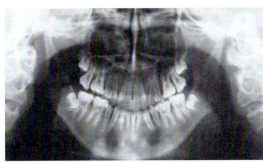

图 3-8 矫治前、后全口曲面体层片

（陈磊博士矫治　段银钟指导）

矫治体会

1. 对于上下颌重度拥挤的病例，常规选择拔除上下颌 4 颗第一前磨牙。

2. 由于 25 呈 90°的扭转，34 为舌侧倾斜，45 为近中倾斜，故选择拔除之。

3. 由于该患者上颌拥挤相当严重，仅靠拔除 2 颗前磨牙，无法彻底解除拥挤。左侧拥挤程度较高，除拔除牙齿外，还使用口外弓推 26 远移，既可以为前牙区拥挤提供更多间隙，也有利于达到磨牙的中性关系。

4. 在口外弓配合头帽远移磨牙这一步骤中，需要患者的积极配合，每日佩戴口外弓需要 12h 以上。

5. 治疗结束后，上下颌拥挤解除，牙齿排列整齐，磨牙、尖牙关系均为中性，前牙的覆𬌗覆盖以及上、下牙齿尖窝关系良好，达到了理想的矫治效果。

（三）拔牙矫治拥挤伴前突

病情简述

姓名：任×× **年龄**：19岁 **性别**：女

主诉：牙列不齐并有前突求矫治。

软组织侧貌：凸面型。

检查：恒牙列，双侧磨牙、尖牙中性关系。上下颌牙列重度拥挤。上下颌中线对齐。前牙覆𬌗、覆盖基本正常。正面观，面型左右对称，上唇闭口不自然；侧面观，双颌前突。颞下颌关节无异常。

诊断

1. 安氏Ⅰ类错𬌗；
2. 上下颌牙列重度拥挤；
3. 双颌前突；
4. 轻度氟斑牙。

矫治计划

1. 拔牙矫治，拔除14、24、34、44；
2. 利用拔牙间隙解除上下颌牙列拥挤；
3. 上颌设计强支抗，内收上下颌前牙，改善侧貌外形；
4. 精细调整尖窝关系，最终尖牙、磨牙维持中性关系。

拔牙依据

由于患者上下颌均为重度拥挤，必须通过拔牙矫治才可以解除拥挤。

该患者侧貌为凸面型，典型的双颌前突，通过拔除4颗前磨牙可以为上下颌前牙的内收及面型的改善提供间隙。

上颌需要设计强支抗（腭杠+腭托），控制后牙基本不前移，以实现最有效的前牙内收。

矫治过程

1. 序列Ni-Ti丝排齐整平上下颌牙列；
2. 上颌安装腭杠+腭托，上下颌0.46mm不锈钢圆丝，末端弯制停止曲，先用橡皮链远中移动上下颌尖牙，再用闭隙曲内收前牙（两步法内收前牙）；
3. 上下颌0.018英寸×0.025英寸不锈钢方丝弯T形曲内收上下颌前牙；
4. 上下颌0.018英寸×0.025英寸Ni-Ti弓丝进一步排齐上、下牙列，相同规格的不锈钢方丝弯制理想弓；
5. 后期可换0.45mm的不锈钢圆丝作咬合关系的进一步调整；
6. 固定矫治器保持4~5个月后换压膜式保持器保持。

矫治疗效

矫治前、后患者的面像及口内像见图3-9、3-10。矫治前、后的影像学检查结果见图3-11、3-12。

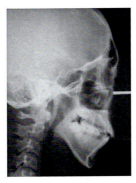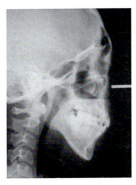

图 3-15　矫治前、后头颅侧位片

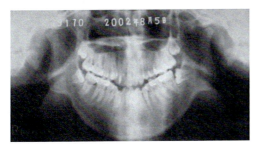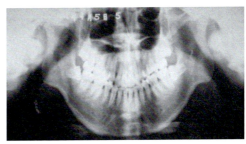

图 3-16　矫治前、后全口曲面体层片

（刘丽博士矫治　段银钟指导）

矫治体会

1. 患者上下颌重度拥挤，需要通过减数才能解除拥挤。

2. 上颌左侧前磨牙的拔除，为上颌中线的左移提供间隙，调整中线达到协调一致。

3. 通过推簧为弓外牙齿开辟间隙，一方面不影响后牙支抗，一方面同时调整中线向左移。

4. 对于中线的调整，在矫治初期，排齐牙列的同时解决该问题，避免了后期调整中由于间隙不足带来困难。

5. 矫治结束后，12反𬌗解除，牙齿排列整齐，上下颌中线与面中线协调一致。

6. 有学者建议矫治时先拔除需要转移牙齿一侧，而偏斜、拥挤侧暂不拔除，待中缝基本纠正后，再拔除另一侧的牙齿。

二、非常规拔牙矫治

（一）矫治前牙外伤引起的牙骨粘连错𬌗畸形

> 病情简述

姓名：夏×× **年龄**：16 岁 **性别**：男
主诉：前牙不能咬合要求矫治。
软组织侧貌：凸面型。
检查：恒牙列，双侧尖牙、磨牙均为中性关系。11、12、21、22、31、32、33、41、42、43 开𬌗，11、41 开𬌗为 7mm。上牙列轻度拥挤。正面观，面型左右对称；侧面观，面型略突，颏部发育不良显示下颌后缩。颞下颌关节偶有弹响，关节无压痛。
辅助检查：X 线片示 11 牙骨粘连，21 牙冠折断 1/5。

> 诊断

1. 安氏 I 类错𬌗；
2. 前牙重度开𬌗；
3. 上下颌牙列轻度拥挤；
4. 11 牙骨粘连；
5. 21 牙冠外伤 1/5 折断；
6. 轻度双颌前突；
7. 颏部发育不良。

> 矫治计划

1. 拔牙矫治，拔除 11、21、34、44；
2. 利用拔牙间隙，解除拥挤；
3. 12、13、22、23 向近中移动，分别代替 11、12、21、22。
4. 内收上下颌前牙，改善面型突度；
5. 后期 12、13、22、23 行烤瓷冠修复，改善外形；
6. 精细调整尖窝关系，尖牙、磨牙关系保持中性。

> 拔牙依据

该患者牙列拥挤伴前牙区开𬌗，并有轻度的双突，选择拔牙矫治。

可以解除拥挤，改善覆𬌗关系并且改善外形侧貌。

患者自幼外伤致 11 骨性粘连，21 有牙冠外伤折断，条件不利于正畸治疗，所以该患者上颌牙齿更适宜于选择 11、21 的拔牙模式。

将上颌双侧的侧切牙、尖牙向近中移动，最终分别代替中切牙和侧切牙。矫治结束时通过修复治疗恢复 11、12 与 21、22 的解剖形态，使其大小和外形近似于 11、12、21、22。

> 矫治过程

1. 序列 Ni-Ti 丝排齐整平上下牙列；
2. 0.016 英寸 ×0.022 英寸不锈钢方丝，弹性橡皮链近移 12、13、22、23，下颌远移 33、43；
3. 0.018 英寸 ×0.025 不锈钢方丝闭隙曲滑动法内收上下颌前牙；
4. 颌间牵引，精细调整牙位及上、下牙齿的尖窝关系；
5. 0.018 英寸 ×0.025 英寸不锈钢方丝弯制理想弓固定维持；
6. 12、13、22、23 行烤瓷联冠修复，恢复外形。

> 矫治疗效

矫治前、后患者的面像及口内像见图 3-17、3-18。矫治前、后的影像学检查结果见图 3-19、3-20。

开始矫治 2005-08-01

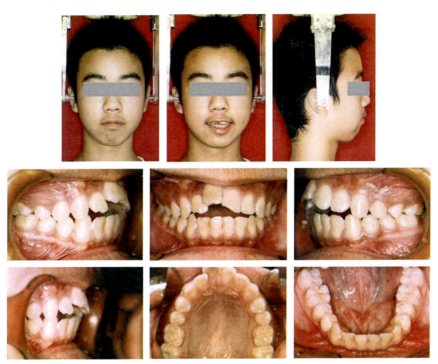

图 3-17　矫治前面像及口内像

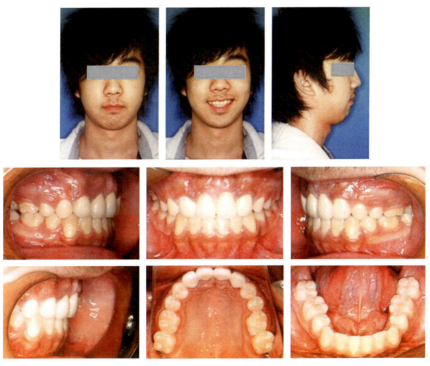

图 3-18　矫治后面像及口内像

结束矫治 2007-11-21

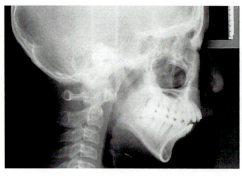
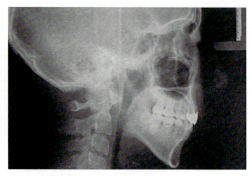

图 3-19　矫治前、后头颅侧位片

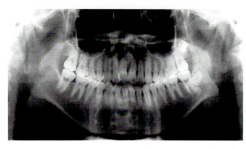
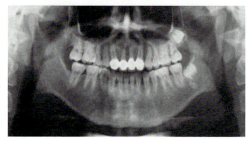

图 3-20　矫治前、后全口曲面体层片

（陈磊博士矫治　段银钟指导）

> **矫治体会**

1. 正畸拔牙矫治中，我们一般优先考虑拔除患牙。

2. 牙外伤脱位施行复位固定后，往往出现牙骨质与牙槽骨的骨性愈合，而致牙周膜消失，不能进行破骨与成骨活动，因而不能进行正畸牙移动。所以中切牙是我们优先考虑拔除的牙齿。

3. 上下颌牙齿进行减数后，牙列拥挤很容易得到解除。

4. 双侧侧切牙、尖牙向近中移动，代替中切牙和侧切牙，在前牙内收的同时，纠正了开𬌗，使前牙达到了正常的覆𬌗、覆盖关系。

5. 由于 13、23 代替了 12、22，相应 14、24 代替了 13、23，矫治末期需要通过调𬌗消除𬌗干扰。

6. 由于中切牙与侧切牙在外形和宽度上存在差别，矫治结束后，需要通过烤瓷全冠恢复侧切牙外形，使其近似于中切牙。在矫治末期，需要在近移的双侧侧切牙近远中各留出一定间隙，这样，可以减少全冠修复治疗对天然牙齿的损伤。还需要用修复手段使 13、23 形态近似于 12、22。

（二）伴畸形过小牙错𬌗的拔牙矫治

病情简述

姓名：刘×× **年龄**：12岁 **性别**：女
主诉：牙齿排列不齐要求矫治。
软组织侧貌：直面型。
检查：恒牙列，双侧磨牙为中性关系。13、23唇移近中过低位，12、22腭侧移位、过小牙。上牙列重度拥挤，下牙列轻度拥挤。上、下牙列中线基本对正。前牙覆𬌗、覆盖关系基本正常。正面观，面型左右对称，侧面观，侧貌尚可。颞下颌关节无异常。

诊断

1. 安氏Ⅰ类错𬌗；
2. 上颌重度拥挤；
3. 下颌轻度拥挤；
4. 12、22过小牙。

矫治计划

1. 拔牙矫治，拔除12、22过小牙；
2. 利用拔牙间隙排齐整平牙列解除拥挤；
3. 13、23近中移动代替12、22；
4. 下颌前牙邻面去釉解除拥挤并直立下切牙；
5. 精细调整，最终双侧磨牙调整为完全远中关系。

拔牙依据

该患者上颌牙列重度拥挤，且拥挤主要集中于双侧尖牙、侧切牙区。

且双侧尖牙、侧切牙在唇、腭向近乎重叠关系，尖牙的排齐存在一定难度。

上颌侧切牙为过小牙，拔除该牙减少了尖牙的移动距离，为排齐牙列减轻了难度。

下牙列拥挤程度较轻，非拔牙矫治即可解除拥挤。

矫治过程

1. 序列Ni-Ti丝排齐整平上下颌牙列；
2. 下颌配合邻面去釉及适度唇展；
3. 上颌0.018英寸×0.025英寸不锈钢方丝，拉簧+牵引钩内收上前牙；
4. 弹性皮链配合颌间牵引近中移动上颌前磨牙及磨牙，调整磨牙关系；
5. 磨改13、23牙冠改善外形形态；
6. 精细调整尖窝关系，最终磨牙调整至完全远中关系。

矫治疗效

矫治前、后患者的面像及口内像见图3-21、3-22。矫治前、后的影像学检查结果见图3-23、3-24。

开始矫治 2008-03-03

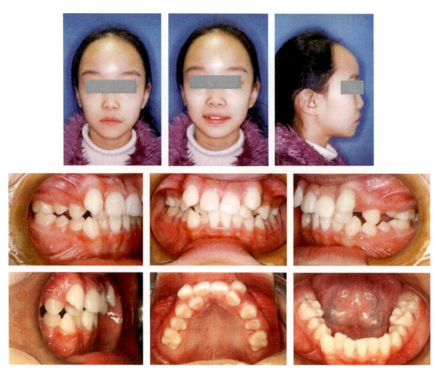

图 3-21 矫治前面像及口内像

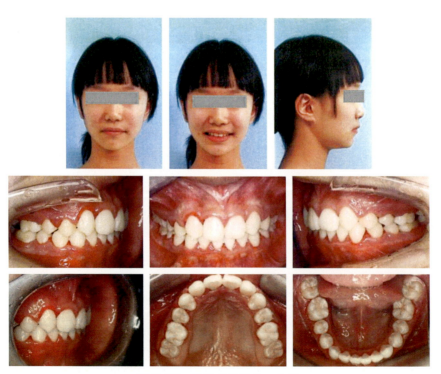

图 3-22 矫治后面像及口内像

结束矫治 2009-10-17

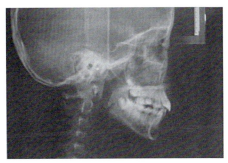
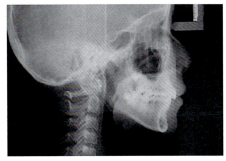

图 3-23 矫治前、后头颅侧位片

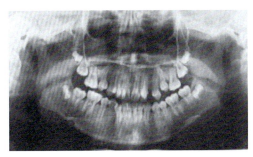
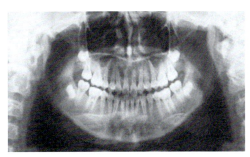

图 3-24 矫治前、后全口曲面体层片

（李楠博士矫治　段银钟指导）

矫治体会

1. 上牙列重度拥挤，拥挤度约 14mm，必须通过减数才能解除牙列重度拥挤。

2. 在拔牙选择上首先选择畸形牙，该患者 12、22 腭侧移位，且为过小牙，拥挤集中在该区域，为简化治疗拔除 12、22，减少了牙齿排齐整平的难度。

3. 该患者下颌轻度拥挤，选择上颌单颌拔牙，使上颌后牙前移，最终磨牙达到完全远中关系。实现了牙齿尖窝相对，咬合稳定以及牙弓突度的改善。

4. 最终 13、23 代替 12、22，需要在矫治后期，修磨尖牙外形代替侧切牙。

5. 上颌单颌拔牙后，一般在下颌前牙区需要邻面去釉，否则，上颌间隙的关闭会遇到麻烦，下前牙区的邻面去釉，除了解除拥挤，直立下切牙，也可协调前牙区的 Bolton 指数。

6. 此方法的实施，对美观还是有一定的影响，对特殊职业人群，如播音员、演员、文艺工作者等应持谨慎态度。

（三）伴有埋伏牙错𬌗的拔牙矫治

> **病情简述**

姓名：吕×× **年龄**：24岁 **性别**：女
主诉：牙齿排列不齐要求矫治。
软组织侧貌：直面型。
检查：恒牙列，双侧磨牙为中性关系。右侧乳尖牙滞留，12、42反𬌗。上下颌牙列中度拥挤。前牙覆𬌗、覆盖关系基本正常。下中线右偏4mm。正面观，面型左右对称，侧貌尚可。颞下颌关节无异常。
辅助检查：23水平阻生且位于上颌中切牙根尖区。

> **诊断**

1. 安氏Ⅰ类错𬌗；
2. 上下颌牙列中度拥挤；
3. 前牙个别牙反𬌗；
4. 右上乳尖牙滞留；
5. 23横位埋藏阻生；
6. 48颊移位。

> **矫治计划**

1. 拔牙矫治，拔除14、23、34、44和滞留的右上乳尖牙；
2. 利用拔牙间隙排齐整平牙列并解除上、下牙列拥挤；
3. 13、33、43远移，内收上下颌前牙；
4. 后期磨改24形态以代替23；
5. 精细调整，磨牙、尖牙均为中性关系。

> **拔牙依据**

该患者有滞留的乳尖牙。
23水平阻生，矫治难度与风险都比较大。故选择拔除之。
拔除阻生的尖牙及3颗前磨牙为解除上下颌牙列拥挤开辟了间隙。
48已列入拔牙计划。

> **矫治过程**

1. 序列Ni-Ti丝排齐整平上下颌牙列；
2. 上下颌0.045mm不锈钢圆丝，弹性橡皮链拉尖牙远移；
3. 0.018英寸×0.025英寸不锈钢弓丝弯闭隙曲内收前牙；
4. 磨改24外形为23的形状；
5. 精细调整牙位及牙齿尖窝关系，磨牙维持中性关系；
6. 0.018英寸×0.025英寸不锈钢弓丝弯制理想弓；
7. 固定3~4个月后换压膜式保持器。

> **矫治疗效**

矫治前、后患者的面像及口内像见图3-25、3-26。矫治前、后的影像学检查结果见图3-27、3-28。

开始矫治 2005-09-02

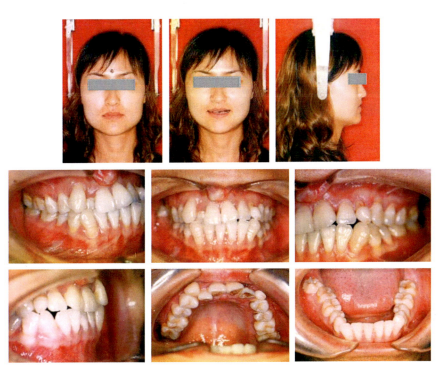

图 3-25 矫治前面像及口内像

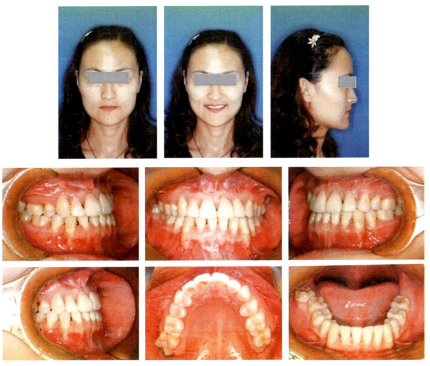

图 3-26 矫治后面像及口内像

结束矫治 2007-08-04

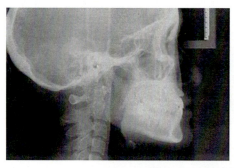 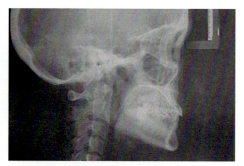

图 3-27　矫治前、后头颅侧位片

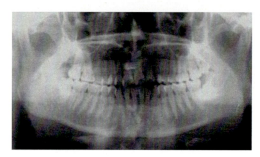 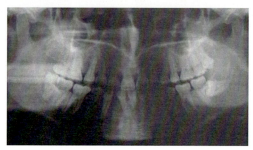

图 3-28　矫治前、后全口曲面体层片

（唐晓蕾硕士矫治　段银钟指导）

矫治体会

1. 正畸治疗中最少拔除的是尖牙。而该病例，尖牙骨内埋伏较深，萌出方向接近水平，且与中切牙、侧切牙牙根距离较近。且该病例为成年患者，将尖牙牵引至正常位置难度较大，我们选择将该牙拔除；

2. 经过牙齿减数后，上下颌拥挤得到有效解除；

3. 利用拔牙间隙，轻松地调整了上、下颌中线，最终上下牙列的中线对正；

4. 24 代替 23，与 33 建立中性关系，矫治后期，需要对 24 进行调𬌗及外形修整；

5. 矫治埋伏牙时，应考虑"性价比"，原则是尽可能采用导萌的方法进行矫治，如矫治成功率没有 70%，或者拔除后其他牙齿可替代，且省时省力，可拔除埋伏牙。

（四）拥挤伴下尖牙斜轴的拔牙矫治

病情简述

姓名：刘×× **年龄**：12岁 **性别**：女
主诉：牙齿排列不齐要求矫治。
软组织侧貌：直面型。
检查：恒牙列，双侧磨牙、尖牙为中性关系。33、43牙冠远中倾斜，远中唇侧扭转。上下颌牙列中度拥挤。12、22为过小牙。前牙覆𬌗、覆盖关系基本正常。正面观，面型左右对称；侧面观，下颌轻度后缩。颞下颌关节无异常。
辅助检查：33、43牙轴远中倾斜，牙根偏向近中。

诊断

1. 安氏Ⅰ类错𬌗；
2. 上下颌牙列中度拥挤；
3. 33、34牙轴倾斜；
4. 12、22过小牙。

矫治计划

1. 拔牙矫治，拔除14、24、32、42；
2. 利用拔牙间隙排齐整平牙列，解除上、下牙列拥挤；
3. 近中移动33、43，代替32、42，扶正牙轴，后期磨改下尖牙外形；
4. 内收上下颌前牙；
5. 精细调整，维持双侧磨牙中性关系。

拔牙依据

X线片示下尖牙长轴远中倾斜，牙根偏向近中。

若行常规拔除前磨牙模式远移尖牙，不易于尖牙牙轴的调整。

所以决定下颌拔除双侧侧切牙来替代拔除第一前磨牙。

近移尖牙的同时可以纠正牙轴倾斜。

矫治过程

1. 序列Ni-Ti丝排齐整平上下颌牙列；
2. 上颌中度支抗，0.45mm直径的不锈钢圆丝，弹性橡皮链拉上颌尖牙远移；
3. 上下颌0.45mm直径的不锈钢丝弯制闭隙曲内收前牙；
4. 磨改33、43外形为32、42的形态并适当调𬌗；
5. 精细调整上、下牙齿的尖窝关系，维持双侧磨牙的中性关系。

矫治疗效

矫治前、后患者的面像及口内像见图3-29、3-30。矫治前、后的影像学检查结果见图3-31、3-32。

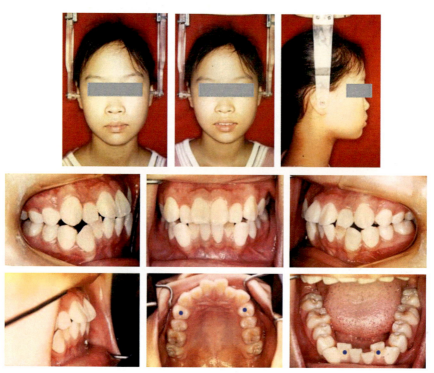

图 3-29 矫治前面像及口内像

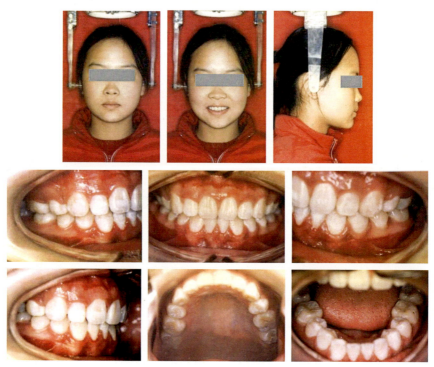

图 3-30 矫治后面像及口内像

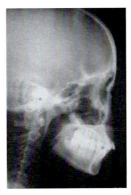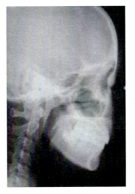

图 3-31 矫治前、后头颅侧位片

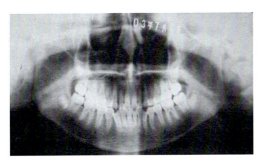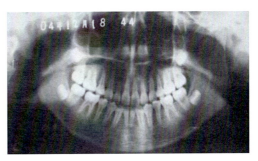

图 3-32 矫治前、后全口曲面体层片

（王蕾博士矫治　段银钟指导）

矫治体会

1. 在拔牙计划的制定中，除了要考虑到患者的牙列拥挤度和面型外，还应统观全口牙齿的畸形情况，尤其是拔牙间隙附近牙齿的畸形程度和移动潜能。

2. 该患者下颌尖牙牙轴倾斜，如果拔除前磨牙，将尖牙远中移动，不但很难实现平行移动，而且增加了矫治的难度和风险。

3. 拔除下颌侧切牙，将尖牙的移动方向改为向近中，便于纠正尖牙倾斜牙长轴。

4. 矫治后期，需要修磨尖牙外形，代替侧切牙。

5. 下颌第一前磨牙代替了尖牙，最终上颌尖牙与下颌第一前磨牙建立中性关系。矫治后期对尖牙区进行调磨，已达到稳定的咬合关系。需要指出的是此方法并非没有缺陷，一是美观受到影响，另外前牙 Bolton 比值也需要调整，达到完美的尖窝相对也不容易，因此应慎重使用。

6. 该患者面型略突，矫治中为控制磨牙的关系，上颌通过腭托加强支抗，确保了矫治效果。

（五）拔除不能保留的病变磨牙替代拔除健康前磨牙

病情简述

姓名：田×　年龄：25 岁　性别：女

主诉：牙齿排列不齐要求矫治。

软组织侧貌：凸面型。

检查：左侧磨牙、尖牙中性关系；右侧尖牙呈尖对尖关系。46 残冠，17、37 𬌗面龋坏，37 舌向倾斜，16 牙冠伸长。上下颌牙列轻度拥挤。前牙覆盖Ⅱ°，覆𬌗大体正常。正面观，面型左右对称，闭口不自然；侧面观，轻度双颌前突。颞下颌关节无异常。

诊断

1. 安氏Ⅰ类错𬌗；
2. 上下颌牙列轻度拥挤；
3. 前牙深覆盖Ⅱ度；
4. 46 残冠；
5. 轻度双颌前突。

矫治计划

1. 拔牙矫治，拔除 14、24、34、46；
2. 利用拔牙间隙解除牙列拥挤；
3. 种植体压低 16；
4. 近中移动 47、48，远移 43、44、45；
5. 内收上下颌前牙，改善深覆盖和牙齿前突；
6. 最终达到左侧磨牙为中性关系，右侧磨牙完全远中关系。

拔牙依据

该患者 46 为残冠，拔除它符合优先拔除患牙原则；

近中移动第二磨牙，该侧建立完全远中关系；

其他区常规拔除前磨牙，有助于解除拥挤和改善面型；

缺牙时间过长，对𬌗牙会伸长，闭隙前需压低之。

矫治过程

1. 在 16 颊侧、腭侧各植入种植体，用皮链压低 16；
2. 交互牵引颊向移动 27、37，纠正其舌倾；
3. 序列 Ni-Ti 丝排齐整平牙列；
4. 0.45mm 的不锈钢弓丝，弹性皮链牵引尖牙远移；
5. 0.017 英寸 ×0.025 英寸不锈钢方丝弯闭隙曲内收前牙；
6. 0.017 英寸 ×0.025 英寸不锈钢方丝 T 形曲近移 47、48；
7. 精细调整尖窝关系，左侧磨牙为中性关系，右侧磨牙达完全远中关系；
8. 0.018 英寸 ×0.025 英寸不锈钢弓丝弯制理想弓。

矫治疗效

矫治前、后患者的面像及口内像见图 3-33、3-34。矫治前、后的影像学检查结果见图 3-35、3-36。

开始矫治 2005-07-04

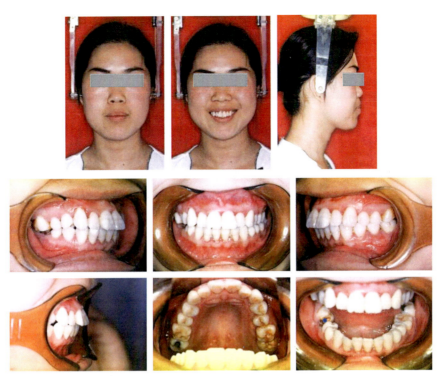

图 3-33　矫治前面像及口内像

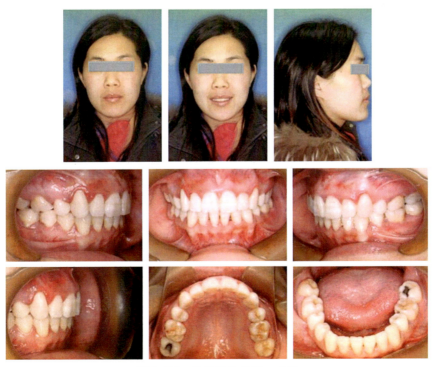

图 3-34　矫治后面像及口内像

结束矫治 2007-12-17

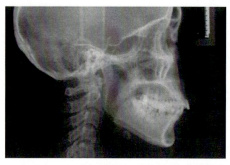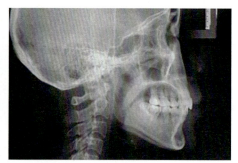

图 3-35　矫治前、后头颅侧位片

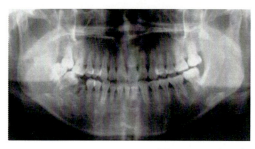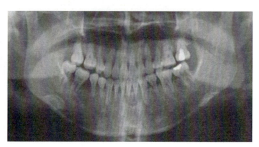

图 3-36　矫治前、后全口曲面体层片

（姜琳博士矫治　段银钟指导）

矫治体会

1. 正畸拔牙矫治中，常规不考虑拔除磨牙。而该病例中 46 大面积龋坏致牙冠严重缺损成为残根，保留价值不大。因此优先考虑拔除该患牙，保留健康牙。

2. 由于该患者 46 长期缺损而至 16 伸长。在 16 颊、腭侧植入种植体，用链状皮圈短期内即实现了对 16 的有效压低。

3. 下颌通过 T 形曲近移且扶正 47、48，确保了 47 与 48 的有效平移。47 与 16 建立完全远中关系。

4. 上颌腭托 + 腭杠控制后牙支抗，保证了内收前牙，有效地减小了牙弓突度和前牙覆盖，达到了满意的矫治效果。

5. 我国社区口腔保健工作比较滞后，儿童的六龄牙的龋坏，早期脱落，残根，残冠的现象较为多见，在选择拔牙牙位时，正畸医生大有可为。

（六）单颌单侧拔牙矫治

病情简述

姓名：卢×× **年龄**：21 **性别**：男
主诉：牙齿排列不齐要求矫治。
软组织侧貌：直面型。
检查：左侧磨牙、尖牙中性关系，右侧尖牙呈尖对尖关系。46 缺失。上下颌牙列轻度拥挤。前牙覆𬌗、覆盖大体正常。上中线左偏 3mm。正面观，左侧较丰满；侧貌尚可。颞下颌关节无异常。
辅助检查：X 线片示 38、48 近中阻生。

诊断

1. 安氏 I 类错𬌗；
2. 上下颌牙列轻度拥挤；
3. 46 缺失；
4. 上、下牙列中线不端正。

矫治计划

1. 拔牙矫治，拔除 14；
2. 利用拔牙间隙解除牙列拥挤；
3. 近移 47，代替 46；
4. 观察 48 萌出情况，决定是否用 48 代替 47；
5. 最终左侧磨牙中性关系，右侧磨牙远中关系。

拔牙依据

该患者上、下颌为轻度拥挤，上颌牙列中线明显偏斜，上颌牙弓存在明显不对称。

拔除 1 颗牙齿既可解除拥挤，又可纠正中线不端。

仅选择拔除 14，简化了治疗，抓住了问题的关键。

矫治过程

1. 序列 Ni-Ti 丝排齐整平牙列；
2. 上下颌 0.45mm 直径的不锈钢丝远移 13；
3. 外科暴露 48 牙冠，0.017 英寸 × 0.025 英寸不锈钢弓丝弯 T 形曲平行近移 47 并扶正 48；
4. 精细调整尖窝关系，左侧磨牙中性关系，右侧磨牙完全远中关系；
5. 0.018 英寸 × 0.025 英寸不锈钢弓丝弯制理想弓；
6. 固定矫治器保持 4 个月后换压膜式保持器保持，定期复诊。

矫治疗效

矫治前、后患者的面像及口内像见图 3-37、3-38。矫治前、后的影像学检查结果见图 3-39、3-40。

开始矫治 2006-05-15

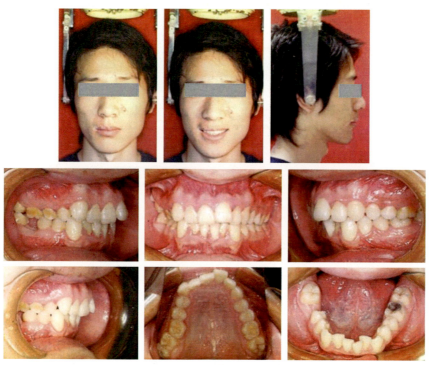

图 3-37　矫治前面像及口内像

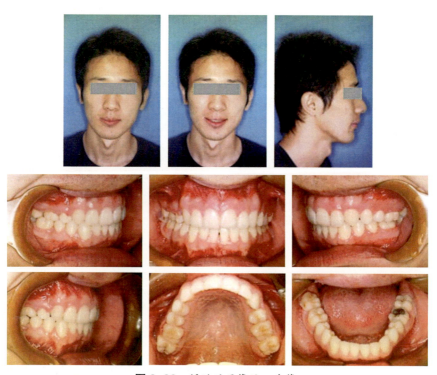

图 3-38　矫治后面像及口内像

结束矫治 2008-07-17

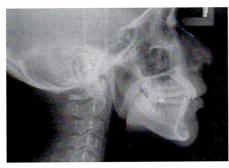
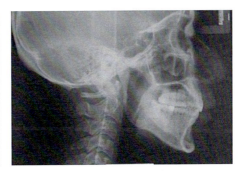

图 3-39 矫治前、后头颅侧位片

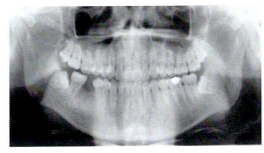
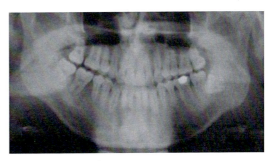

图 3-40 矫治前、后全口曲面体层片

（曾光博士矫治　段银钟指导）

矫治体会

1. 在拔牙牙位和数量的选择方面，应考虑到拥挤程度、拥挤部位、侧貌外形以及矫治难度。

2. 该患者上、下颌轻度拥挤，侧貌良好。拔除1颗牙齿即可为上颌拥挤开辟足够间隙。拥挤主要集中在上颌右侧尖牙区，上颌牙列中线明显左偏。拔除拥挤段前磨牙，能有效解除拥挤，同时利于尖牙中性关系的调整，以及上中线向右侧移动。

3. 47近中移动代替46，16与47建立完全远中关系。

4. 前移47过程中，48牙尖逐渐萌出，外科暴露48牙冠，将其扶正并近移代替47，右侧磨牙建立稳定的尖窝关系。不锈钢方丝弯T形曲，并形成20°的后倾弯，可保证47平行近移。

5. 下前牙拥挤通过唇展开辟间隙解决。

6. 矫治结束后，前牙覆𬌗、覆盖关系正常，上下颌牙齿尖窝关系良好。

（七）双颌各拔1个牙实施矫治

病情简述

姓名：左×　**年龄**：14岁　**性别**：女
主诉：牙齿排列错乱要求矫治。
软组织侧貌：直面型。
检查：左侧磨牙中性关系，右侧磨牙尖对尖关系。16残冠，35垂直阻生，12与43呈反𬌗，13、23近中唇侧低位。上牙列重度拥挤，下牙列轻度拥挤。覆𬌗、覆盖关系基本正常。上中线右偏1mm，下中线左偏0.5mm。正面观，面型左右对称；侧貌尚可。颞下颌关节无异常。

诊断

1. 安氏Ⅱ类亚类错𬌗（Ⅰ类骨面型）；
2. 上下颌牙列拥挤；
3. 16残冠；
4. 个别牙反𬌗。

矫治计划

1. 拔牙矫治，拔除24、35（16残冠，无法保存也拔除）；
2. 利用拔牙间隙解除牙列拥挤；
3. 14、15远移，17近移代替16；
4. 最终双侧磨牙达到中性关系。

拔牙依据

该患者16残冠、35阻生，优先考虑拔除这2颗牙齿。

上颌重度拥挤，拔牙矫治可以有效解除拥挤。

左侧上下颌对称拔牙，宜于达到磨牙中性关系。

该患者本应拔除2个上颌牙，基于一侧拔除了无法保存的磨牙残冠，利用该拔牙隙后移前牙而少拔1颗健康前磨牙。

矫治过程

1. 上下颌0.45mm直径不锈钢丝，Ni-Ti弹性推簧远移13、14、15、23；
2. 序列Ni-Ti丝排齐整平牙列；
3. 0.017英寸×0.025英寸不锈钢方丝弯T形曲近移17；
4. 0.40mm的不锈钢弓丝精细调整上、下牙齿的尖窝关系；
5. 0.018英寸×0.025英寸不锈钢弓丝弯制理想弓。

矫治疗效

矫治前、后患者的面像及口内像见图3-41、3-42。矫治前、后的影像学检查结果见图3-43、3-44。

开始矫治 2002-10-12

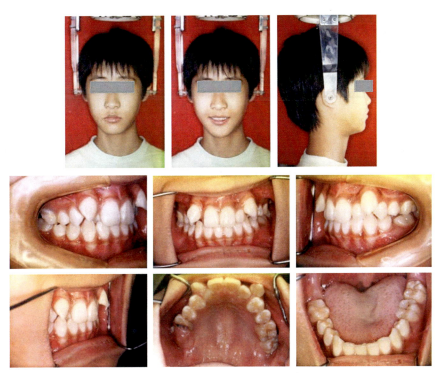

图 3-41 矫治前面像及口内像

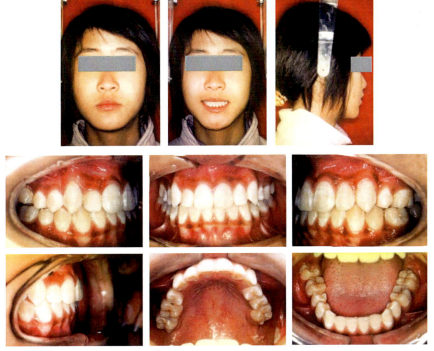

图 3-42 矫治后面像及口内像

结束矫治 2004-02-22

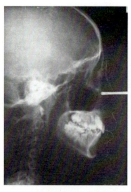 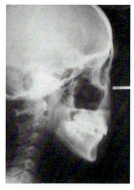

图 3-43　矫治前、后头颅侧位片

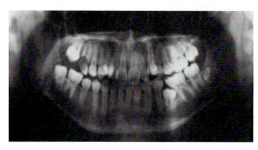 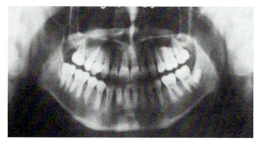

图 3-44　矫治前、后全口曲面体层片

（马春敏硕士矫治　段银钟指导）

矫治体会

1. 鉴于正畸拔牙中优先考虑拔除患牙、畸形牙的原则，选择拔除 16、35。

2. 上颌拔除 16、24 后，有效地为前牙拥挤开辟了间隙，拥挤得到解除。在开辟间隙的过程中，选择弹性推簧推牙齿远移，可以有效地保护后牙支抗。建立了双侧前磨牙区、尖牙区上、下牙齿的尖窝相对关系。

3. 17 近移代替 16，并与 46 建立完全远中关系，左侧磨牙维持中性关系。

4. 矫治过程中注意维持上下颌中线对齐，解除拥挤后少量剩余间隙通过左侧后牙前移来关闭。

5. 矫治结束后，重度拥挤得到解除，全口牙齿尖窝关系良好，咬合稳定。

（八）双颌同侧拔牙矫治

病情简述

姓名：孙×　**年龄**：20　**性别**：女
主诉：牙齿错乱不齐要求矫治。
软组织侧貌：直面型。
检查：双侧磨牙、尖牙均为中性关系。23唇侧低位，11与21间有一多生牙。上牙列重度拥挤，下牙列轻度拥挤。前牙覆盖Ⅱ°。上中线左偏3mm。正面观，面型左右对称；侧貌尚可。颞下颌关节无异常。

诊断

1. 安氏Ⅰ类错𬌗；
2. 上下颌牙列拥挤；
3. 上颌正中多生牙。

矫治计划

1. 拔牙矫治，拔除多生牙、24、34；
2. 利用拔牙间隙解除牙列拥挤；
3. 推16远移，调整右侧磨牙关系；
4. 最终双侧磨牙、尖牙均达中性关系。

拔牙依据

该患者多生畸形牙齿是造成上颌拥挤的原因之一，首先考虑将该牙齿拔除。

由于上、下颌的拥挤主要集中在左侧，所以只考虑拔除左侧上下颌前磨牙，可以简化矫治程序。

单侧拔牙关键是上、下颌牙列的中线问题。

矫治过程

1. 序列 Ni-Ti 丝排齐整平牙列；
2. GMD 推 16 远移，进一步调整磨牙关系；
3. 0.45mm 不锈钢弓丝，关闭 11、21 前牙间隙同时减小前牙覆盖；
4. 0.40mm 不锈钢弓丝精细调整尖窝关系，磨牙尖牙均达中性关系；
5. 0.018英寸×0.025英寸不锈钢弓丝弯制理想弓。

矫治疗效

矫治前、后患者的面像及口内像见图3-45、3-46。矫治前、后的影像学检查结果见图3-47、3-48。

开始矫治 2003-06-06

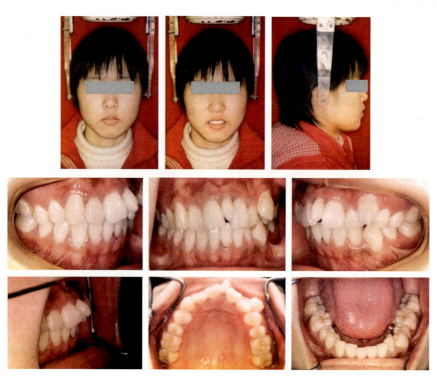

图 3-45　矫治前面像及口内像

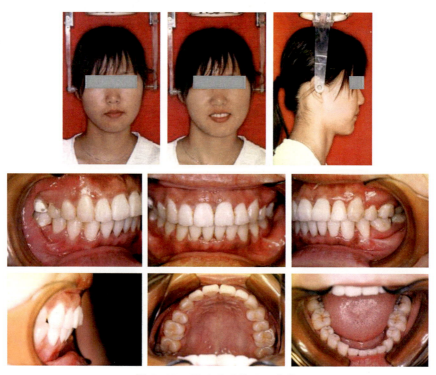

图 3-46　矫治后面像及口内像

结束矫治 2005-05-20

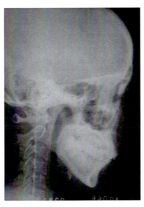
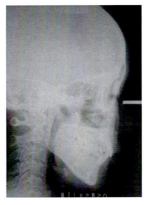

图 3-47 矫治前、后头颅侧位片

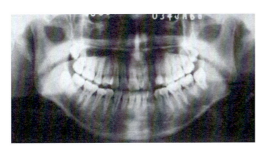
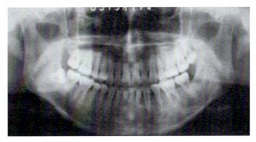

图 3-48 矫治前、后全口曲面体层片

（冷军博士矫治　段银钟指导）

矫治体会

1. 拔牙计划的拟定最重要的是找到拥挤的原因。该病例上颌拥挤主要由多生牙引起，拔除多生牙可以开辟一定的间隙。

2. 主要拥挤区段集中在左侧尖牙区，上下颌对称拔除第一前磨牙，即可解除拥挤，是最简化的一种拔牙模式。

3. 通过拔牙提供间隙解除拥挤后，左侧少量剩余间隙，由后牙前移关闭。

4. 矫治过程中，注意控制中线对正，防止中线向拔牙侧偏斜是其关键。

5. 该患者在矫治过程中，注意了中线的控制，达到了预期的疗效。

6. 单侧拔牙破坏了牙列的对称性，另外，也易导致中线的偏移。如果采用单侧拔牙模式，要确保中线不偏移为原则，所以此法的应用也应慎重。

（九）种植体支抗协助拔牙矫治成人错𬌗畸形

> **病情简述**

姓名：宁×× 年龄：29 性别：女

主诉：牙齿错乱不齐要求矫治。

软组织侧貌：凸面型。

检查：双侧磨牙、尖牙均为中性关系。38、48近中阻生。上下颌牙列中度拥挤。12、13与42、43，22与33形成开𬌗。下中线右偏3mm。正面观，面型左右对称，闭口不自然；侧面观，双颌前突。颞下颌关节无异常。有不良吐舌习惯。46为不良修复体。

> **诊断**

1. 安氏Ⅰ类错𬌗；
2. 上下颌牙列中度拥挤；
3. 双颌前突；
4. 个别牙开𬌗；
5. 不良吞咽吐舌习惯；
6. 46不良修复体。

> **矫治计划**

1. 拔牙矫治，拔除14、24、34、44；
2. 利用拔牙间隙解除牙列拥挤；
3. 上颌种植体支抗，内收前牙，改善牙弓突度，纠正开𬌗；
4. 择期拔除第三磨牙；
5. 46修复体重做；
6. 调整尖窝关系，双侧磨牙、尖牙中性关系。

> **拔牙依据**

该患者双颌前突，选择双侧种植体做支抗，可以有效地控制后牙支抗，利于面型的改善。选择拔除4颗前磨牙，既可以解除拥挤，也可以减小牙弓突度，改善面型。

拔牙后内收前牙也有利于纠正开𬌗，改善覆𬌗关系。

> **矫治过程**

1. 序列Ni-Ti丝排齐整平牙列；
2. 上颌双侧第一磨牙近中各植入种植钉一枚；
3. 0.45mm直径不锈钢弓丝，弹性橡皮链利用种植体牵引尖牙远移；
4. 0.018英寸×0.025英寸不锈钢方丝，上颌利用种植体使用滑动法内收前牙，下颌闭隙曲内收前牙；
5. 后期使用舌刺纠正舌不良习惯；
6. 精细调整尖窝关系，最终磨牙、尖牙中性关系；
7. 0.018英寸×0.025英寸不锈钢弓丝弯制理想弓；
8. 上颌Hawley保持器，下颌前牙区舌侧粘接式保持器。

> **矫治疗效**

矫治前、后患者的面像及口内像见图3-49、3-50。矫治前、后的影像学检查结果见图3-51、3-52。

开始矫治 2005-10-08

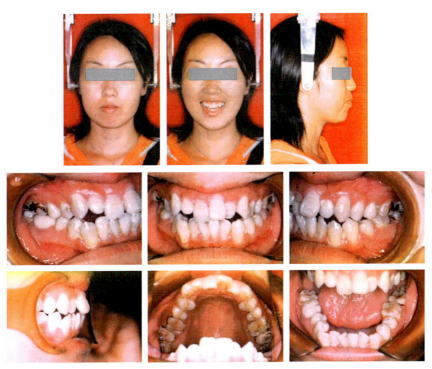

图 3-49 矫治前面像及口内像

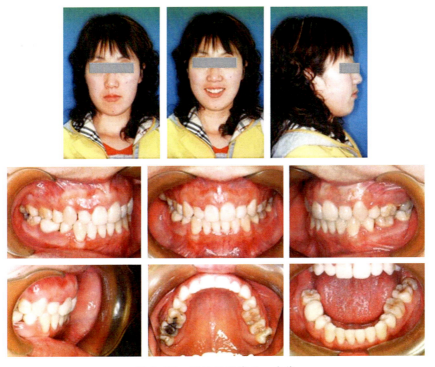

图 3-50 矫治后面像及口内像

结束矫治 2008-03-17

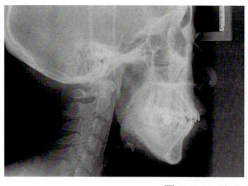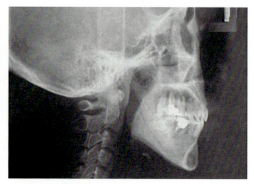

图 3-51　矫治前、后头颅侧位片

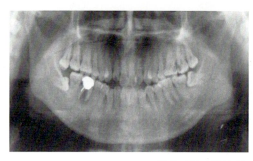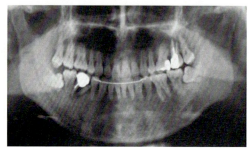

图 3-52　矫治前、后全口曲面体层片

（李蓓硕士矫治　段银钟指导）

矫治体会

1. 该病例为典型的安氏Ⅰ类双颌前突病例。对于这类病例，需要通过拔除 4 颗前磨牙改善面型。

2. 想要有效改善牙弓突度，控制后牙支抗是最关键的问题。相对于其他支抗形式，微小种植体，可以绝对控制后牙的前移，最大限度内收前牙，从而达到改善侧貌面型的作用。

3. 该患者通过种植体做支抗拉尖牙远移及内收前牙。矫治结束后，磨牙、尖牙关系中性，覆𬌗、覆盖关系正常，面型突度得到了有效改善。

4. 该患者有吞咽吐舌的不良习惯，在后期应加以纠正，并教会患者正确的吞咽动作。

5. 该病例在讨论拔牙牙位时，医生建议采用拔除 46 来替代拔 44，患者在 46 上已花费不少，坚持拔除 4 个第一前磨牙的方案。

（王蕾　张彤　段银钟）

第四章
安氏 II 类错𬌗临床拔牙矫治

一、上颌、下颌各拔 2 个前磨牙矫治 II 类错𬌗

（一）拔除 14、24、35、45 矫治 II 类错𬌗

病情简述

姓名：李×　年龄：13 岁　性别：女

主诉：牙列排列不齐要求矫治。

检查：恒牙列，双侧磨牙 II 类关系。覆𬌗、覆盖基本正常。35 因拥挤萌出不全，45 舌倾。面型开唇露齿，下颌略后缩。下颌闭口运动无异常，颞下颌关节区无压痛，无弹响。

诊　断

1. 安氏 II 类错𬌗；
2. 上颌前突；
3. 下颌后缩。

矫治计划

1. 全口方丝弓矫治器拔牙矫治，拔除 14、24，35、45；
2. 排齐整平上下牙列；
3. 利用拔牙间隙，解除拥挤，改善面型；
4. 精细调整尖牙、磨牙达 I 类咬合关系；

拔牙依据

患者上颌前突，前牙唇倾，下牙列中度拥挤。

面型较突，欲通过拔牙改善侧貌外形。

矫治过程

1. 序列 Ni-Ti 丝排齐整平上下牙列；
2. 上颌腭杠 + 腭托加强支抗，下颌第二磨牙纳入矫治系统增加支抗；
3. 0.018 英寸 × 0.022 英寸不锈钢方丝弹性橡皮链远移 13、23、33、43，尖牙到位后，闭隙曲内收上下切牙；
4. 上颌戴用斜面导板，导下颌向前；
5. 配合颌间牵引精细调整牙位及上下牙齿的尖窝关系；
6. 0.018 英寸 × 0.025 英寸不锈钢方丝弯制理想弓，固定维持；
7. 拆除矫治器后压膜保持器保持。

矫治疗效

矫治前、中、后患者的面像及口内像见图 4-1、4-2、4-3。矫治前、后的影像学检查结果见图 4-4、4-5。

开始矫治 2003-10-22

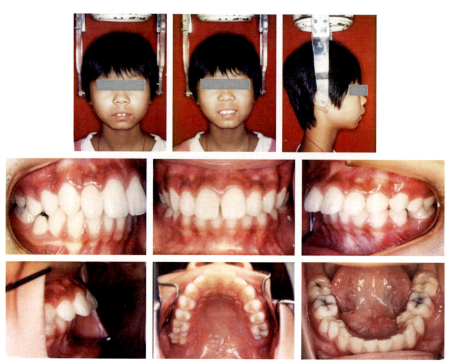

图 4-1 矫治前面像及口内像

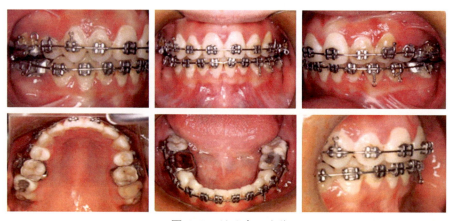

图 4-2 矫治中口内像

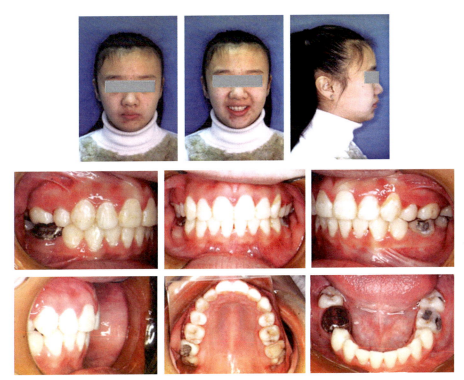

图4-3 矫治后面像及口内像

结束矫治 2006-12-22

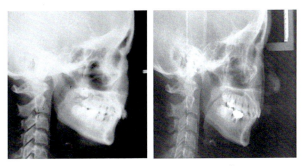

图4-4 矫治前、后头颅侧位片

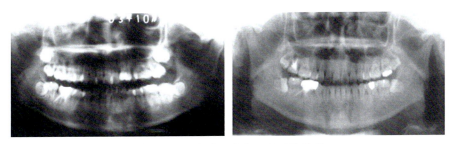

图4-5 矫治前、后全口曲面体层片

（郭军硕士矫治　段银钟指导）

> 矫治体会

1. 患者为Ⅱ类1分类，拔除14、24、35、45，采用经典的拔牙模式。然而，有些医生习惯拔除4个第一前磨牙，此拔牙模式也常使用。

2. 此拔牙模式下，由于上颌后牙支抗力强，更有利于前牙唇倾得到有效纠正；下颌采用弱支抗，便于下颌远中磨牙关系的近中调整。

3. 这种拔牙模式有利于加大患者的颌面部改建，较好地改善面型，促进下颌和颏部的生长发育。

4. 上颌一般要用强支抗，如头帽口外弓；置入种植体；焊横腭杆；焊Nance腭托等，有利上颌前牙的内收。

5. 而下颌不宜强支抗，因下颌后牙需近移，更有利Ⅱ类磨牙关系调整为Ⅰ类磨牙关系。

（二）拔除14、24、35、45促进颌面部的"生态改建"

> 病情简述

姓名：孙×× **年龄**：11岁 **性别**：女
主诉：牙列不齐口型难看求矫治。
检查：恒牙列，双侧磨牙远中关系，11唇移位，23颊侧萌出不全，24正锁𬌗，覆盖Ⅰ°，覆𬌗Ⅱ°。软组织侧貌：凸面型。开唇露齿，闭口时唇肌紧张。上、下牙列轻度拥挤，下颌闭口运动无异常，颞下颌关节区无压痛，无弹响。

> 诊 断

1. 安氏Ⅱ类错𬌗；
2. 覆盖Ⅰ°，覆𬌗Ⅱ°；
3. 上下牙列轻度拥挤。

> 矫治计划

1. 全口方丝弓矫治，拔牙矫治，拔除14、24、35、45；
2. 上颌加强支抗，排齐整平上下牙列；
3. 利用拔牙间隙，内收上下前牙；
4. 精细调整，磨牙尖牙关系Ⅰ类，覆𬌗、覆盖正常。

> 拔牙依据

由于患者软组织侧貌凸面型，故拔牙有利于改善侧貌。
拔4颗牙能使口颌面部广泛改建。

> 矫治过程

1. 序列Ni-Ti丝排齐整平上下牙列；
2. 上颌腭杠+腭托加强支抗；
3. 0.017英寸×0.022英寸不锈钢方丝，链状皮圈牵引远移尖牙；
4. 闭隙曲内收上下前牙；
5. 摇椅弓打开咬合；
6. Ⅱ类颌间牵引，尖牙区三角形牵引等精细调整牙位及牙齿尖窝关系；
7. 0.018英寸×0.025英寸不锈钢方丝弯制理想弓，固定维持；
8. 固定保持4个月后，换压膜式保持器保持。

> 矫治疗效

矫治前、后患者的面像及口内像见图4-6、4-7。矫治前、后的影像学检查结果见图4-8、4-9。

开始矫治 1999-03-06

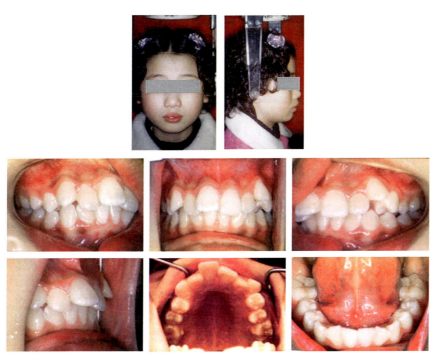

图 4-6 矫治前面像及口内像

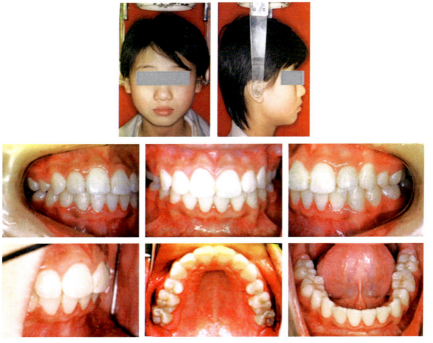

图 4-7 矫治后面像及口内像

结束矫治 2001-04-22

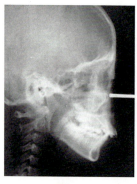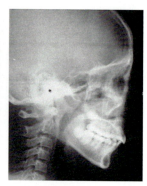

图4-8 矫治前、后头颅侧位片

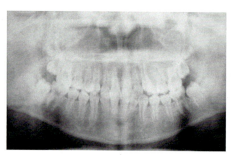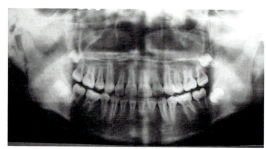

图4-9 矫治前、后全口曲面体层片

（钟燕雷博士矫治　段银钟指导）

矫治体会

1. 患者拔除4个前磨牙后，面型改善理想，达到了满意的矫治效果。

2. 患者磨牙为远中关系，因而下颌拔除第二前磨牙后，近移第一磨牙，有利于调整磨牙关系，简化矫治，缩短疗程。

3. 整个治疗过程，在上颌一定注意加强支抗，合理的支抗设计及Ⅱ类颌间牵引很好地建立了磨牙的中性关系。

4. 患者只有11岁，正值生长发育的高峰期，及时地拔牙矫治，颌面部的改建极其显著，人们又称"生态改建"，包括颌面部和颏部的改建。

（三）上、下颌拔4个第一前磨牙矫治成人Ⅱ类错𬌗

病情简述

姓名：长孙×× **年龄**：18岁 **性别**：女
主诉：牙列前突求矫治。
检查：恒牙列，A区磨牙中性关系，B区磨牙为尖对尖。前牙覆𬌗、覆盖基本正常，上前牙唇倾，下前牙中度拥挤，中线右偏约2mm。软组织侧貌：凸面型。下颌闭口运动无异常，关节区无压痛，无弹响。患者无不良习惯。

诊断

1. 安氏Ⅱ类错𬌗；
2. 上颌前突；
3. 上、下颌中度拥挤。

矫治计划

1. 全口方丝弓矫治器拔牙矫治，拔除14、24、34、44；
2. 利用拔牙间隙，排齐整平上下牙列，设计强支抗；
3. 尖牙、磨牙关系调整至中性关系。

拔牙依据

患者面部侧貌前突；上前牙唇倾，以牙性双颌前突为主；

拔除4个第一前磨牙内收前牙，改善面型；

患者有较明显的牙列拥挤，前牙区拔牙有利解除拥挤。

矫治过程

1. 序列Ni-Ti丝排齐整平上下牙列；
2. 上颌腭杠+腭托加强支抗；
3. 0.018英寸×0.025英寸不锈钢方丝弹性橡皮链远移13、23、33、43；
4. 尖牙到位后，闭隙曲内收上、下切牙；
5. 配合颌间牵引精细调整牙位及上下牙齿的尖窝关系；
6. 0.018英寸×0.025英寸不锈钢方丝弯制理想弓，固定维持；
7. 固定矫治器保持4个月后，换压膜式保持器保持。

矫治疗效

矫治前、后患者的面像及口内像见图4-10、4-11。矫治前、后的影像学检查结果见图4-12、4-13。

开始矫治 2000-10-21

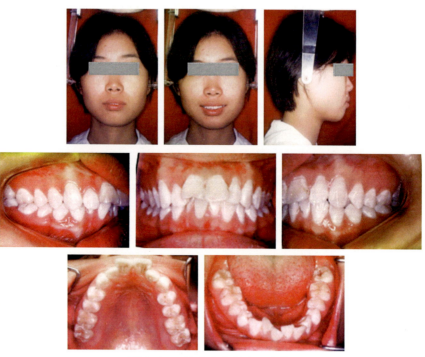

图 4-10　矫治前面像及口内像

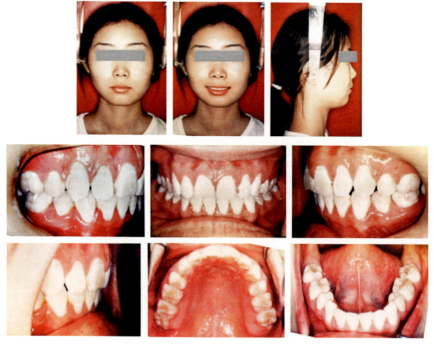

图 4-11　矫治后面像及口内像

结束矫治 2003-06-25

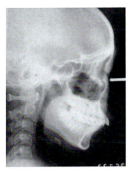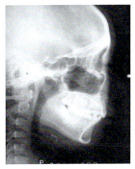

图 4-12　矫治前、后头颅侧位片

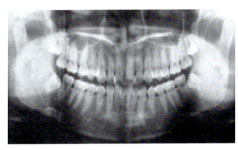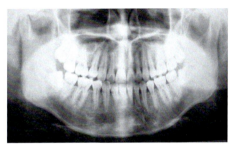

图 4-13　矫治前、后全口曲面体层片

（惠光艳博士矫治　段银钟指导）

矫治体会

1. 患者 SNA、SNB 值基本正常，上下切牙交角值异常，表示牙性前突，上下前牙唇倾明显，为轻度牙性不调的成人病例。

2. 面型较突的患者，欲改善侧貌外形，一般均需拔牙矫治。

3. 尽管拔了4颗牙，如后牙支抗力不强，同样达不到满意的效果。

4. 该病例拔除4个第一前磨牙，口内焊接了腭杠和腭托以加强支抗，有利于最大程度内收前牙，改善面型。

5. 患者配合较好，治疗顺利，牙齿排列整齐，尖窝关系良好，侧貌得到明显改善。

6. 患者为成人，虽然也拔除4个前磨牙，但与儿童的疗效相比，成人疗效有限，主要原因是缺乏生长发育，此点应引起注意。

（四）上下颌拔4个第一前磨牙矫治儿童Ⅱ类错𬌗

病情简述

姓名：王×× **年龄**：14岁 **性别**：女

主诉：牙列不齐口型前突求矫治。

检查：恒牙列，双侧磨牙Ⅱ类关系。前牙覆𬌗Ⅱ°，覆盖Ⅱ°，上下牙列轻度拥挤。软组织侧貌：凸面型。下颌闭口运动无异常，关节区无压痛，无弹响。

诊 断

1. 安氏Ⅱ类错𬌗；
2. 上下牙列轻度拥挤；
3. 覆𬌗Ⅱ°，覆盖Ⅱ°。

矫治计划

1. 全口方丝弓矫治器拔牙矫治，拔除14、24、34、44；
2. 利用拔牙间隙，解除牙列拥挤；
3. 打开咬合；
4. 内收上下前牙，改善面型突度；
5. 精细调整，尖牙、磨牙关系均达中性关系。

拔牙依据

患者面部侧貌前突，为改善面型突度必须拔牙；

以牙性双颌前突为主，拔除4个第一前磨牙有利内收前牙。

矫治过程

1. 序列Ni-Ti丝排齐整平上下牙列；
2. 上颌口外弓，下颌舌弓实施强支抗；
3. 上下颌摇椅弓打开咬合；
4. 0.018英寸×0.025英寸不锈钢方丝弹性橡皮链远移13、23、33、43；
5. 尖牙到位后，闭隙曲内收切牙；
6. 配合颌间牵引精细调整牙位及尖窝关系；
7. 0.018英寸×0.025英寸不锈钢方丝弯制理想弓，固定维持；
8. 拆除固定矫治器，压膜保持器保持。

矫治疗效

矫治前、中、后患者的面像及口内像见图4-14、4-15、4-16。矫治前、后的影像学检查结果见图4-17、4-18。

开始矫治 2006-01-16

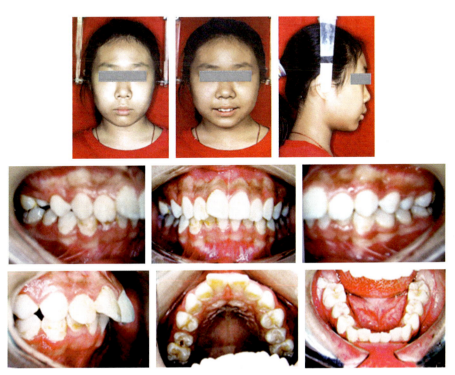

图 4-14 矫治前面像及口内像

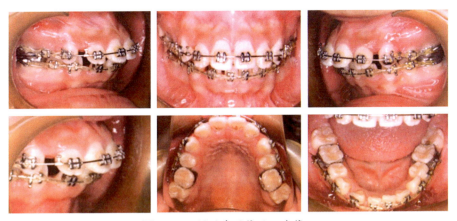

图 4-15 矫治中面像及口内像

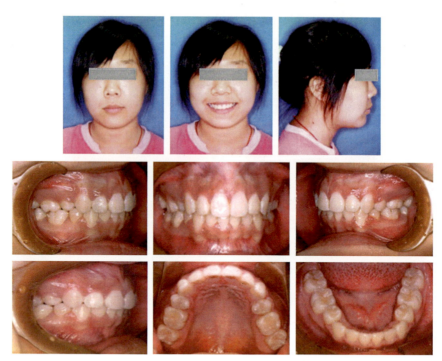

图 4-16 矫治后面像及口内像

结束矫治 2008-08-04

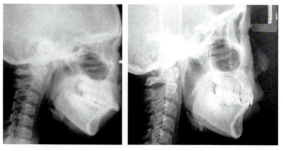

图 4-17 矫治前、后头颅侧位片

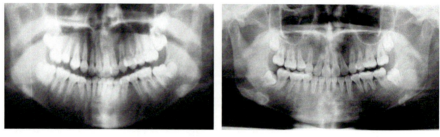

图 4-18 矫治前、后全口曲面体层片

（李若萱博士矫治　段银钟指导）

矫治体会

1. 面型不好，侧貌比较突，一般来说，拔牙矫治不可避免。

2. 从面型改善的角度考虑，拔4个第一前磨牙比上颌拔第一前磨牙下颌拔第二前磨牙的模式好。

3. 打开咬合最有效首选导板，固定的比活动的好。本病例使用了摇椅弓打开咬合也获得了满意的效果。

4. 后期注意将4个第二磨牙纳入矫治系统，既可以加强支抗，还能提高矫治质量。

（五）双期矫治拔除14、24、35、45实施矫治

病情简述

姓名： 钱×　**年龄：** 11岁　**性别：** 女
主诉： 牙列错乱不齐要求矫治。
检查： 混合牙列，4个第二乳磨牙未替换，双侧尖牙、磨牙尖对尖关系。前牙覆𬌗Ⅱ°，覆盖Ⅱ°，24畸形尖。上颌前突。患者有口呼吸不良习惯。上、下牙列中度拥挤。

诊断

1. 安氏Ⅱ类错𬌗；
2. 上、下牙列中度拥挤；
3. 上颌前突、下颌后缩。

矫治计划

实施两期矫治，先行Ⅰ期矫治，期间观察第二乳磨牙，择期拔除；

上颌方丝弓矫治器，排齐整平牙列；

同时利用口外弓抑制上颌过度发育；

利用斜面导板导下颌向前，建立磨牙中性关系；

再进行Ⅱ期矫治：拔除14、24、34、44，上颌强支抗；

维持尖牙、磨牙中性关系。

拔牙依据

患者侧貌前突，以牙性前突为主，拔除4个第一前磨牙内收前牙，改善面型。

患者还有中度的牙列拥挤，拔牙也可以解除拥挤。

矫治过程

Ⅰ期矫治

1. 序列 Ni-Ti 丝排齐整平上牙列；
2. 使用口外弓，抑制上颌发育，推磨牙远移；
3. 戴固定斜面导板，导下颌向前纠正下颌后缩。

Ⅱ期矫治

1. 序列 Ni-Ti 丝排齐整平上下牙列；
2. 上颌 Nace 托加强支抗，下颌第二磨牙纳入矫治系统增加支抗；
3. 0.018英寸×0.025英寸不锈钢方丝弹性橡皮链远移13、23、33、43；
4. 尖牙到位后，闭隙曲内收切牙；
5. 做舌刺纠正患者不良舌习惯；
6. 配合颌间牵引精细调整牙位及上、下牙齿的尖窝关系；
7. 0.018英寸×0.025英寸不锈钢方丝弯制理想弓，固定维持。

矫治疗效

矫治前、中、后患者的面像及口内像见图4-19、4-20、4-21。矫治前、后的影像学检查结果见图4-22、4-23。

开始矫治 2003-01-20

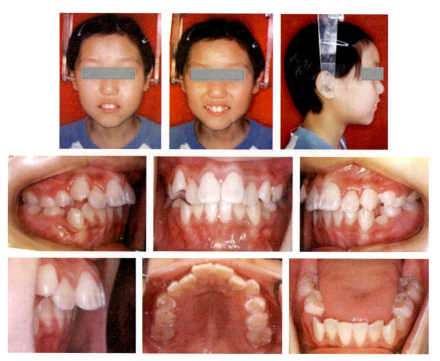

图 4-19　矫治前面像及口内像

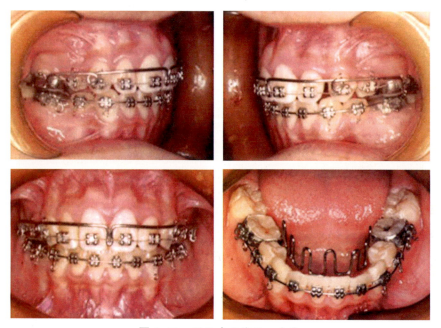

图 4-20　矫治中面像及口内像

结束矫治 2007-03-18

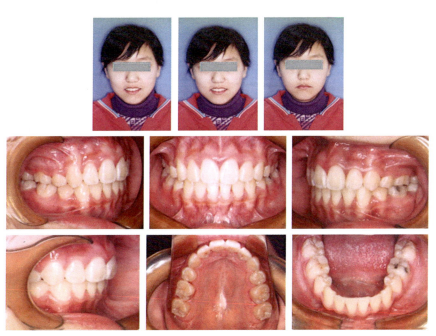

图 4-21　矫治后面像及口内像

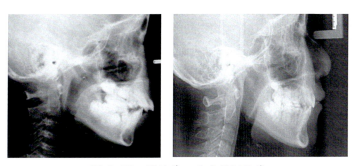

图 4-22　矫治前、后头颅侧位片

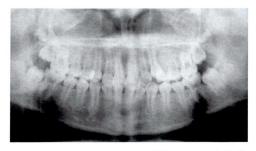 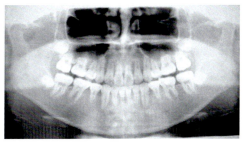

图 4-23　矫治前、后全口曲面体层片

（刘名燕博士矫治　段银钟指导）

> **矫治体会**

1. 针对替牙期的上颌前突问题，主要是骨性的，需用口外弓强支抗及早期抑制上颌发育过度，并进行必要的唇肌训练。

2. 拔除 4 个第一前磨牙，加强支抗，有利于最大程度内收前牙改善面型。

3. 舌刺的使用较好地纠正了该患者不良舌习惯，对建立良好的尖窝关系及疗效的稳定起到了很重要的作用。

4. 该患者经历了双期的矫治，看起来疗程似乎长了一些，但对口颌面的改建作用是无法估量的。

二、上颌仅拔 2 个前磨牙矫治Ⅱ类错𬌗

（一）双期矫治拔除上颌 2 个前磨牙

> **病情简述**

姓名：桂×× **年龄**：9 岁 **性别**：女
主诉：牙列不齐、开唇露齿求矫。
检查：混合牙列，左侧尖牙、磨牙中性关系；右侧尖牙、磨牙远中关系；前牙覆𬌗Ⅱ°、覆盖Ⅰ°；11、21 唇倾，腭侧位；软组织侧貌：凸面型，开唇露齿，闭口时唇肌紧张。下颌闭口运动无异常，颞下颌关节区无压痛，无弹响。有咬下唇不良习惯。

> **诊 断**

1. 安氏Ⅱ类亚类错𬌗；
2. 替牙期深覆𬌗、深覆盖；
3. 咬下唇不良习惯。

> **矫治计划**

Ⅰ期矫治计划

1. 破除咬下唇不良习惯；

2. 使用前庭盾，加强唇肌训练。

Ⅱ期矫治计划

1. 全口方丝弓矫治器拔牙矫治，拔除 14、25；
2. 上颌中度支抗；
3. 打开咬合；
4. 利用拔牙间隙，内收上前牙近移后牙；
5. 调整磨牙关系至完全Ⅱ类关系。

> **拔牙依据**

患者 15 为完全弓外牙；磨牙已是Ⅱ类关系；

侧貌观上颌前突，因而选择上颌拔除 2 颗牙，而下颌不拔牙。

> **矫治过程**

1. 序列 Ni-Ti 丝排齐整平上下牙列；
2. 上颌做固定平面导板，打开咬合，同时加腭杠加强支抗；
3. 上颌 0.017 英寸 × 0.025 英寸不锈钢方丝远移尖牙，建立尖牙中性关系后，闭隙曲内收前牙；
4. 适当片切 32~42 协调 Bolton 指数；
5. 0.018 英寸 × 0.025 英寸不锈钢方丝弯制理想弓，固定维持。

> **矫治疗效**

矫治前、后患者的面像及口内像见图 4-24、4-25。矫治前、后的影像学检查结果见图 4-26、4-27。

开始矫治 2006-01-16

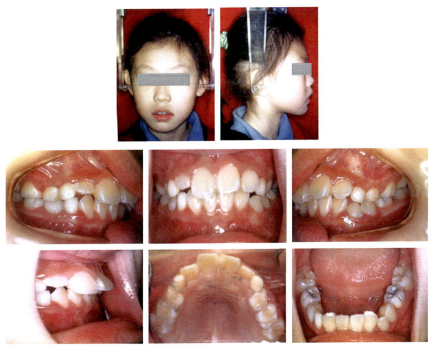

图4-24 矫治前面像及口内像

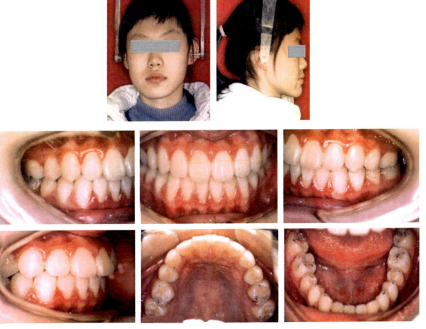

图4-25 矫治后面像及口内像

结束矫治 2008-08-04

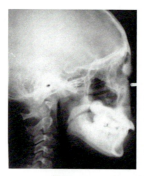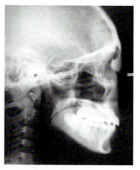

图 4-26　矫治前、后头颅侧位片

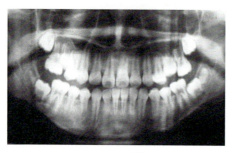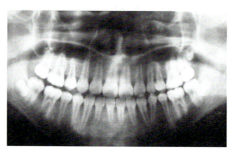

图 4-27　矫治前、后全口曲面体层片

（郭军硕士矫治　段银钟指导）

矫治体会

1. 患者为双期矫治病例，因而在矫治过程中要明确一期矫治和二期矫治的目标；

2. 尽管目前对双期矫治存在争议，但各有利弊，医生可根据情况选择使用；

3. 该患者主要是牙性前突，上颌拔 2 颗牙后达到了满意的效果；

4. 在矫治过程中，应密切注意尖牙、磨牙关系，尖牙达到标准的 I 类，磨牙达到完全的 II 类关系；

5. 矫治 II 类错𬌗，是拔上颌 2 颗牙还是上颌、下颌共拔 4 颗牙，有几点原则可供参考：①磨牙已为完全 II 类关系；②下颌基本正常或有轻度后缩表现；③要求颌面部改建不大；④年龄较大的患者。符合上述条件可仅上颌拔牙而下颌不拔牙。

（二）上颌拔除 2 个第二前磨牙矫治 Ⅱ 类错𬌗

病情简述

姓名：宋 ×× **年龄**：10 岁 **性别**：女

主诉：牙齿不齐、覆𬌗深求矫治。

检查：混合牙列，4 个第二乳磨牙未替换，双侧磨牙 Ⅱ 类关系。前牙覆𬌗 Ⅲ°，24、34、35、43、44 萌出不全，13 未萌，上下中线对齐。面型侧貌观下颌后缩，颏部发育不足。下颌闭口运动无异常，颞下颌关节区无压痛，无弹响。

诊 断

1. 安氏 Ⅱ 类错𬌗；
2. 覆𬌗 Ⅲ°；
3. 下颌后缩。

矫治计划

Ⅰ 期矫治计划

1. 上颌 2×4 矫治技术，排齐整平，适度唇展；
2. 下颌排齐整平，利用斜面导板导下颌向前，建立磨牙中性关系。

Ⅱ 期矫治计划

拔除 15，25 建立磨牙完全远中关系。

拔牙依据

患者下颌后缩，颏部发育不足，下颌不宜再拔牙；

拔除上颌 2 个第二前磨牙避免内收上前牙过多，协调面型较好。

矫治过程

Ⅰ 期矫治

1. 上颌 2×4 矫治技术适度唇展上前牙；
2. 戴固定斜面导板导下颌向前至正常位置。

Ⅱ 期矫治

1. 序列 Ni-Ti 丝排齐整平上下牙列；
2. 螺旋推簧开辟 13、23 间隙；
3. 上颌滑动法内收前牙；
4. 平面导板打开咬合；
5. 配合颌间牵引精细调整牙位及尖窝关系；
6. 0.018 英寸 ×0.025 英寸不锈钢方丝弯制理想弓，固定维持。

矫治疗效

矫治前、后患者的面像及口内像见图 4-28、4-29。矫治前、后的影像学检查结果见图 4-30、4-31。

开始矫治 2003-08-12

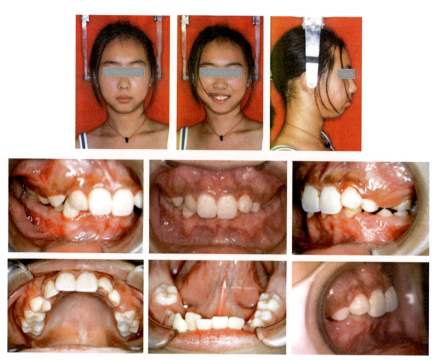

图 4-28　矫治前面像及口内像

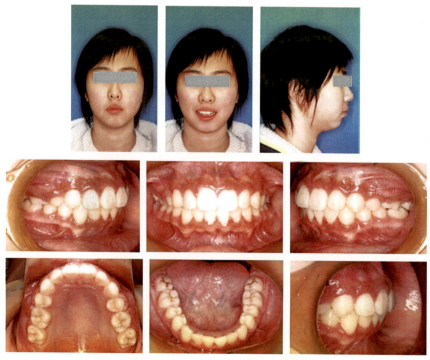

图 4-29　矫治后面像及口内像

结束矫治 2007-11-11

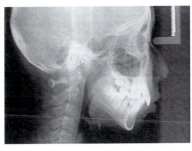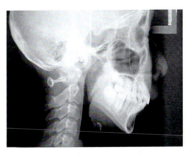

图 4-30 矫治前、后头颅侧位片

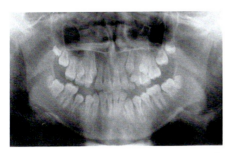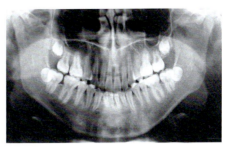

图 4-31 矫治前、后全口曲面体层片

（陈磊博士矫治　段银钟指导）

矫治体会

1. 该患者替牙期上前牙舌倾，尽早使用 2×4 技术改变前牙的倾斜度是必要的。

2. 替牙期的严重深覆𬌗建议早期矫治，为后期矫治奠定基础。

3. 拔除上颌 2 个第二前磨牙，较好地改善了牙弓突度，也防止前牙内收过多。

4. 上颌拔 2 个前磨牙后，下颌不拔牙，但下颌前牙区需邻面去釉，如果拔除较小的第 2 前磨牙，则下颌可免除邻面去釉，或者只要少许的邻面去釉。

三、推磨牙向远中结合拔除磨牙

（一）单侧推上颌磨牙拔第二磨牙推第一磨牙

病情简述

姓名：邵×　年龄：16岁　性别：男

主诉：牙列不齐要求矫治。

检查：恒牙列，A区磨牙中性，B区磨牙Ⅱ类关系，覆盖Ⅱ°，覆𬌗Ⅱ°，上下中线基本居中，下前牙中度拥挤。侧貌基本正常。下颌闭口运动无异常，颞下颌关节区无压痛，无弹响。

诊　断

1. 安氏Ⅱ类1分类亚类错𬌗；
2. 覆𬌗Ⅱ°，覆盖Ⅱ°；
3. 下前牙中度拥挤。

矫治计划

1. 全口方丝弓矫治器，拔牙矫治，拔除27；
2. 排齐整平上下牙列；
3. 利用拔牙间隙，推26向远中，28萌出近移自行代替27；
4. 唇展下前牙解除拥挤；
5. 精细调整磨牙、尖牙Ⅰ类关系。

拔牙依据

患者软组织侧貌基本正常，应该维持患者现有面型；

患者X线片显示28位置尚可，为了调整咬合关系至正常，故拔除27，有利于26远移，由Ⅱ类咬合关系变成Ⅰ类关系。

矫治过程

1. 序列Ni-Ti丝排齐整平上牙列；
2. 带口外弓推26远移，加力约200g；
3. 上颌做平面导板打开咬合，序列Ni-Ti丝排齐整平下牙列；
4. 0.017英寸×0.025英寸不锈钢方丝，远移上颌前磨牙，尖牙可利用Ⅱ类颌间牵引；
5. 0.018英寸×0.025英寸不锈钢方丝弯制理想弓，固定保持；
6. 去除固定矫治器，换压膜式保持器保持。

矫治疗效

矫治前、后患者的面像及口内像见图4-32、4-33。矫治前、后的影像学检查结果见图4-34、4-35。

开始矫治 2006-02-11

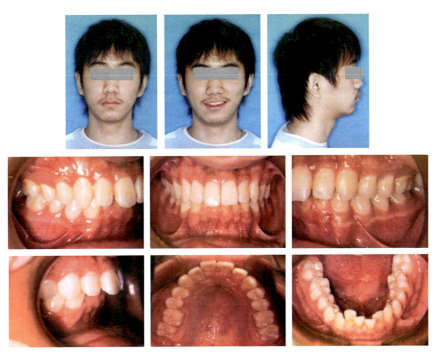

图 4-32　矫治前面像及口内像

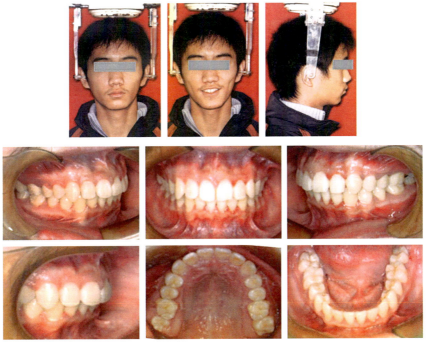

图 4-33　矫治后面像及口内像

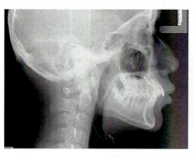
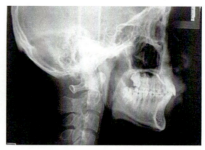

图 4-34　矫治前、后头颅侧位片

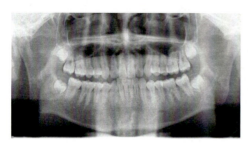
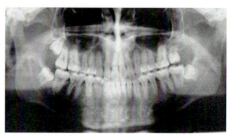

图 4-35　矫治前、后全口曲面体层片

（唐晓蕾硕士矫治　段银钟指导）

矫治体会

1. 此患者为非常规拔牙，拔牙目的是利于 26 的远移，让 28 自动向近中迁移而替代 27；

2. 此方法更便于 Ⅱ 类磨牙关系变成 Ⅰ 类磨牙关系；

3. 拔除第二磨牙的最佳时间是第三磨牙牙冠已钙化而牙根形成 2/3，该患者正是最佳时机，所以该患者的 28 萌出后位置正常，矫治效果比较理想；

4. 头帽、口外弓贯穿整个矫治过程，疗程较长，需要患者的良好合作；

5. 26 远移到位后，注意控制复发，在加强支抗的情况下，再相继移动前面的牙齿；

6. 第二磨牙拔除后，推第一磨牙要抓紧，否则第三磨牙近移过快，近移过多，都将影响第一磨牙的远移效果。

（二）双侧推上颌第一磨牙远移拔除双侧第二磨牙

病情简述

姓名：秦×× **年龄**：18岁 **性别**：女

主诉：牙列拥挤错乱要求矫治。

检查：恒牙列，双侧尖牙及磨牙均为远中尖对尖。上牙列拥挤度6mm，下牙列拥挤度3mm，前牙覆𬌗2mm，覆盖2mm，上中线不偏，下中线左偏2mm。正面观面型左右基本对称，侧貌为直面型。颞下颌关节无异常。

诊 断

1. 安氏Ⅱ类错𬌗，骨性Ⅰ类面型；
2. 上牙列中度拥挤；
3. 下牙列轻度拥挤。

矫治计划

1. 全口方丝弓矫治器拔牙矫治，拔除17、27；
2. 利用拔除17、27的间隙，推16、26远移，以解除拥挤并建立Ⅰ类磨牙关系；
3. 18、28代替17、27，与37、47建立咬合关系；
4. 精细调整咬合关系，尖牙、磨牙关系达标准中性关系。

拔牙依据

患者上颌拥挤且为Ⅱ类关系，需推磨牙远移，18、28形态好，可拔除17、27，让18、28自动迁移至17、27的位置。推磨牙远移，既可以解除拥挤，还可以变Ⅱ类磨牙关系为Ⅰ类关系。

矫治过程

1. 上下颌磨牙粘接带环，上下牙列粘接0.022英寸×0.028英寸方丝弓托槽；
2. 上颌牙列使用0.45mm不锈钢圆丝弯制随行弓，14、16及24、26间置Ni-Ti推簧，白天配合Ⅱ类颌间牵引加强上前牙支抗，同时远移上颌磨牙。夜间上颌戴口外弓，继续远移磨牙；
3. 下颌序列Ni-Ti丝排齐；
4. 关闭间隙后上下颌换0.40mm不锈钢圆丝配合垂直牵引，精细调整咬合；
5. 固定保持3个月后，拆除上下固定矫治器，上下颌压膜保持器保持。

矫治疗效

矫治前、后患者的面像及口内像见图4-36、4-37。矫治前、后的影像学检查结果见图4-38、4-39。

开始矫治 2004-08-27

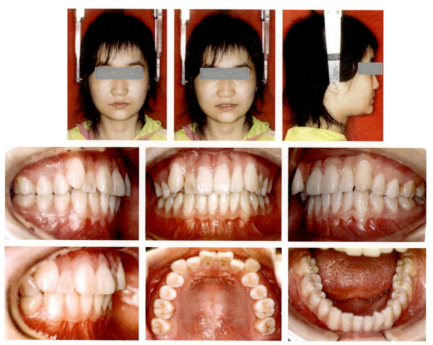

图 4-36 矫治前面像及口内像

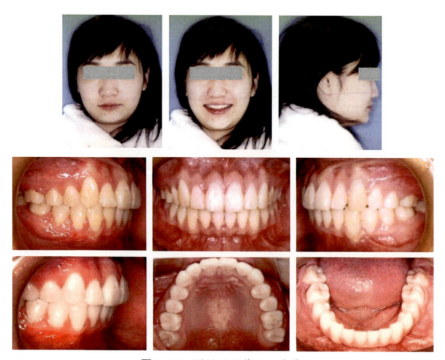

图 4-37 矫治后面像及口内像

结束矫治 2006-07-20

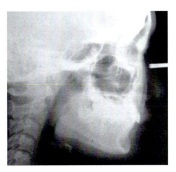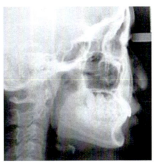

图 4-38　矫治前、后头颅侧位片

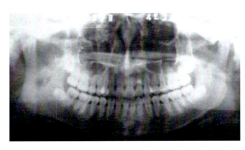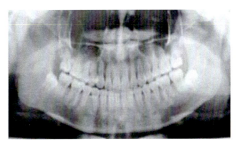

图 4-39　矫治前、后全口曲面体层片

（徐琳博士矫治　段银钟指导）

矫治体会

1. 患者的上颌第三磨牙形态较好，拔除第二磨牙推第一磨牙远移，不仅有效开辟间隙解除拥挤，而且保持了上颌牙弓的完整性。

2. 由于拔除了上颌第二磨牙，牙弓后段阻力减小，因此推磨牙变得相对容易。为了防止推磨牙带来的副作用如前牙的过度唇倾，加强支抗非常重要，通过夜间带头帽 J 钩，白天 II 类颌间牵引的方法 24h 发挥支抗作用能很好地达到矫治目的。为了防止复发，磨牙远移适当地过矫正也很必要。

3. 下颌切牙较为直立，在内收下颌前牙的过程中应当控制好牙轴，防止其舌倾。

4. 拔除上颌第二磨牙后，应抓紧时间推磨牙远移，否则第一磨牙还未达到预定位置，第三磨牙已经自行调整到第二磨牙的位置。

（三）推上颌第一磨牙远移结合拔除第三磨牙

病情简述

姓名：游×× **年龄**：19岁 **性别**：女

主诉：前牙排列不齐要求矫治。

检查：恒牙列，右上象限磨牙远中关系，左上象限磨牙中性关系。前牙覆𬌗、覆盖基本正常，上下牙列中线对齐，上下牙列轻度拥挤，11、21远中外翻约20°，软组织侧貌正常。下颌闭口运动无异常，关节区无压痛，无弹响。

诊断

1. 安氏Ⅱ类亚类错𬌗；
2. 上下牙列轻度拥挤。

矫治计划

1. 全口方丝弓矫治器拔牙矫治，拔除18、28、38、48；
2. 排齐整平上下牙列；
3. 推左上象限区第一，第二磨牙远移纠正Ⅱ类关系并解除拥挤；
4. 精细调整尖牙、磨牙关系至中性。

拔牙依据

患者面型正常，牙列轻度拥挤，前牙列区无须拔牙；

为纠正左上象限Ⅱ类磨牙关系，需要磨牙远移，为使磨牙远移顺利，拔除第三磨牙；

将阻生的4个第三磨牙拔除，出于对术后稳定性考虑。

矫治过程

1. 序列Ni-Ti丝排齐整平上下牙列；
2. 白天嘱患者行Ⅱ类牵引，晚间J钩加头帽推磨牙远移；
3. 0.017英寸×0.025英寸不锈钢方丝弯制标准弓，钢丝套入Ni-Ti推簧；
4. 口外弓设计单侧受力，另一侧只作为平衡侧。

矫治疗效

矫治前、中、后患者的面像及口内像见图4-40、4-41、4-42。矫治前、后的影像学检查结果见图4-43、4-44。

开始矫治 1999-02-05

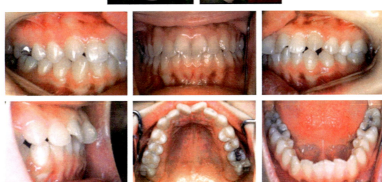

图 4-40　矫治前面像及口内像

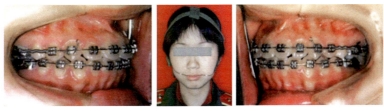

图 4-41　矫治中面像及口内像

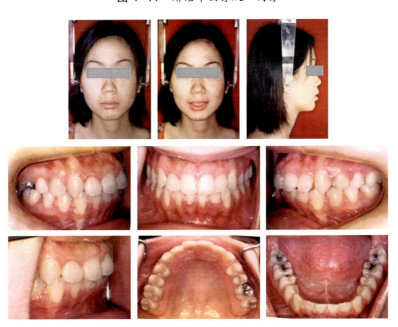

图 4-42　矫治后面像及口内像

结束矫治 2002-08-19

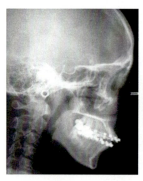
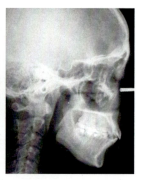

图 4-43　矫治前、后头颅侧位片

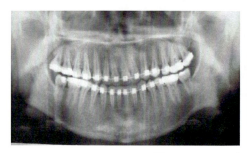
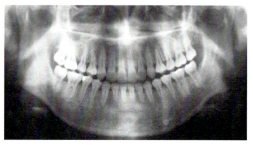

图 4-44　矫治前、后全口曲面体层片

（刘瑶硕士矫治　段银钟指导）

矫治体会

1. 由于患者 X 线片显示智齿阻生，为了矫治后的稳定最好拔除；

2. 患者面型正常，故考虑尽量不拔牙，为解除上下牙列拥挤，同时维持患者面型，所以选择推磨牙远移为最佳方案；

3. 但要注意推磨牙远移力量的持续性以及远移到位后磨牙的支抗控制；

4. 白天作Ⅱ类牵引的力量一般为每侧 150g，夜间 J 钩加头帽的力量为每侧 300g；

5. 选择推磨牙向远中时，磨牙区必须"减阻"，也就是说，一般需要拔除一个磨牙，有人主张拔除第三磨牙，有人喜欢拔除第二磨牙，可综合考虑而定。

四、配合正颌外科的拔牙矫治

（一）上颌前牙区根尖下截骨术拔除双侧第一前磨牙

病情简述

姓名：孔×× 年龄：27岁 性别：男

主诉：面突难看求治。

检查：恒牙列，双侧磨牙完全远中关系，尖牙Ⅱ类关系，覆盖约10mm，覆𬌗Ⅲ°，上中线左偏约1mm，上下牙弓前磨牙区狭窄，下前牙唇倾，轻度拥挤。因上颌牙列前突，曾在外院对21做塑料核桩冠修复改形，软组织侧貌为凸面型，Ⅱ类骨面型，下颌闭口运动无异常，颞下颌关节区无压痛，无弹响。

诊断

1. 安氏Ⅱ类错𬌗；
2. 上颌前突；
3. 覆盖Ⅲ°，覆𬌗Ⅲ°。

矫治计划

1. 正畸正颌联合治疗；先期拔除4个第三磨牙；
2. 术前方丝弓矫治器固定矫治，上下颌四眼簧扩弓，排齐上下牙列；
3. 拔除41，增大前牙覆盖，为手术创造条件；

手术拟行13~23根尖下截骨后退术，术中拔除上颌双侧第一前磨牙。

术后调整，建立磨牙完全Ⅱ类关系，尖牙Ⅰ类关系。

建议术后重新修复21。

拔牙依据

患者是成人患者，上颌基骨突出明显，开唇露齿，仅拔牙矫治疗效不佳；

需正畸正颌联合治疗，术中拔除第一前磨牙；

X线片显示38、48近中水平阻生，需要拔除。

矫治过程

1. 序列NiTi丝排齐整平上下牙列；
2. 上下颌四眼簧扩弓；
3. 0.017英寸×0.025英寸不锈钢方丝滑动法关闭下颌拔牙间隙；
4. 调𬌗去除𬌗干扰，用0.017英寸×0.025英寸不锈钢方丝弯制理想弓准备手术；
5. 上颌13~23根尖下截骨后退术，术中拔除上颌双侧第一前磨牙；
6. 术后2周拆除𬌗板；
7. 颌间牵引精细调整咬合。

矫治疗效

矫治前、后患者的面像及口内像见图4-45、4-46。矫治前、后的影像学检查结果见图4-47、4-48。

开始矫治 2004-03-16

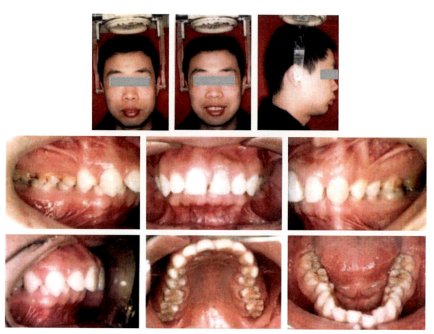

图 4-45 矫治前面像及口内像

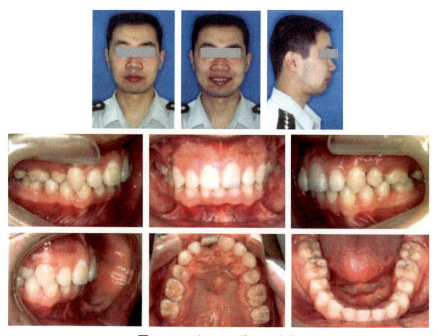

图 4-46 矫治后面像及口内像

结束矫治 2007-04-30

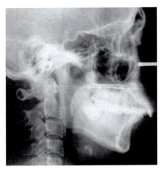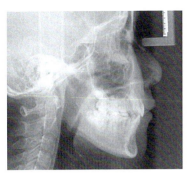

图 4-47　矫治前、后头颅侧位片

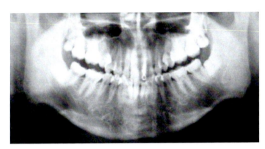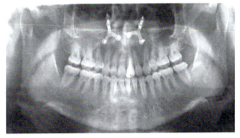

图 4-48　矫治前、后全口曲面体层片

（王艳博士矫治　段银钟指导）

矫治体会

1. 该患者面型为典型的Ⅱ类骨骼型，上颌发育过度，单独正畸疗效不佳。

2. 必须实施正畸正颌联合治疗，即根尖下截骨后退术。

3. 患者为低角，因而下颌拔牙与否要慎重。患者的下前牙唇倾与上颌的覆盖不够大，影响手术，术前考虑拔除一个下切牙，目的如下：①解决下前牙区拥挤；②借拔牙之机有利改变殆曲线；③增大上、下前牙覆盖；④便于上颌手术前颌部后退。

4. 拔除第三磨牙，防止术中截骨牙齿破碎，影响伤口的正常愈合，也有利于术后的稳定。

（二）下颌正畸拔牙/上颌根尖下截骨手术配合拔除第一前磨牙

病情简述

姓名：董×　**年龄**：27岁　**性别**：女

主诉：面突难看求矫治。

检查：恒牙列，双侧尖牙、磨牙远中关系，覆𬌗Ⅱ°，覆盖Ⅱ°，上前牙有散在间隙，上下中线居中，软组织侧貌为凸面型，上颌前突，下颌无明显前突。下颌闭口运动无异常，颞下颌关节区无压痛，无弹响。

诊断

1. 安氏Ⅱ类错𬌗；
2. 上颌前突；
3. 覆盖Ⅱ°，覆𬌗Ⅱ°。

矫治计划

1. 正畸正颌联合治疗，先期拔除4个第三磨牙及下颌双侧第一前磨牙；
2. 术前方丝弓矫治器固定矫治，排齐上下牙列；
3. 利用拔牙间隙调整磨牙为Ⅰ类咬合关系，内收下前牙，增加前牙覆盖；
4. 手术实施13~23根尖下截骨后退术及颏成形术，术中拔除上颌双侧第一前磨牙；
5. 术后正畸，建立良好的覆𬌗、覆盖和磨牙Ⅰ类咬合关系。

拔牙依据

患者是成人，年龄较大，面型突，严重的Ⅱ类骨骼型，单纯的拔牙矫治疗效不佳；采用正畸正颌联合治疗，取得良好的治疗效果，正颌手术病例，术前3个月应拔除所有第三磨牙。

下颌前突不明显，采用正畸拔牙矫治。

矫治过程

1. 序列Ni-Ti丝排齐整平上下牙列；
2. 0.017英寸×0.025英寸不锈钢方丝关闭上前牙散隙；
3. 0.017英寸×0.025英寸不锈钢方丝滑动法关闭下颌拔牙间隙；
4. 调𬌗去除𬌗干扰，用0.017英寸×0.025英寸不锈钢方丝弯制理想弓，准备手术；
5. 上颌第一前磨牙区根尖下截骨后退术、颏成形术；
6. 术后2周拆除𬌗板实施术后矫治；
7. 颌间牵引精细调整咬合关系。

矫治疗效

矫治前、中、后患者的面像及口内像见图4-49、4-50、4-51。矫治前、后的影像学检查结果见图4-52、4-53。

开始矫治 2005-07-14

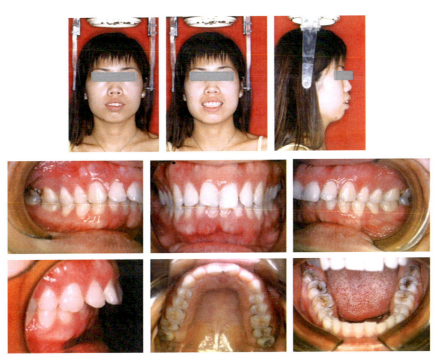

图 4-49　矫治前面像及口内像

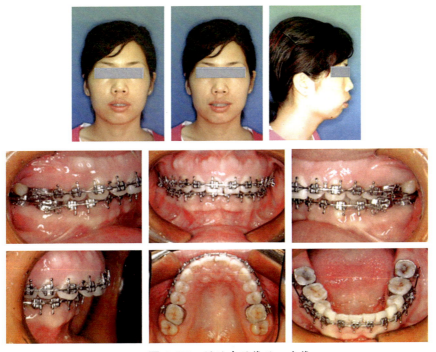

图 4-50　矫治中面像及口内像

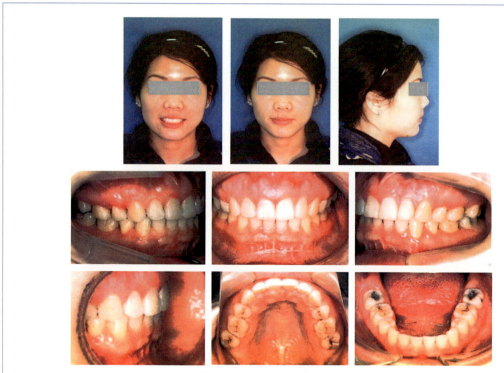

图 4-51 矫治后面像及口内像

结束矫治 2007-01-25

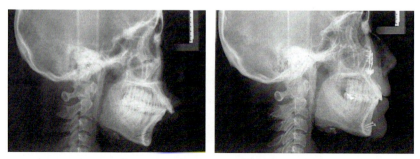

图 4-52 矫治前、后头颅侧位片

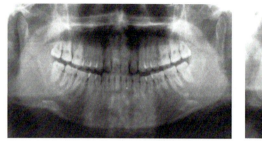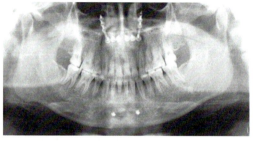

图 4-53 矫治前、后全口曲面体层片

(陈学鹏博士矫治　段银钟指导)

矫治体会

1. 该患者面型为典型的Ⅱ类骨面型，ANB 10.5°，软组织侧貌面中部明显突出，单独正畸疗效不佳，必须正畸正颌联合治疗才会达到满意的效果。

2. 患者经过正畸正颌联合治疗后，面型改善明显，达到了容貌美、牙齿外观美，咀嚼等口颌系统功能良好的目标，因而正畸正颌联合治疗不失为成人严重骨性错𬌗畸形治疗的理想方案。

3. 该患者SNB角正常，颏部稍显后缩，不宜手术解决。而是术前先拔除34、44，内收下前牙，恢复其正常的轴倾度，并将磨牙Ⅱ类关系调整为Ⅰ类关系。增大前牙覆盖，为手术后移上颌提供条件。

4. 配合颏成形术前移颏部，使患者取得满意的美学效果。

五、Ⅱ类错𬌗的特殊拔牙矫治

（一）上颌拔除2个第一前磨牙，下颌拔1个中切牙

病情简述

姓名：孙×　**年龄**：19岁　**性别**：女

主诉：牙列不齐求矫治。

检查：恒牙列，双侧尖牙、磨牙Ⅱ类关系。覆𬌗、覆盖基本正常，中线齐，11远中唇向扭转。侧面观上颌前突，下颌后缩。下颌闭口运动无异常，颞下颌关节区无压痛，无弹响。

诊断

安氏Ⅱ类牙性错𬌗。

矫治计划

1. 全口方丝弓矫治器拔牙矫治，拔除14、24、41；

2. 排齐整平上下牙列；

3. 利用拔牙间隙，中度支抗内收上前牙并调整磨牙关系；

4. 精细调整，尖牙中性、磨牙完全Ⅱ类关系。

拔牙依据

患者侧貌不突，拔除2个第一前磨牙解除前牙拥挤。

拔牙的另一目的是调整磨牙的Ⅱ类关系。

拔掉41，解决前牙的覆𬌗、覆盖问题。

矫治过程

1. 序列Ni-Ti丝排齐整平上下牙列；

2. 上颌选择中等支抗，以便前、后牙的近、远中方向移动；下颌第二磨牙纳入矫治系统增加支抗；

3. 0.017英寸×0.025英寸不锈钢方丝弹性橡皮链远移13、23，而15、16、25、26则向近中移动；

4. 下颌0.016英寸×0.022英寸不锈钢方丝，橡皮链关闭拔牙间隙，同时内收缩小下牙弓；

5. 配合颌间牵引精细调整牙位及上、下牙齿的尖窝关系；

6. 0.018英寸×0.025英寸不锈钢方丝弯制理想弓，固定维持；

7. 拆除矫治器，压膜保持器保持。

矫治疗效

矫治前、后患者的面像及口内像见图4-54、4-55。矫治前、后的影像学检查结果见图4-56、4-57。

开始矫治 2004-12-20

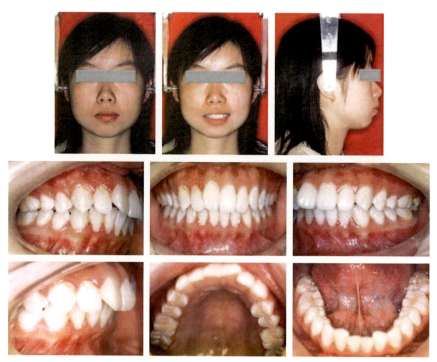

图 4-54　矫治前面像及口内像

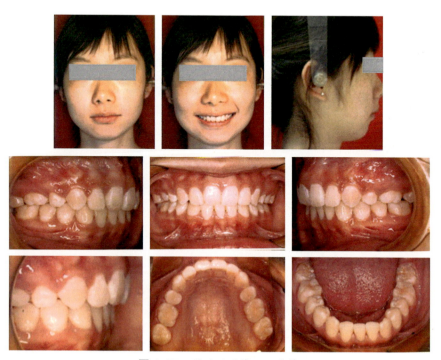

图 4-55　矫治后面像及口内像

结束矫治 2006-04-10

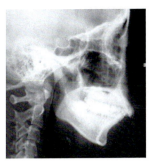 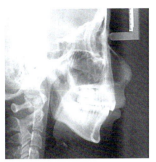

图 4-56 矫治前、后头颅侧位片

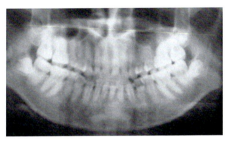 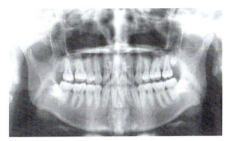

图 4-57 矫治前、后全口曲面体层片

（侯玉硕士矫治　段银钟指导）

> **矫治体会**

1. 此病例为正畸拔牙矫治中的非常规拔牙；

2. 在安氏Ⅱ类1分类错殆，当下牙列有明显拥挤，患者下牙列有严重扭转牙，或下前牙过高，Spee曲线过陡时，下颌可减数1个切牙；

3. 此种拔牙模式有一定弊端，下牙弓的对称性破坏了，上、下牙列的中缝无法对正；

4. 有些患者下颌先天缺失1个牙，设计仅上颌拔除2个前磨牙的方案是可行的。

（二）下颌先天缺失 1 个中切牙上颌拔 2 个第一前磨牙

> 病情简述

姓名：魏 ×　**年龄**：17 岁　**性别**：女

主诉：牙齿前突口形难看求矫治。

检查：恒牙列，双侧磨牙尖对尖关系。前牙覆𬌗 5mm、覆盖 5mm，31 先天缺失，上颌拥挤度 7mm，下颌拥挤度 2mm，下切牙直立，软组织侧貌为凸面型，骨性Ⅱ类关系。有咬下唇的不良习惯。12 和 22 为过小牙。下颌闭口运动无异常，颞下颌关节区无压痛，无弹响。

> 诊　断

1. 安氏Ⅱ类错𬌗；
2. 深覆𬌗、深覆盖；
3. 31 先天缺失；
4. 咬下唇不良习惯；
5. 12 和 22 过小牙。

> 矫治计划

1. 全口方丝弓矫治器拔牙矫治，拔除 14，24；
2. 利用拔牙间隙内收上前牙，同时调整磨牙关系为完全Ⅱ类关系。

> 拔牙依据

患者面型稍凸，且上下牙列中度拥挤，故考虑拔牙治疗。

患者 31 先天缺失，增加了治疗难度。尝试下颌不再拔牙。

通过拔除上颌两个第一前磨牙解除拥挤，内收上前牙纠正上牙弓前突。调整磨牙关系为完全远中关系，前牙覆𬌗、覆盖关系也基本达到了正常。

> 矫治过程

1. 序列 Ni-Ti 丝排齐整平上下牙列；
2. 上下 0.018 英寸 ×0.025 英寸方 Ni-Ti 丝继续排齐整平；
3. 上颌设计中等支抗，以利拔牙间隙两侧的牙齿近、远中移动；
4. 上下 0.018 英寸 ×0.025 英寸不锈钢方丝弯制理想弓，固定维持；
5. 固定保持 4 个月后换压膜式保持器保持。

> 矫治疗效

矫治前、后患者的面像及口内像见图 4-58、4-59。矫治前、后的影像学检查结果见图 4-60、4-61。

开始矫治 1999-02-05

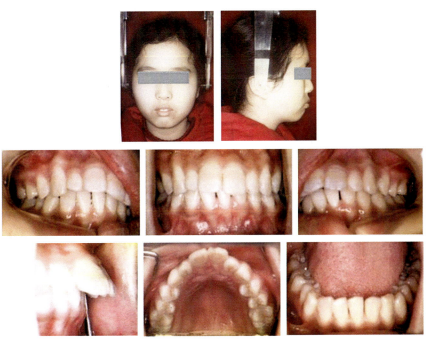

图 4-58　矫治前面像及口内像

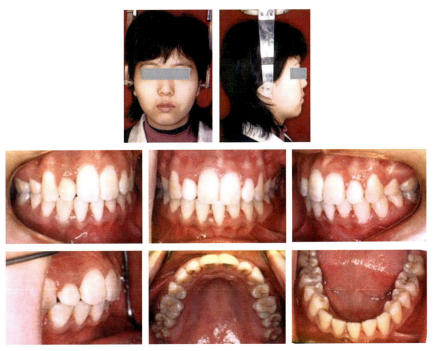

图 4-59　矫治后面像及口内像

结束矫治 2002-08-19

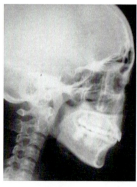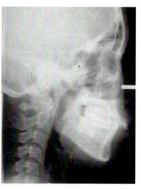

图 4-60　矫治前、后头颅侧位片

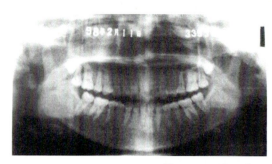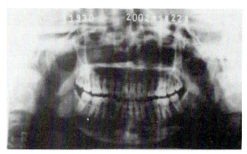

图 4-61　矫治前、后全口曲面体层片

（徐璐璐博士矫治　段银钟指导）

矫治体会

1. 患者 31 先天缺失，增加了治疗难度。

2. 通过拔除上颌 2 个第一前磨牙解除拥挤，内收上前牙纠正了上牙弓前突。调整磨牙关系为完全远中，前牙覆𬌗、覆盖关系也基本达到了正常。

3. 但美中不足的是上下中线不能对齐。但是前牙的覆𬌗、覆盖达到了正常。究其原因与 12 和 22 过小牙有关。下颌既没有再拔牙，也没有邻面去釉，真可谓"绝配"。最后达到较高的治疗水准。

（三）Ⅱ类后牙锁𬌗特殊拔牙矫治

病情简述

姓名：刘×× **年龄**：34岁 **性别**：男

主诉：后牙咬合不适要求矫治。

软组织侧貌：凸面型。

检查：恒牙列，左侧磨牙完全远中关系，右侧磨牙尖对尖关系，双侧尖牙尖对尖关系。17、27颊移位，17与47、27与37形成正锁𬌗。上下颌牙列轻度拥挤。前牙Ⅱ°覆𬌗，Ⅲ°覆盖。正面观，面型左右对称，开唇露齿；侧面观，上颌前突，下颌后缩。颞下颌关节无异常。

诊断

1. 安氏Ⅱ类错𬌗；
2. 上下颌牙列拥挤；
3. 前牙深覆𬌗、深覆盖；
4. 双侧个别后牙正锁𬌗。

矫治计划

1. 拔牙矫治，拔除17、27；
2. 利用拔牙间隙排齐整平牙列并解除拥挤；
3. 18、28近中移动自行代替17、27；
4. 用舌弓颊移37、47；
5. 上颌平面导板打开咬合，以利纠正深覆𬌗和后牙正锁𬌗。

拔牙依据

对于该成人患者，拥挤主要集中于后牙段，而造成后牙锁𬌗。

拔除该区段锁𬌗牙齿，可以同时解除拥挤及锁𬌗，既简化了治疗，预后也比较稳定。

在纠正后牙锁𬌗治疗中，可选择如上方法拔除锁𬌗牙，后牙前移；也可选择拔除锁𬌗牙邻近的牙齿，如18，28后再纠正锁𬌗牙。

矫治过程

1. 序列Ni-Ti丝排齐整平上下颌牙列；
2. 上颌固定平面导板打开咬合，既可以纠正深覆𬌗，同时有利于近移双侧第三磨牙；
3. 下颌舌弓加力适度扩大牙弓，纠正37、47的舌倾；
4. 双侧磨牙进行必要的调𬌗；
5. 精细调整尖窝关系；
6. 固定矫治器保持3~4个月后换压膜式保持器，并定期复诊。

矫治疗效

矫治前、后患者的面像及口内像见图4-62、4-63。矫治前、后的影像学检查结果见图4-64、4-65。

开始矫治 2004-12-20

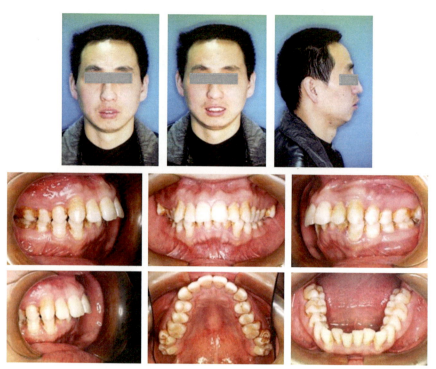

图 4-62　矫治前面像及口内像

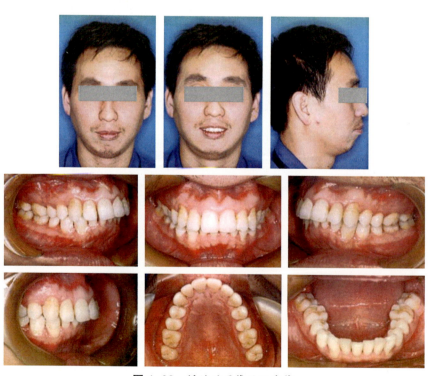

图 4-63　矫治后面像及口内像

结束矫治 2006-04-10

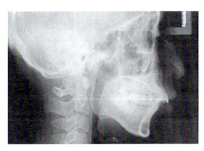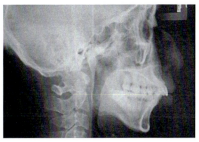

图 4-64　矫治前、后头颅侧位片

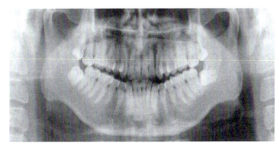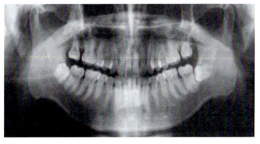

图 4-65　矫治前、后全口曲面体层片

（韩春博士矫治　段银钟指导）

矫治体会

1. 此病例为正畸拔牙矫治中的非常规拔牙。

2. 对于成人正畸拔牙矫治牙位的选择首先应考虑解决主要矛盾。该病例后牙段严重拥挤错位，第二磨牙正锁𬌗，拔除第二磨牙能有效缓解磨牙段的拥挤。

3. 该患者18、28萌出位置及形态良好，近移后可以代替17、27，建立良好的咬合关系。

4. 对于成年患者，这样的矫治方案，简化了治疗，且预后比较稳定。

5. 由于该患者不能接受拔除更多牙齿，对矫治效果要求不高。所以未实施前磨牙的拔除，前牙覆盖关系改善不明显

6. 矫治结束时，牙齿排列整齐，深覆𬌗得到改善，后牙咬合良好，咀嚼效率得到提高。

7. 对于成年患者，在矫治计划的拟定中，需要结合患者的需求，在解决主要矛盾的基础上，尽量简化治疗，以恢复功能为主要目的，不要求最终达到绝对标准咬合。

六、关于Ⅱ类错殆双期拔牙矫治

什么是安氏Ⅱ类错殆的双期矫治？对于Ⅱ类骨性错殆在早期阶段（乳牙列期和混合牙列期甚至是恒牙列早期）使用功能性矫治器或者口外弓装置进行颌骨生长改良的治疗，为后期进一步矫正奠定基础，这就是人们常说的Ⅰ期矫治。待牙齿更换完毕后，在恒牙列早期再采用方丝弓或直丝弓等固定矫治器全面、系统地进行拔牙或非拔牙矫治，后一阶段称为Ⅱ期矫治。像这种Ⅰ期矫治加上Ⅱ期矫治，这一整个治疗过程称为双期矫治。与之相对应的，推后治疗的时间至生长发育高峰期，直接使用固定矫治器在混合牙列晚期或恒牙列早期进行系统的正畸拔牙或非拔牙治疗称为单期矫治。本文讨论Ⅱ类骨面型的双期拔牙矫治问题。

（一）安氏Ⅱ类骨面型双期矫治的利与弊

倡导双期矫治的学者普遍认为：早期治疗能够改善上下颌矢状关系，达到更好的功能性咬合；减少了固定矫治阶段的拔牙率（与单期治疗相比较）；由于有了Ⅰ期治疗的基础，降低了Ⅱ期矫治的难度，缩短了疗程，提高了疗效；正因为Ⅰ期治疗进行了颌骨的生长改良，使骨性畸形得到了初步的矫治，这样自然也降低了成年期颌骨畸形的手术率；由于上下前牙的覆盖关系基本正常，这样就减少了牙外伤的机会；早期成功的矫治，有利于儿童心理健康的发育，可以增加他们的自信心，更便于他们从小与他人进行正常交往。

然而，也有一些学者持否定的态度。他们认为，Ⅱ类骨面型双期矫治与单期矫治比较起来，花费较高；医生、患者投入的精力和时间都比较多；有一些临床研究认为，至少90%的Ⅱ类错殆儿童可以在生长发育后期由单期的固定矫治器治疗，且能获得良好的效果；有学者对Ⅱ类骨面型单期、双期矫治的疗效进行了比较，没有发现两者有明显的统计学差异。因此对Ⅱ类骨面型进行的早期功能矫治提出了质疑。

目前持肯定和否定意见的争论还没有结束，也尚无一致的观点可遵循。作者比较倾向于Ⅱ类骨面型双期矫治，临床疗效也证明了早期矫治的临床意义。

（二）安氏Ⅱ类骨面型的Ⅰ期矫治

1. 安氏Ⅱ类骨面型Ⅰ期矫治的目的

利用患者在生长发育高峰前期这一有利时期，对颌面部的生长发育实施改良，具体而言就是用各种矫形手段和方法促进下颌的生长，适当控制或者抑制上颌骨的生长发育，使得早期出现的上颌与下颌不均衡的生长发育得到调整，使其上下颌骨的生长发育基本均衡一致，为进一步的正常生长发育创造条件，为Ⅱ期进一步矫治奠定基础。

矫治目的一旦达到，应尽快终止正畸治疗。有关牙齿方面的问题，留置牙齿替换完毕再进行Ⅱ期矫治。也有一些患者Ⅰ期矫治完毕，恰好牙齿更换完毕，恒牙列已建立，Ⅱ期矫治随即开始。

2. 安氏Ⅱ类骨面型Ⅰ期矫治的时机

安氏Ⅱ类骨面型Ⅰ期矫治属于早期矫治，大多在混合牙列期（6~11岁）进行。有些特别严重的患者也可以提早在乳牙列期进行（3.5~6岁）。在上述这些时段进行矫治易于成功，一方面是生长发育旺盛的原因；另外下颌位置的改变，早期髁突和颞下颌关节也较容易改建和适应；口周肌肉也容易适应改变了的下颌位置。

3. 安氏Ⅱ类骨面型Ⅰ期矫治的适应证

(1) 骨性下颌后缩；

(2) 早期骨性上颌前突；

(3) Ⅱ类下颌后缩伴有下颌偏斜；

(4) 上颌磨牙过多前移（乳磨牙早失后）；

(5) Ⅱ类二分类伴严重深覆𬌗；

(6) 咬下唇习惯导致下颌后缩。

4. 安氏Ⅱ类骨面型Ⅰ期治疗的方法

1) 破除咬下唇不良习惯

(1) 下颌唇挡　可自行制作或用成品唇挡，最好制作成为非依赖型，固定在口内，患者轻易拿不下来。

(2) 改良的下颌活动矫治器　先制作下颌活动矫治器，设计唇弓并弯制成波纹状，在前牙区的唇弓上用自凝塑料做成一平板状，此板与下前牙离开 5~6mm。

2) 推上颌磨牙向远中移动

(1) 头帽口外弓　利用口外弓，在内弓的末端插入螺旋弹簧，推上颌磨牙远移，使Ⅱ类磨牙关系达到Ⅰ类咬合关系。

(2) 弓丝配合镍钛螺簧推磨牙向远中在主弓丝上套入镍钛螺簧可推磨牙向远中（具体见本书有关章节）。

3) 抑制上颌过度生长发育

可制作改良的 Activator 矫治器，在其上设计口外弓，利用头帽和口外弓，抑制上颌骨生长发育，此法需患者密切配合，坚持使用，否则短期内达不到预期疗效。

4) 骨性下颌后缩的矫治

据报道，引导下颌向前的功能性矫治器有 50 余种。一般可分为两大类，一类是依赖型功能性矫治器（患者可自行取戴）；另一类是非依赖型（固定式）功能性矫治器。

本文介绍两种有代表性的功能性矫治器。

Activator 功能性矫治器为活动式的功能性矫治器（具体制作及临床应用详见本书下颌后缩的矫治部分）。

Forsus 功能性矫治器已有商品生产，可直接装配在固定矫治器上发挥作用。此为固定式功能性矫治器，患者不能自行取出和戴入。

（三）安氏Ⅱ类骨面型的Ⅱ期矫治

Ⅱ期矫治是建立在Ⅰ期矫治成功的基础上进行全面的、系统的矫治。Ⅱ期矫治是用固定矫治器，如方丝弓技术或直丝弓技术进行拔牙或非拔牙矫治。有时候Ⅰ期矫治结束后，由于等待换牙的原因，需间隔数年再进行Ⅱ期矫治，但也有一部分患者是Ⅰ期矫治和Ⅱ期矫治是连续进行的。

一般而言，Ⅰ期矫治结束后，主要解决了骨矫形的问题，牙齿的精细排齐还远未达到满意的效果，只有Ⅱ期矫治才能达到较高水准的疗效。Ⅱ期矫治一般是在恒牙列早期进行的，Ⅱ期非拔牙矫治的主要内容有：

1. 进一步排齐整平上下颌牙列；

2. 对好上下牙齿的尖窝锁结关系；

3. 关闭所有的牙间隙；

4. 使上下牙列的中线端正；

5. 使前牙的覆𬌗、覆盖达到正常；

6. 使上下牙弓的宽度更加协调。

Ⅱ期矫治的原则是扩大Ⅰ期矫治器的"成果"并在此基础上达到高的水准。

Ⅱ期拔牙矫治包括拔除上颌 2 颗前磨牙，有时拔除 4 颗前磨牙。有些患者还需要使用种植钉技术来协助矫治。

Ⅱ期矫治结束后与常规正畸相同，应进行很好的保持以防止复发，尤其要防止Ⅰ期矫治效果的复发，如下颌向后少许后退。保持时应加Ⅱ类颌间牵引，或者在Hawley保持器上加一斜面导板，继续维持改变后下颌的位置。尤其是年龄较大者，防止产生"双重咬合"。

七、Ⅱ类错𬌗双期拔牙矫治病例 1

病情简述

姓名：林×× **年龄**：11岁 **性别**：男

主诉：牙齿前突，要求矫治。

检查：恒牙列，双侧磨牙Ⅱ类关系。前牙覆𬌗Ⅱ°，覆盖Ⅱ°，上下牙列轻度拥挤，软组织侧貌为凸面型，下颌后缩，下颌闭口运动无异常，关节区无压痛，无弹响。

诊 断

1. 安氏Ⅱ类错𬌗；
2. 上下牙列轻度拥挤；
3. 覆𬌗Ⅱ°，覆盖Ⅱ°。

矫治计划

1. 一期矫治通过斜面导板引导下颌向前促进下颌生长发育；
2. 二期矫治采用自锁托槽矫治器拔除 14、24、34、44；
3. 前牙区种植支抗协助打开咬合；
4. 种植支抗内收上下前牙，改善面型突度；
5. 精细调整，尖牙，磨牙均达中性关系。

拔牙依据

患者侧貌前突，下颌后缩，为改善面型突度必须拔牙，拔除四颗第一前磨牙有利于内收前牙，改善侧貌外形。

矫治过程

1. 上颌斜面导板导下颌向前，下颌 Ni-Ti 丝排齐；
2. 上下牙列序列 Ni-Ti 丝排齐牙列配合颌间牵引；
3. 拔除 4 个第一前磨牙，尖牙向后移动，打开咬合；
4. 使用种植支抗内收前牙，压低上前牙；
5. 配合颌间牵引，精细调整及上下牙齿尖窝关系；
6. 拆除矫治器，压膜保持器保持。

矫治疗效

矫治前、中、后患者的面像及口内像见图 4-66、4-67、4-68、4-69、4-70、4-71。矫治前、后的影像学检查结果见图 4-72、4-73。

开始矫治 2011-08-15

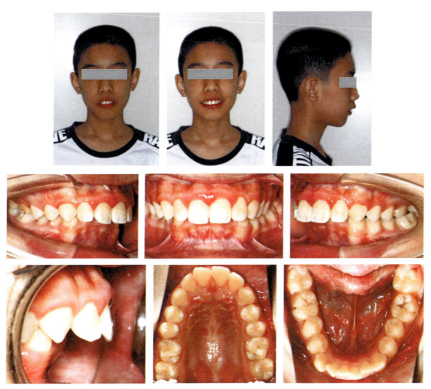

图 4-66　矫治前面像及口内像

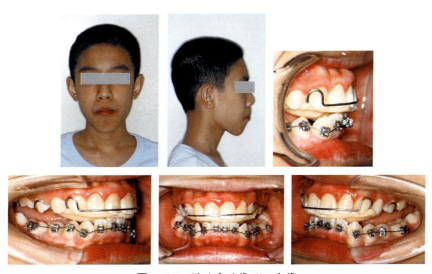

图 4-67　矫治中面像及口内像

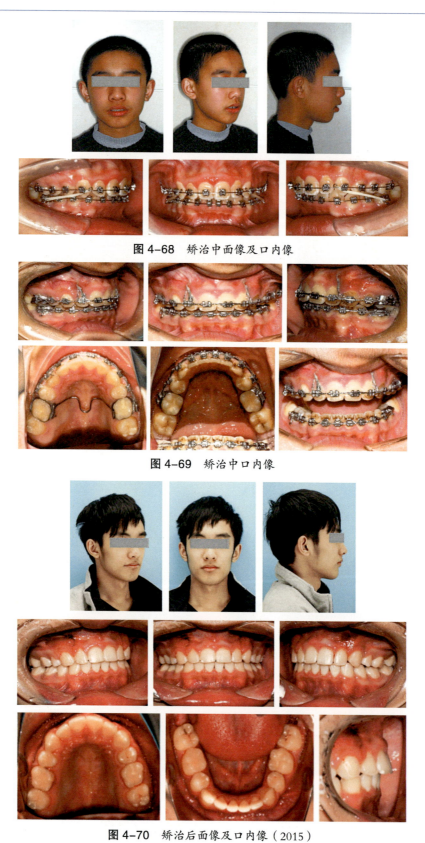

图 4-68 矫治中面像及口内像

图 4-69 矫治中口内像

图 4-70 矫治后面像及口内像（2015）

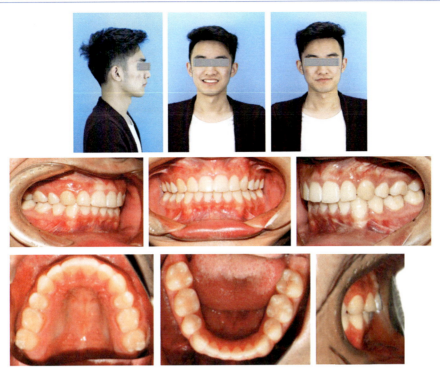

图 4-71 矫治后 3 年面像及口内像（2018）

结束矫治 2018-04-02

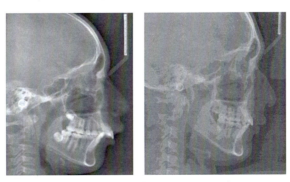

图 4-72 矫治前、后头颅侧位片

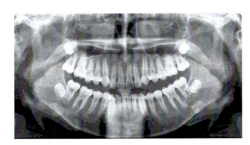
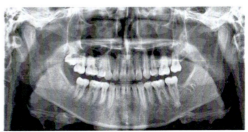

图 4-73 矫治前、后全口曲面体层片

（周兴鼎医生矫治）

矫治体会

1. 典型Ⅱ类一分类的病例，面型比较前突，拔牙矫治不可避免。

2. 有生长发育潜力的患者，前期导下颌向前能促进下颌生长发育，在此基础上实施拔牙矫治可以取得比较好的疗效。

3. 使用种植体支抗打开咬合既可以纠正深覆𬌗还可以改善露龈笑。后牙区种植体支抗能有效内收前牙从而提高矫治质量。

八、Ⅱ类错𬌗双期拔牙矫治病例2

病情简述

姓名：陈×× **年龄**：10岁 **性别**：女

主诉：牙齿前突，要求矫治。

检查：替牙期牙列，双侧磨牙Ⅱ类关系。前牙覆𬌗Ⅱ°，覆盖Ⅱ°，上牙列间隙，下牙列轻度拥挤，软组织侧貌为凸面型，下颌闭口运动无异常，关节区无压痛，无弹响。

诊 断

1. 安氏Ⅱ类错𬌗；
2. 下牙列轻度拥挤；
3. 覆𬌗Ⅱ°，覆盖Ⅱ°；
4. 上颌前突，凸面型。

矫治计划

1. 通过口外弓控制上颌向前生长发育；
2. 全口固定矫治器拔牙矫治，拔除14、24、34、44；
3. 打开咬合；
4. 通过横腭杆加强支抗，内收上下前牙，改善面型突度；
5. 精细调整，尖牙，磨牙达中性关系。

拔牙依据

患者侧貌前突，上颌前突，为改善面型突度必须拔牙，拔除4个第一前磨牙有利于内收前牙。

矫治过程

1. 上颌口外弓控制上颌向前，上下颌多用途弓丝排齐；
2. 上下牙列序列Ni-Ti丝排齐牙列配合颌间牵引；
3. 拔除4个第一前磨牙，尖牙向后移动，打开咬合；
4. 内收前牙，压低上前牙；
5. 配合颌间牵引精细调整牙齿尖窝关系；
6. 拆除矫治器，压膜保持器保持。

矫治疗效

矫治前、中、后患者的面像及口内像见4-74、4-75、4-76、4-77、4-78、4-79、4-80。矫治前、后的影像学检查结果见图4-81、4-82。

开始矫治（信息缺失）

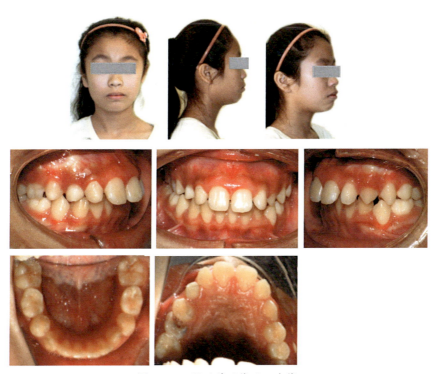

图 4-74　矫治前面像及口内像

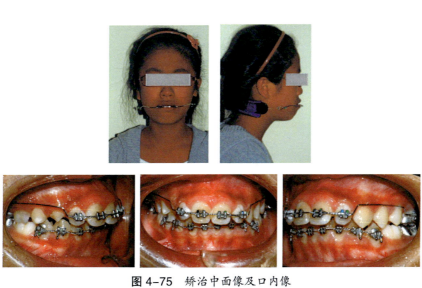

图 4-75　矫治中面像及口内像

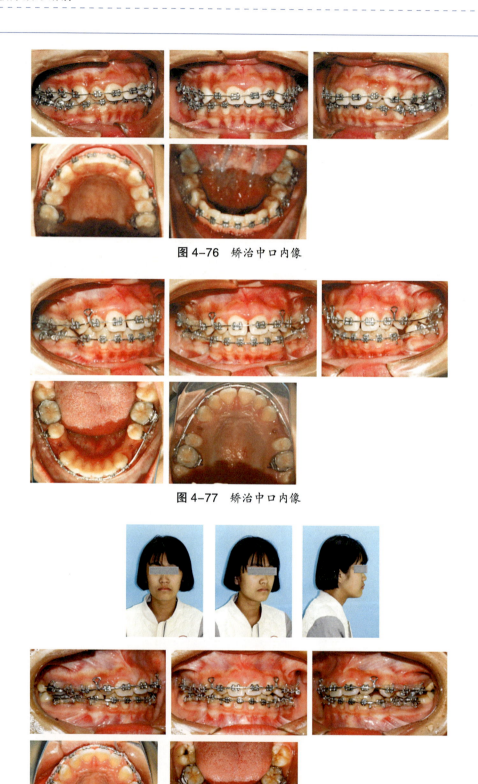

图 4-76 矫治中口内像

图 4-77 矫治中口内像

图 4-78 矫治中面像及口内像

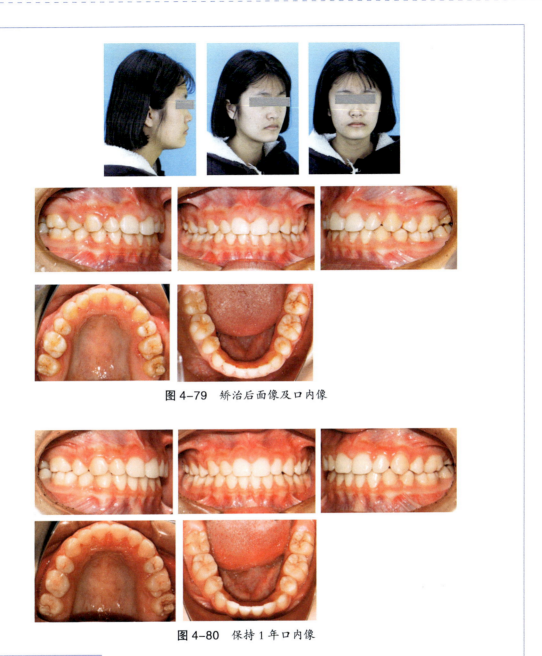

图 4-79 矫治后面像及口内像

图 4-80 保持 1 年口内像

结束矫治(信息缺失)

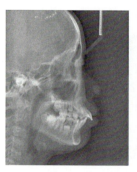 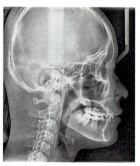

图 4-81　矫治前、后头颅侧位片

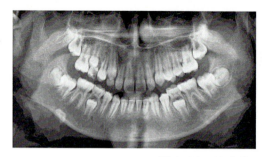 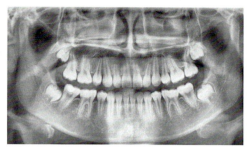

图 4-82　矫治前、后全口曲面体层片

（周兴鼎医生矫治）

矫治体会

1. 患者只有 10 岁，正在生长发育的高峰期，及时采用口外力实施早期矫治，颌面部的改建非常显著，包括颌面部及颏部的改建，我们称之为"生态改建"。

2. 患者拔除四颗第一前磨牙后，面型改善理想，达到了满意的矫治疗效。

3. 整个治疗中，上颌一定注意加强支抗，合理的支抗设计及Ⅱ类颌间牵引很好的建立磨牙的中性咬合关系。

（刘名燕　周兴鼎　段银钟）

第五章
安氏Ⅲ类错𬌗临床拔牙矫治

一、上颌、下颌各拔 2 个牙矫治Ⅲ类错𬌗

（一）、反𬌗开𬌗伴拥挤拔 4 个牙矫治

病情简述

姓名：王×　年龄：16 岁　性别：男

主诉：因牙齿错乱不齐及"地包天"要求矫治。

软组织侧貌：直面型。

检查：恒牙列，上下第一磨牙呈远中关系，后牙反𬌗，前牙对刃咬合。23 未萌阻生，近中唇向低位。中线居中对齐。上牙列重度拥挤，下牙列轻度拥挤。无不良习惯，颞下颌关节无压痛，无弹响。

矫治计划

1. 拔牙矫治，拔除 15、24、35、44；
2. 利用拔牙间隙解除拥挤；
3. 上颌快速扩弓解决上下颌牙弓宽度不调问题；
4. 排齐整平牙列，最终磨牙、尖牙均达中性关系。

拔牙依据

患者上颌牙列重度拥挤，需要拔牙创造间隙排齐上颌牙列。

右侧拔牙方式主要帮助解决磨牙、尖牙的Ⅲ类关系问题。

左侧考虑到后牙Ⅱ类关系以及 23 入牙弓故选择拔除 24、35。

另外拔牙矫治有利于调整上下颌前后向关系，最终建立磨牙、尖牙中性咬合关系。

矫治过程

1. 上颌快速扩弓，上颌横腭杆保持；
2. 序列 Ni-Ti 丝排齐整平牙列；
3. 在 0.45mm 不锈钢圆丝基础上调整后牙关系及尖牙关系；
4. 精细调整牙位及上、下牙齿尖窝关系；
5. 理想弓保持数月后换压膜式保持器保持。

矫治疗效

矫治前、后患者的面像及口内像见图 5-1、5-2。矫治前、后的影像学检查结果见图 5-3、5-4。

开始矫治 2007-02-14

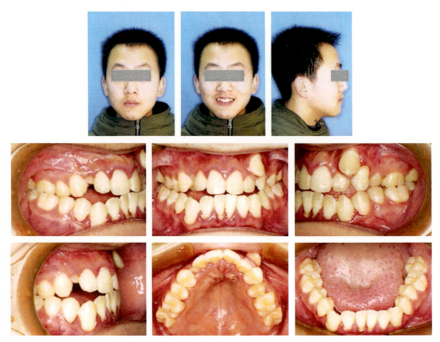

图 5-1　矫治前面像及口内像

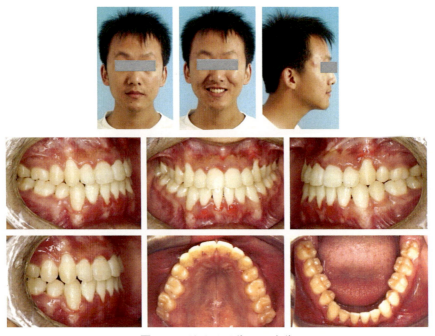

图 5-2　矫治后面像及口内像

结束矫治 2009-08-26

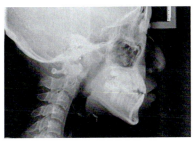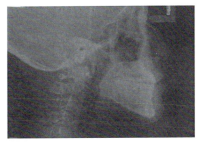

图 5-3　矫治前、后头颅侧位片

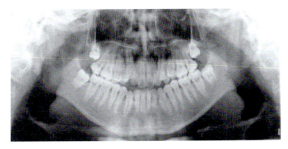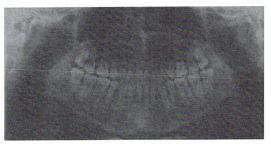

图 5-4　矫治前、后全口曲面体层片

（曾照斌博士矫治　段银钟指导）

矫治体会

1. 拔牙矫治可以使得此类病例矫治较为灵活，利用拔牙间隙可以获得较大的调整空间。

2. 拔牙矫治解决了患者牙列拥挤的问题，并且保持了患者较好的侧貌面型。

3. 灵活使用不同的拔牙模式可以取到事半功倍的效果。此病例中考虑患者已有的后牙关系及上颌尖牙位置，选择不对称拔牙，可以减少临床治疗时间，获得良好的矫治效果。

4. 上、下后牙宽度不调需要早期扩大牙弓来解决，此病例即早期使用快速扩弓并注意了疗效的保持。

（二）拔除上颌第二前磨牙、下颌第一前磨牙矫治Ⅲ类错殆

病情简述

姓名：冯×　年龄：13岁　性别：女

主诉：地包天求矫治。

软组织侧貌：凹面型。

检查：恒牙列，上下第一磨牙呈近中关系。12、22与31、32和42、43呈反殆，13、14、15与44、45、46呈反殆，11、21与31、32和41、42呈对刃殆，中线基本居中，下颌左偏1.5mm。上下牙列轻度拥挤。患者有吞咽吐舌不良习惯。颞下颌关节无压痛，双侧有弹响。

矫治计划

1. 拔牙矫治，拔除15、25、34、45（45为龋坏牙齿）；
2. 利用拔牙间隙解除拥挤；
3. 排齐整平牙列，最终建立磨牙、尖牙的中性关系。

拔牙依据

利用典型的Ⅲ类错殆的拔牙模式，即15、25、34、45，可以使下颌前牙便于远移，上颌后牙更好近移解决Ⅲ类咬合关系的问题，最终建立磨牙、尖牙中性咬合关系。

此患者为45龋坏牙齿，故下颌选择拔除34、45。

矫治过程

1. 拔除15、25、34、45术后1周开始正畸矫治；
2. 序列Ni-Ti弓丝排齐整平牙列；
3. 上颌后牙前移，下颌前牙后移，调整磨牙、尖牙关系为Ⅰ类咬合；
4. 下颌0.017英寸×0.025英寸不锈钢方丝弯闭隙曲回收下颌前牙；
5. 精细调整上、下牙齿的尖窝关系；
6. 用0.018英寸×0.025英寸弯制理想弓保持；
7. 固定矫治器保持4个月再换压膜式保持器保持。

矫治疗效

矫治前、后、1年后患者的面像及口内像见图5-5、5-6、5-7。矫治前、后的影像学检查结果见图5-8、5-9。

开始矫治 2004-09-23

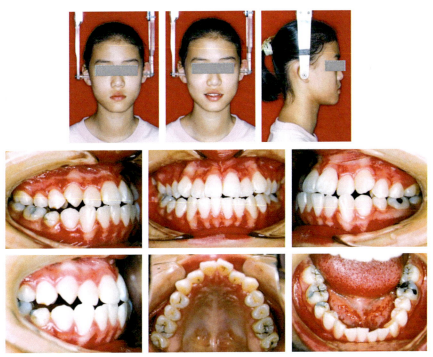

图 5-5　矫治前面像及口内像

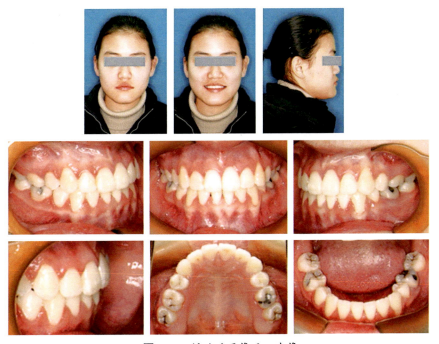

图 5-6　矫治后面像及口内像

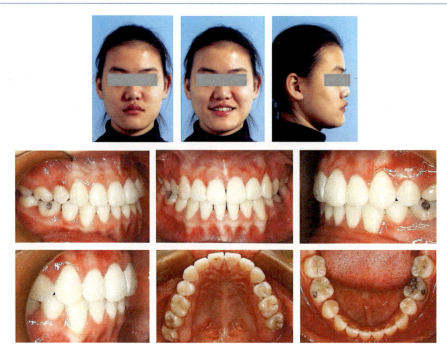

图 5-7 矫治后 1 年面像及口内像

结束矫治 2008-02-01

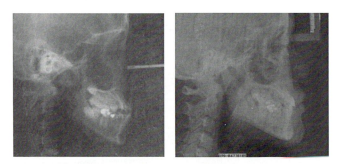

图 5-8 矫治前、后头颅侧位片

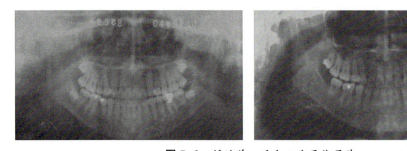

图 5-9 矫治前、后全口曲面体层片

（韩春博士矫治　段银钟指导）

矫治体会

1. Ⅲ类错𬌗拔牙一般使用15、25、34、45拔牙模式，便于回收下颌前牙，近移上颌后牙建立标准的中性咬合关系。

2. 此患者在原有的Ⅲ类经典拔牙模式上，选择性拔除龋坏牙齿45，符合正畸中患牙优先拔除的原则。尽管加大了部分操作难度，但是为患者保留住了健康牙齿。

3. Ⅲ类患者治疗难度较大，持续时间较长，需要引导患者积极配合治疗。

4. Ⅲ类发育期患者随着发育变化较大，可能治疗过程中出现事先不可预料的变化。因此矫治计划应该灵活并且密切注意患者的发育（尤其是下颌骨的发育）。

5. 骨性Ⅲ类错𬌗应持续观察直到生长发育结束。

（三）Ⅲ类高角病例拔除第一前磨牙实施矫治

病情简述

姓名：陈× **年龄**：20 **性别**：女
主诉：上下颌前突影响面容求矫治。
软组织侧貌：凸面型。
检查：恒牙列，磨牙及尖牙偏Ⅲ类关系。12与42、43呈反𬌗，38、48近中位阻生。上颌中线左偏2.5mm，下颌中线基本居中。覆𬌗正常，覆盖正常。上下牙列轻度拥挤。无不良习惯。

颞下颌关节无弹响压痛。

矫治计划

1. 拔牙矫治，拔除14、24、34、44；
2. 利用拔牙间隙，内收上下前牙（强支抗）；
3. 正畸过程中拔除18、28、38、48；
4. 最终建立磨牙、尖牙中性关系。

拔牙依据

拔除14、24、34、44，可为排齐牙列提供间隙。

利用拔牙间隙可以内收前牙，解决患者前突问题。

高角病例更适宜拔牙矫治。

矫治过程

1. 拔除14、24、34、44后1周开始矫治；
2. 序列Ni-Ti丝排齐整平牙列；
3. 拔除18、28、38、48；
4. 0.017英寸×0.025英寸不锈钢方丝滑动法内收上下颌前牙；
5. 精细调整，固定矫治器保持。

矫治疗效

矫治前、后患者的面像及口内像见图5-10、5-11。矫治前、后的影像学检查结果见图5-12、5-13。

开始矫治 2004-07-14

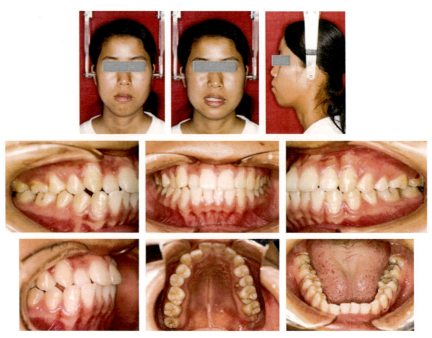

图 5-10　矫治前面像及口内像

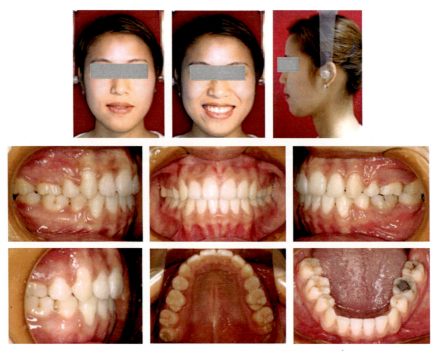

图 5-11　矫治后面像及口内像

结束矫治 2006-04-10

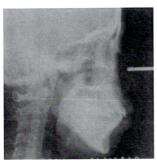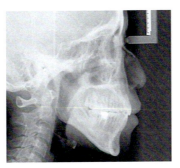

图 5-12 矫治前、后头颅侧位片

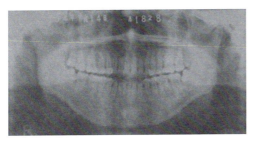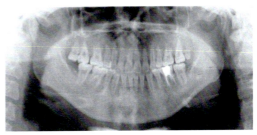

图 5-13 矫治前、后全口曲面体层片

（何玉宏硕士矫治　段银钟指导）

矫治体会

1. 拔除 14、24、34、44 为经典拔牙模式，可适用于大多数拔牙病例。

2. 拔除 14、24、34、44 的方法为患者牙列排齐整平提供空间，更重要的是解决了患者前突的面型。

3. 掌握临床矫治 14、24、34、44 拔除病例，可为正畸医生打下良好基础。

4. 高角病例最好设计拔牙矫治，有利于面型的改善。

5. 磨牙关系不是标准的Ⅰ类咬合关系，可借拔牙调整至理想的位置。

（四）拔除 34、38、44、48 矫治反殆、偏殆

病情简述

姓名：吉×　年龄：18 岁　性别：女

主诉：面部不对称求矫治。

软组织侧貌：凹面型。

检查：恒牙列，磨牙、尖牙呈近中关系。15、16 与 46，22、23、24、25、26 与 33、34、35、66 呈反殆，中切牙浅覆殆，侧切牙对刃殆。面部不对称，下颌中线左偏约 3mm。上下牙列轻度拥挤。无不良习惯。颞下颌关节左侧开口弹响。

矫治计划

1. 因上下牙弓宽度不协调，所以上颌扩弓，下颌缩弓；
2. 拔除 34、38、44、48（患者拒绝正颌手术，单独正畸治疗）；
3. 利用下颌拔牙间隙，内收下前牙，缩小下颌牙弓；
4. 上颌扩弓时，视情况制作下颌殆垫；
5. 最终建立磨牙完全近中关系，尖牙中性关系。

拔牙依据

拔除下颌前磨牙可为内收下颌前牙创造间隙。

拔除第三磨牙的目的是避免下颌后牙向近中移动的趋势以及稳定术后效果。

上颌牙列基本正常，不再设计拔牙。

矫治过程

1. 分次拔除 34、38、44、48；
2. 上颌 Screw 快速扩大牙弓；
3. 序列 Ni-Ti 丝排齐整平上、下牙列；
4. 0.45mm 直径不锈钢圆丝弯闭隙曲内收下颌前牙；
5. 进一步精细调整上、下牙齿尖窝关系后固定保持；
6. 保持数月后换压膜式保持器继续保持。

矫治疗效

矫治前、后患者的面像及口内像见图 5-14、5-15。矫治前、后的影像学检查结果见图 5-16、5-17。

开始矫治 2005-12-27

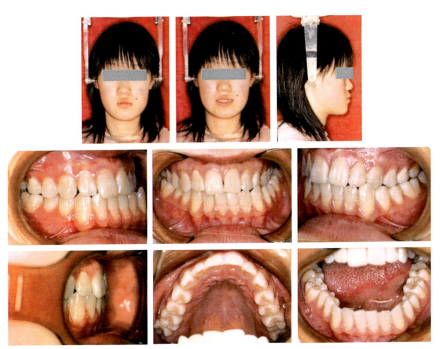

图 5-14 矫治前面像及口内像

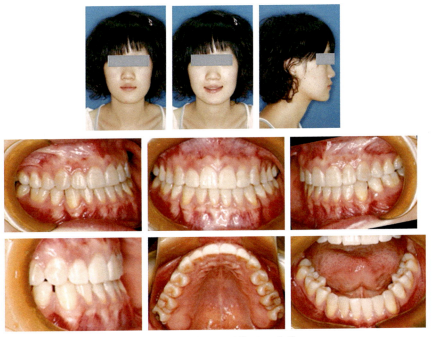

图 5-15 矫治后面像及口内像

结束矫治 2008-07-30

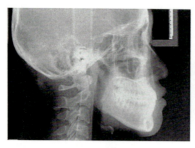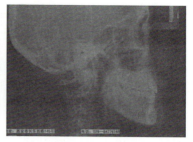

图 5-16　矫治前、后头颅侧位片

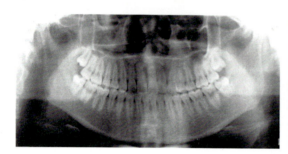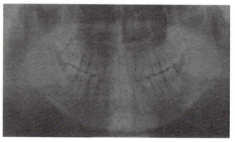

图 5-17　矫治前、后全口曲面体层片

（沈焕博士矫治　段银钟指导）

矫治体会

1. 利用拔除下颌第一前磨牙治疗Ⅲ类错𬌗是一种有效的治疗手段。

2. 此患者拒绝正颌手术的情况下，通过拔除下颌第一前磨牙基本解决了患者的主诉问题。

3. 牙弓宽度问题应该提前解决，以便后期评估治疗相伴的其他错𬌗。

4. 内收下颌前牙时应使用较硬的钢丝，以便达到牙齿整体移动的目的。

5. 骨性Ⅲ类患者，建议术前或术后拔除下颌第三磨牙。

6. 仅下颌拔除前磨牙，磨牙关系一般调整为完全Ⅲ类咬合关系。

（五）双期矫治前牵联合拔 14、25、35、45 矫治

> **病情简述**

姓名：费×　年龄：10 岁　性别：女

主诉：地包天求矫治。

软组织侧貌：凹面型。

检查：替牙列期，5Ⅴ、6Ⅲ滞留。除 26、36 外，其余牙均为反𬌗。前牙反覆𬌗较深。下颌牙可退至切对切咬合。上下颌中线基本居中。上下牙列轻度拥挤。无不良习惯。颞下颌关节无弹响和压痛。

> **矫治计划**

1. Ⅰ期上颌前牵，上颌活动矫治器前方牵引，下颌固定矫治器，为 45 开辟间隙；

2. Ⅱ期矫治，拔除 14、25、35、45，拔牙间隙用于解除拥挤；

3. 最终建立磨牙、尖牙中性关系。

> **拔牙依据**

拔除 14、25、35、45，则可以去除埋藏阻生牙齿，可以减小正畸难度，缩短治疗疗程。

拔牙可为纠正患者牙列拥挤错𬌗畸形提供间隙。

> **矫治过程**

1. 面具前方牵引，纠正反𬌗后，Ⅰ期矫治结束；

2. Ⅱ期矫治，拔除 14、25、35、45；

3. 序列 Ni-Ti 丝排齐整平牙列；

4. 0.45mm 直径的不锈钢圆丝弯闭隙曲关闭拔牙间隙；

5. 进一步调整牙齿尖窝关系后固定保持；

6. 固定保持器保持数月后换压膜式保持器保持。

> **矫治疗效**

矫治前、中、后患者的面像及口内像见图 5-18、5-19、5-20。矫治前、中、后的影像学检查结果见图 5-21、5-22。

开始矫治 1998-08-03

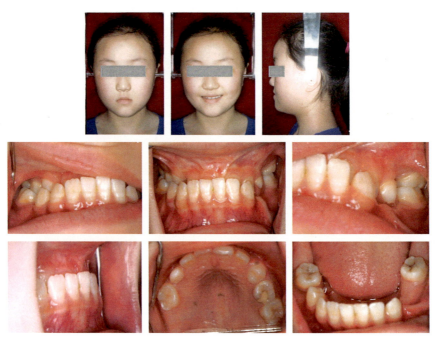

图 5-18　矫治前面像及口内像

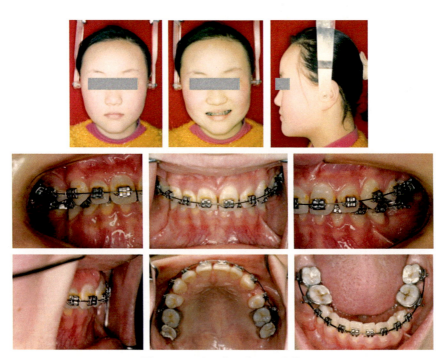

图 5-19　矫治中面像及口内像

第五章 安氏Ⅲ类错𬌗临床拔牙矫治

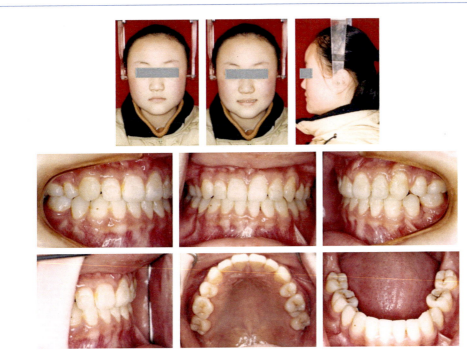

图 5-20 矫治后面像及口内像

结束矫治 2003-01-04

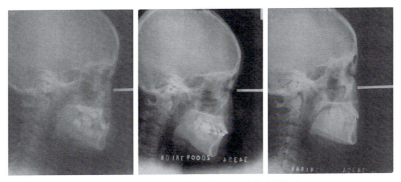

图 5-21 矫治前、中、后头颅侧位片

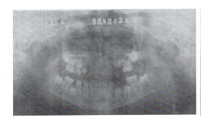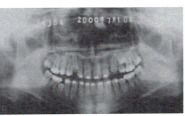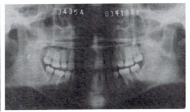

图 5-22 矫治前、中、后全口曲面体层片

（赵昱辉博士矫治　段银钟指导）

矫治体会

1. 下颌可退至前牙切对切咬合，说明患者反𬌗有功能性因素，对矫治比较有利。

2. 因为影响面型发育，因此反𬌗应早期矫治。替牙列时期可实施I期矫治的方法，先解决骨性反𬌗问题。

3. 待牙齿萌出较完整后，使用固定矫治器治疗，选择性拔牙可以达到良好的治疗效果。

4. 术前术中拍摄X线片，对于评估患者发育过程以及治疗过程都具有重要的作用。

二、上颌或下颌拔除2个牙矫治Ⅲ类错𬌗

（一）仅下颌拔牙矫治Ⅲ类错𬌗

病情简述

姓名： 王× **年龄：** 17岁 **性别：** 男
主诉： 下巴前突要求矫治。
软组织侧貌： 凹面型。
检查： 恒牙列，磨牙呈近中关系，尖牙也呈近中关系。上下中线基本居中对齐。上下牙列无拥挤。无不良习惯。颞下颌关节双侧有弹响。

矫治计划

1. 正畸掩饰性拔牙矫治，拔除34、44；

2. 上下颌整平牙列，下颌内收下前牙；

3. 最终建立磨牙完全Ⅲ类咬合关系，尖牙则为中性关系。

拔牙依据

患者下颌前突，拔除34、44后可以内收下颌前牙，建立前牙正常覆𬌗、覆盖关系。

这种正畸掩饰性拔牙治疗可以避免正颌手术带来的创伤及费用，并获得较好的矫治效果。

矫治过程

1. 拔除34、44后1周安装矫治器；

2. 序列Ni-Ti丝排齐整平牙列，调整磨牙关系为完全Ⅲ类关系；

3. 下颌0.018英寸×0.025英寸不锈钢方丝弯闭隙曲，内收下颌前牙；

4. 进一步精细调整上、下牙齿的尖窝关系；

5. 用0.018英寸×0.025英寸不锈钢方丝弯理想弓固定保持；

6. 数月后换用压膜式保持器。

矫治疗效

矫治前、后患者的面像及口内像见图5-23、5-24。矫治前、后的影像学检查结果见图5-25、5-26。

第五章 安氏Ⅲ类错𬌗临床拔牙矫治

开始矫治 2006-08-04

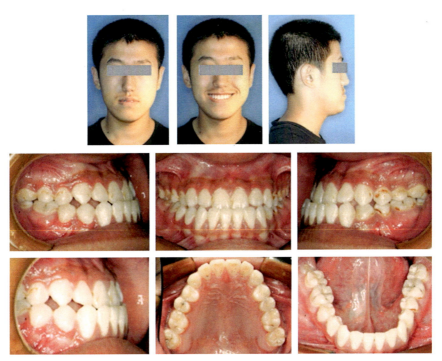

图 5-23 矫治前面像及口内像

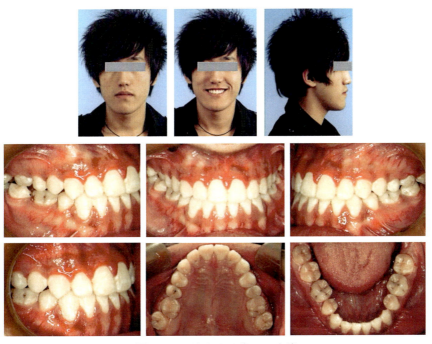

图 5-24 矫治后面像及口内像

结束矫治 2009-02-15

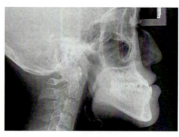 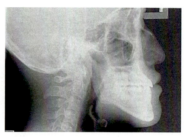

图 5-25　矫治前、后头颅侧位片

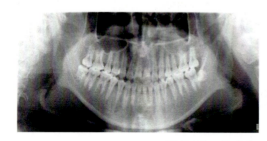 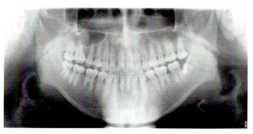

图 5-26　矫治前、后全口曲面体层片

（宁芳博士矫治　段银钟指导）

矫治体会

1. 正颌手术是治疗Ⅲ类骨面型的有效手段，但是创伤较大，费用高，技术要求高。

2. 在一些特定环境或者特定病例中，采用掩饰性拔牙治疗的正畸方法治疗Ⅲ类骨面型可以取得不错的效果。

3. 利用拔除34、44，充分内收下颌前牙，建立上下前牙正常的覆𬌗、覆盖关系，可以解决一部分Ⅲ类骨面型患者的问题，并且具有良好效果。

4. 为防止复发，此类患者应该矫枉过正建立深覆𬌗，并且加长保持时间。

5. 在内收下颌前牙时，为防止下前牙出现舌倾，应注意以下几点：①内收时使用不锈钢方丝；②可稍加转矩；③内收不可过快；④使用力值不要过大；⑤边收边观察。

（二）上颌拔除埋伏第二前磨牙矫治

病情简述

姓名：杨 ×　**年龄**：10 岁　**性别**：男

主诉：地包天求矫治。

软组织侧貌：凹面型。

检查：混合牙列，7V 滞留，33 萌出不全，前牙反𬌗。上下中线基本居中对齐。上牙列有潜在性拥挤，上颌第 2 前磨牙埋藏阻生且无间隙容纳。无不良习惯。颞下颌关节无弹响和压痛。

矫治计划

1. Ⅰ期前方牵引纠正反𬌗；
2. 反𬌗纠正后视情况进行Ⅱ期矫治；
3. Ⅱ期治疗时，由于 15、25 埋藏阻生，根据治疗需要拔除 15、25；
4. 最终建立磨牙完全Ⅱ类咬合关系，尖牙为中性关系。

拔牙依据

矫治Ⅲ类错𬌗一般不选择拔牙矫治。

该患者纠正反𬌗之后，出现了严重拥挤。

患者 15、25 阻生，拔除 15、25 可以降低治疗难度，缩短治疗时间。

矫治过程

1. 面具前方牵引 4~6 个月解决反𬌗；
2. 拔除埋伏阻生的上颌第二前磨牙，排齐整平牙列；
3. 调整双侧的磨牙关系为完全的Ⅱ类咬合关系；
4. 常规保持。

矫治疗效

矫治前、后患者的面像及口内像见图 5-27、5-28。矫治前、后的影像学检查结果见图 5-29、5-30。

开始矫治 2008-11-21

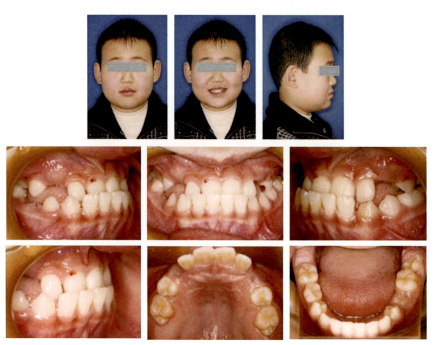

图 5-27　矫治前面像及口内像

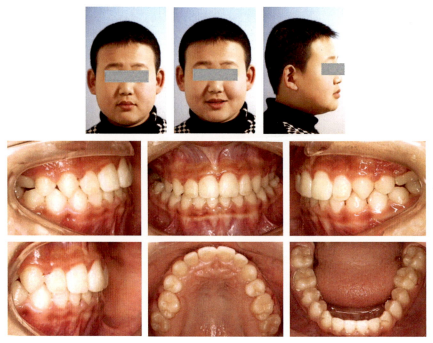

图 5-28　矫治后面像及口内像

结束矫治 2010-03-28

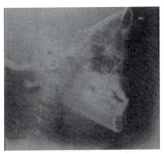
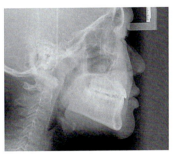

图 5-29 矫治前、后头颅侧位片

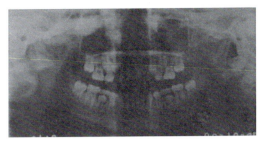
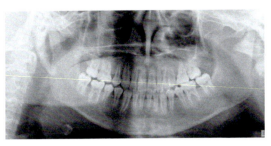

图 5-30 矫治前、后全口曲面体层片

（高原博士矫治　段银钟指导）

矫治体会

1. 生长发育期儿童反𬌗的治疗应该及早进行，可以较大幅度改善患者的侧貌外形。

2. 替牙列患者的治疗也是应该尽早实施矫治解决反𬌗问题。其余牙性问题可待后期解决。

3. 反𬌗纠正后，牙性问题相对比较容易处理，此例患者就可以通过拔除 15、25 达到快速治疗的目的。反𬌗的病例，上颌尽量不拔牙，牙齿的减少对颌骨的发育将产生不利的影响。该患者情况特殊，上颌第二前磨牙埋伏阻生，拔除是有理由的。

（三）拔除下颌第二磨牙矫治骨性反𬌗

病情简述

姓名：李×　**年龄**：14岁　**性别**：男

主诉：地包天求矫治。

软组织侧貌：凹面型。

牙列检查：恒牙列，磨牙呈近中关系。上颌切牙与下颌尖牙呈反𬌗，右侧切牙对刃𬌗，反覆𬌗、反覆盖均浅。上颌中线基本居中对齐，下颌中线左偏2mm。上下牙列轻度拥挤。无不良习惯。颞下颌关节无弹响压痛。

矫治计划

1. 拔除37、47，待38、48萌出代替37、47；
2. 利用拔牙间隙，依次推下颌后牙向远中；
3. 最终建立磨牙中性关系，尖牙中性关系。

拔牙依据

拔除37、47，可为远中移动36、46创造间隙；

便于解决Ⅲ类关系变成Ⅰ类咬合关系；

促进上颌发育，控制下颌的生长发育；

使Ⅲ类骨面型朝向Ⅰ类骨面型发展。

矫治过程

1. 拔除37、47后1周开始矫治；
2. 序列Ni-Ti丝排齐整平上、下牙列；
3. 0.45mm直径不锈钢圆丝，头帽口外弓推下颌磨牙远中移动；
4. 术中32、42远中T形曲配合Ⅲ类颌间牵引；
5. 术后常规保持。

矫治疗效

矫治前、后患者的面像及口内像见图5-31、5-32。矫治前、后的影像学检查结果见图5-33、5-34。

开始矫治 1999-08-12

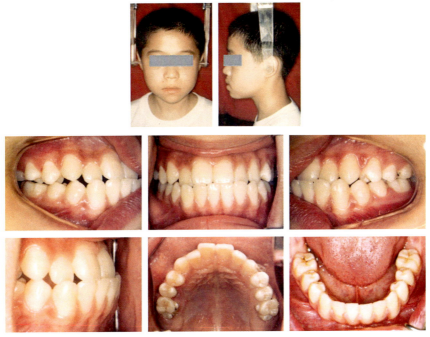

图 5-31　矫治前面像及口内像

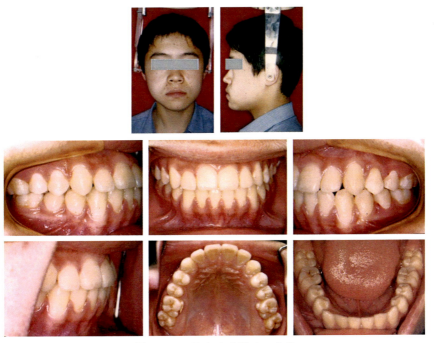

图 5-32　矫治后面像及口内像

结束矫治 2002-04-13

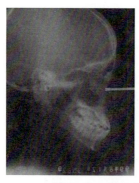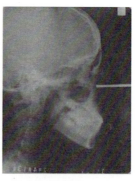

图 5-33　矫治前、后头颅侧位片

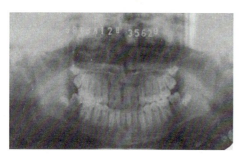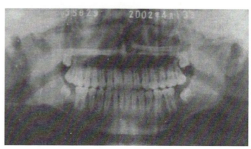

图 5-34　矫治前、后全口曲面体层片

（杜英硕士矫治　段银钟指导）

矫治体会

1. 拔牙牙位的选择可以灵活多变，在以矫治目标为导向的前提下，可供选择拔除的牙位很多。

2. Ⅲ类患者的治疗需要为下颌牙齿提供远移的空间。无论是拔除下颌前磨牙还是下颌磨牙都可以提供远移空间。

3. 下颌第二磨牙拔除以后，不但为远移下颌牙齿创造空间，而且便于临床操作。

4. 此方法的关键是下颌第一磨牙的成功远移，由Ⅲ类磨牙关系改变为Ⅰ类咬合关系。尤为重要的是通过大量牙齿的移动，可促进颌骨的改建。

5. 有些病例下颌第三磨牙自行调整为第二磨牙不尽如人意，这时可正畸协助治疗。

（四）拔38、48后前牵加Ⅲ类颌间牵引矫治骨性反𬌗

病情简述

姓名：安× 年龄：17岁 性别：女
主诉：地包天求矫治。
软组织侧貌：凹面型。
检查：恒牙列，磨牙呈近中关系，尖牙呈近中关系。右侧上颌切牙、左侧上颌第一前磨牙反𬌗。上下中线基本居中。上下牙列轻度拥挤。有吐舌习惯。颞下颌关节无弹响压痛。

矫治计划

1. 上颌Screw快速扩弓+前方牵引；
2. 晚间佩戴前牵器前牵上颌骨；
3. 白天配合Ⅲ类牵引，促进上颌发育，抑制下颌发育；
4. 实施矫治前先拔除38、48。

拔牙依据

拔除38、48，可以解除38、48萌出时向近中挤压下颌牙齿的趋势，可以部分抑制下颌骨生长发育。

为矫治Ⅲ类错𬌗提供保障。

矫治过程

1. 佩戴上颌Screw+固定前牵装置，夜间面具前牵；
2. 下颌制作𬌗垫打开咬合，并于33、43近中埋拉钩，白天口内Ⅲ类颌间牵引；
3. 前牵结束上颌、下颌粘接固定矫治器，继续实施Ⅲ类颌间牵引；
4. 后期可依据咬合行短Ⅲ类颌间牵引和上、下颌牙齿的垂直牵引；
5. 排齐整平牙列固定矫治器保持，后换用压膜保持器保持。

矫治疗效

矫治前、后患者的面像及口内像见图5-35、5-36。矫治前、后的影像学检查结果见图5-37、5-38。

开始矫治 2006-01-25

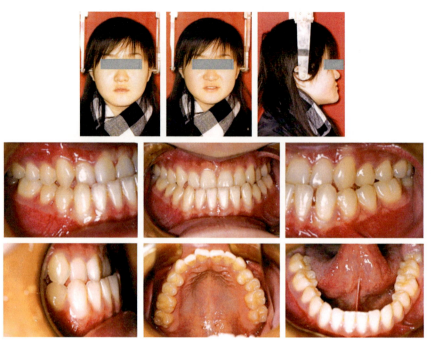

图 5-35　矫治前面像及口内像

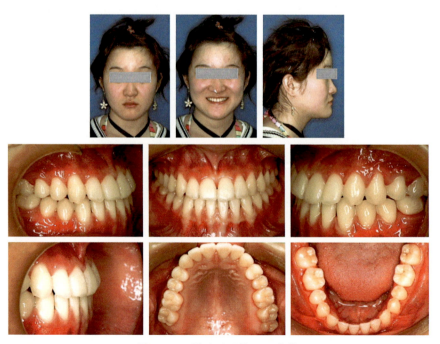

图 5-36　矫治后面像及口内像

结束矫治 2008-12-07

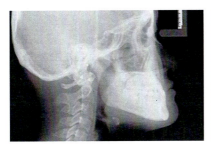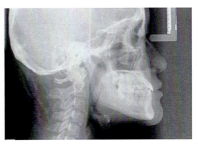

图 5-37 矫治前、后头颅侧位片

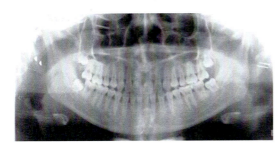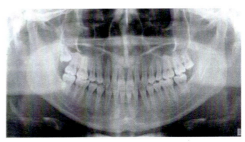

图 5-38 矫治前、后全口曲面体层片

（刘茜硕士矫治　段银钟指导）

矫治体会

1. 生长发育后期的患者，通过持续重力的牵引，前牵作用仍可获得一定的效果。

2. 早期使用固定前牵，效果可靠。白天下颌𬌗垫既能提供Ⅲ类颌间牵引，还可消除咬合干扰。

3. 后期换用上颌、下颌固定矫治器，一方面可巩固前牵的效果，另外还可进一步提高矫治质量。

4. 活动矫治器与固定矫治器联合使用前牵与Ⅲ类颌间牵引交替使用是治疗疑难错𬌗病例的重要手段。

5. 此患者已17岁，但仍可通过前牵取得一定的疗效，应强调的是所使用的力值较常规为大，力值可达800~1000g。

（五）下颌 SSRO 手术前拔除 4 个第三磨牙

病情简述

姓名：张× **年龄**：34 岁 **性别**：女

主诉：地包天求矫治。

软组织侧貌：凹面型。

牙列检查：恒牙列，磨牙呈近中关系，26 为残根，前牙反𬌗。上颌中线基本居中，下颌中线右偏 3mm。上下牙列轻度拥挤。无不良习惯。颞下颌关节无弹响和压痛。

矫治计划

1. 拔除 18、26、28、38、48，其中 26 为残根；
2. 保留间隙做义齿修复；
3. 利用上颌拔牙间隙排齐牙列；
4. 建议正颌手术，下颌采用升支劈开后退术；
5. 最终建立磨牙、尖牙中性关系。

拔牙依据

拔除 18、28、38、48，可以为正畸正颌治疗创造条件，重要的是可以保障手术顺利实施。

26 为残根，已不可保存故拔除。

上颌、下颌第三磨牙恰好在截骨的位置上，如果截骨时牙齿断碎，将影响伤口愈合，一般建议在术前 3~4 个月前将其拔除。

矫治过程

1. 拔除 18、26、28、38、48；
2. 序列 Ni-Ti 丝排齐整平牙列；
3. 利用 26 间隙内收上颌牙齿，上下颌前牙去代偿；
4. 术前准备完毕实施正颌手术；
5. 术后颌间牵引，咬合调整，确保牙齿尖窝关系良好；
6. 固定修复 26。

矫治疗效

矫治前、后患者的面像及口内像见图 5-39、5-40。正颌手术前、后 X 线片见图 5-41。矫治前、后的影像学检查结果见图 5-42、5-43。

开始矫治 2006-08-28

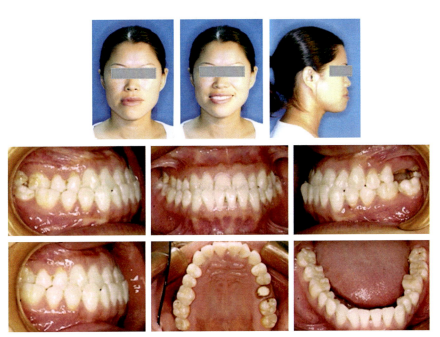

图 5-39　矫治前面像及口内像

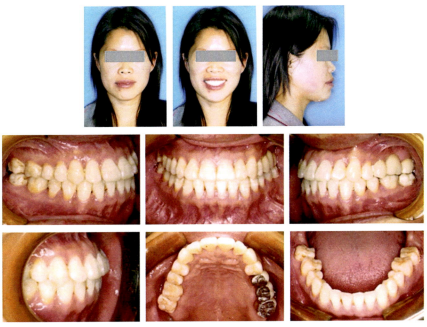

图 5-40　矫治后面像及口内像

结束矫治 2007-04-26

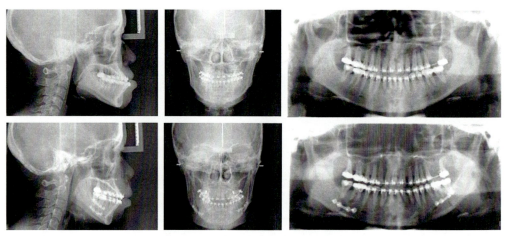

图 5-41　正颌手术前、后 X 线片

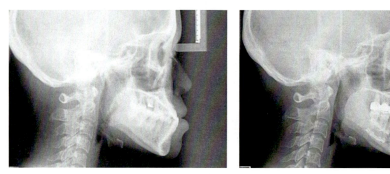

图 5-42　矫治前、后头颅侧位片

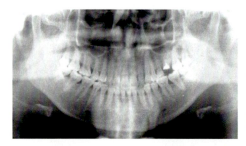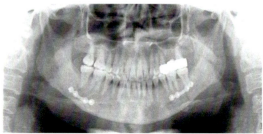

图 5-43　矫治前、后全口曲面体层片

（夜文敏博士矫治　段银钟指导）

矫治体会

1. 对于年龄超过生长发育期，Ⅲ类骨面型比较严重的病例，正颌手术是有效治疗手段。

2. 手术前常规去代偿，以便手术时获得良好咬合关系和面型美学效果。

3. 正颌手术后应该进行颌间牵引，以便维持良好的尖窝咬合关系。

4. 为了达到治疗目的，可以正畸－正颌－修复联合治疗。

5. 为了手术伤口顺利愈合，建议手术前 3~4 个月应拔除影响手术的第三磨牙。

（六）成人代偿性拔除下颌2个前磨牙矫治骨性反𬌗

病情简述

姓名：安×× **年龄**：25岁 **性别**：女

主诉：咬合不良求矫治。

软组织侧貌：凹面型。

牙列检查：恒牙列，磨牙呈近中关系，尖牙呈近中关系。双侧上颌第二前磨牙与下颌第一磨牙反𬌗，反覆𬌗、反覆盖程度较轻。下前牙舌侧倾斜。上颌中线右偏约1mm，下颌中线左偏约2mm。上牙列轻度拥挤，下牙列中度拥挤。无不良习惯。颞下颌关节无弹响压痛。

矫治计划

1. 拔除35、44；
2. 排齐整平上下牙列；
3. 上颌扩大牙弓；
4. 下颌利用拔牙间隙缩小下牙弓，调正中线；
5. 最终建立磨牙完全近中关系，尖牙中性关系。

拔牙依据

拔除下颌前磨牙，可为内收下颌前牙创造间隙，解决Ⅲ类关系。

因患者右侧磨牙关系已经完全近中，而前牙区拥挤较重故拔除44。

左侧磨牙关系并非完全近中关系，需要调整下颌磨牙近中移动，故拔除35。

上颌牙列基本整齐，不再需要拔牙。

矫治过程

1. 拔除35、44；
2. 序列Ni-Ti丝排齐整平牙列；
3. 0.017英寸×0.025英寸不锈钢方丝弯闭隙曲内收下颌前牙；
4. 进一步调整上、下牙齿的尖窝关系；
5. 磨牙达到完全Ⅲ类关系，尖牙达中性关系开始保持；
6. 固定矫治器保持4个月后，换压膜式保持器保持2年，定期复诊。

矫治疗效

矫治前、后患者的面像及口内像见图5-44、5-45。矫治前、后的影像学检查结果见图5-46、5-47。

开始矫治 2007-10-15

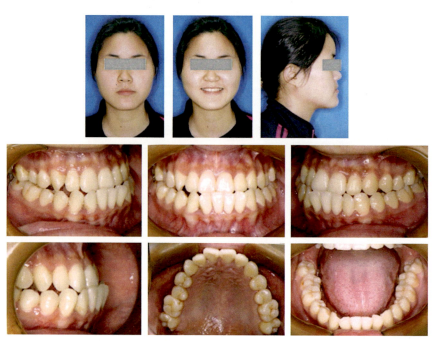

图 5-44　矫治前面像及口内像

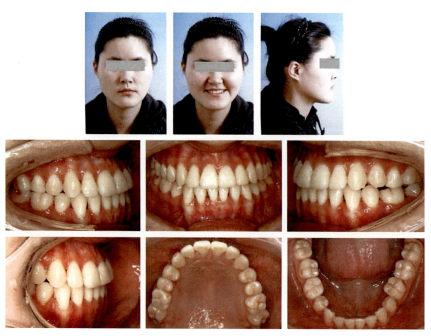

图 5-45　矫治后面像及口内像

结束矫治 2009-12-08

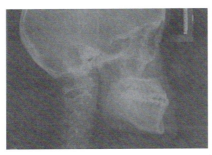
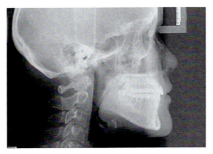

图 5-46 矫治前、后头颅侧位片

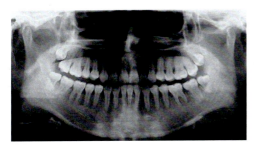
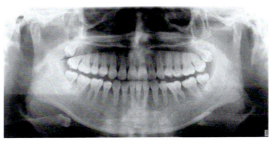

图 5-47 矫治前、后全口曲面体层片

(曾照斌博士矫治　段银钟指导)

矫治体会

1. 如同上颌深覆盖Ⅱ类患者可拔除上颌第一前磨牙建立磨牙完全Ⅱ类关系一样，Ⅲ类患者有时可以拔除下颌双侧前磨牙建立磨牙完全Ⅲ类关系。

2. 内收下颌前牙时应该保护磨牙支抗，避免下颌后牙过度前移，最终无法解除反𬌗关系。

3. 选择拔除第一前磨牙还是第二前磨牙，可以灵活掌握，根据磨牙咬合关系和治疗目标来决定。

4. 治疗过程中咬合关系调整较大，结束正畸治疗前应选择性调𬌗。

（七）拔除上颌第一前磨牙有利正颌手术前移上颌骨

病情简述

姓名：张×　年龄：15岁　性别：女

主诉：地包天下颌偏斜求矫治。

软组织侧貌：凹面型。

牙列检查：恒牙列，磨牙呈中性关系，23弓外牙，前牙反𬌗。下中线偏右。上颌牙列重度拥挤，下颌牙列轻度拥挤。无不良习惯。颞下颌关节无弹响和压痛。

矫治计划

1. 正畸-正颌联合矫治，建议下颌向右侧旋转并后退；

2. 排齐下牙列实施去代偿；

3. 拔除14、24，排齐上牙列，内收上前牙，纠正上颌中线；

4. 分次拔除18、28、38、48；

5. 最终建立磨牙Ⅱ类关系，尖牙中性关系。

拔牙依据

拔除14、24，可为上颌拥挤排齐提供空间。

为了正颌手术操作方便，分次拔除18、28、38、48。

上颌拔牙是实行正畸-正颌治疗时所选择的方案，可以去代偿，为手术更好的疗效提供必要的条件。

矫治过程

1. 分次拔除14、18、24、38、48；

2. 序列Ni-Ti丝排齐整平牙列，去代偿；

3. 0.45mm直径不锈钢圆丝关闭拔牙间隙；

4. 下颌实施SSRO手术；

5. 正颌手术后颌间牵引，调整尖窝关系；

6. 保持。

矫治疗效

矫治前、后患者的面像及口内像见图5-48、5-49。矫治前、后的影像学检查结果见图5-50、5-51、5-52。

开始矫治 2005-08-14

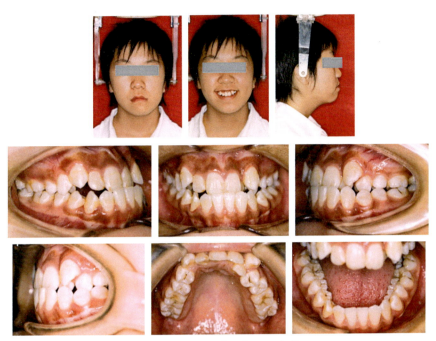

图 5-48 矫治前面像及口内像

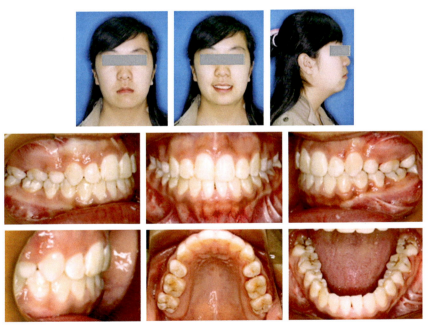

图 5-49 矫治后面像及口内像

结束矫治 2008-04-07

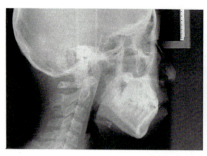
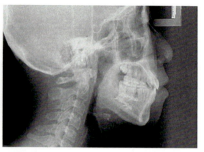

图 5-50　矫治前、后头颅侧位片

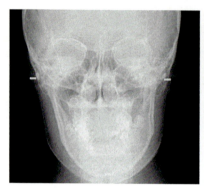
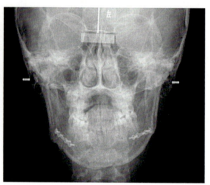

图 5-51　矫治前、后头颅后前位片

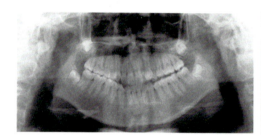
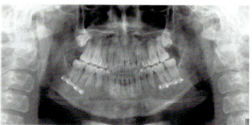

图 5-52　矫治前、后全口曲面体层片

（霍娜博士矫治　段银钟指导）

矫治体会

1. 矫治偏𬌗严重的患者，正畸-正颌联合治疗可以获得良好效果。

2. 术前正畸的内容和预计手术的模式是正畸、正颌小组共同商定的。

3. 术前正畸的目的是去除代偿，为手术中搭建咬合关系创造条件。

4. 为了解决上颌拥挤问题，可以常规拔除上颌第一前磨牙，排齐牙列。

5. 术后正畸进行精细调整，建立良好的尖窝关系。

6. 正畸所做的一切均是为正颌手术服务的。

（八）成人前牵联合拔除下颌第三磨牙Ⅲ类颌间牵引

病情简述

姓名：曹×　**年龄**：26岁　**性别**：女

主诉：地包天、牙齿不齐求矫治。

软组织侧貌：直面型。

牙列检查：恒牙列，磨牙呈近中关系，上颌15、14、12、11、21、22与下颌31、32、33、41、42、43、44、45、46呈反𬌗，下颌可退至对刃咬合。上颌中线基本居中，下颌中线右偏2mm。上牙列重度拥挤，下牙列轻度拥挤。无不良习惯。颞下颌关节有弹响无压痛。

矫治计划

1. 拔除38、48；
2. 配合𬌗垫，序列Ni-Ti丝排齐上下颌牙列；
3. 实施Ⅲ类颌间牵引，调整磨牙关系；
4. 最终建立磨牙、尖牙中性关系。

拔牙依据

拔除38、48有利于正畸临床矫治，有利于手术断骨，可以避免智齿近中移动，有利于术后的稳定性。

矫治过程

1. 拔除下颌第三磨牙；
2. 序列Ni-Ti丝排齐整平牙列；
3. 实施Ⅲ类颌间牵引；
4. 进一步调整上、下牙齿的尖窝关系，短Ⅲ类牵引和垂直牵引；
5. 按常规方式进行保持。

矫治疗效

矫治前、后患者的面像及口内像见图5-53、5-54。矫治前、后的影像学检查结果见图5-55、5-56。

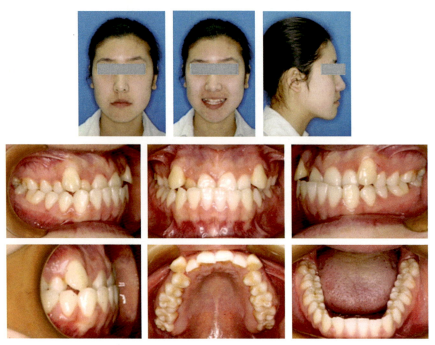

图 5-53　矫治前面像及口内像

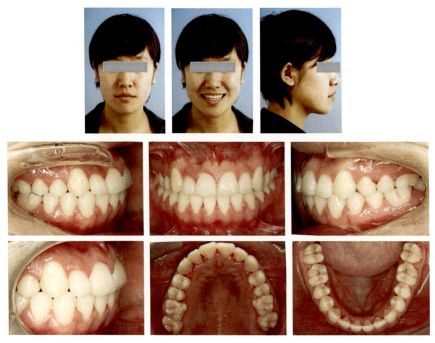

图 5-54　矫治后面像及口内像

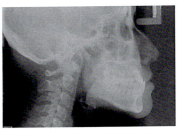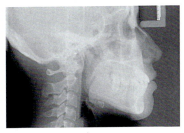

图 5-55　矫治前、后头颅侧位片

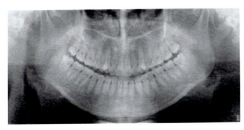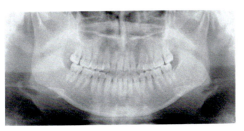

图 5-56　矫治前、后全口曲面体层片

（田美玉博士矫治　段银钟指导）

矫治体会

1. 非拔牙矫治可以取得良好的咬合关系，缩短治疗时间，Ⅲ类错𬌗病例尽量考虑非拔牙矫治。

2. 功能性或者牙性Ⅲ类关系，矫治较为容易，可以获得良好效果。

3. 拔除下颌智齿可以减小正畸临床矫治难度，并且可以避免智齿近中移动造成的风险。

4. 拔除下颌智齿可以提高矫治后的稳定性，防止畸形复发。

5. 拔除第三磨牙有利于外科手术断骨。

三、拔除1个牙矫治Ⅲ类错𬌗

（一）拔除下颌1个中切牙矫治轻度骨性反𬌗

> **病情简述**

姓名：岳×× **年龄**：26岁 **性别**：女
主诉：牙齿不齐求矫治。
软组织侧貌：凹面型。
牙列检查：恒牙列，磨牙呈近中关系，右侧尖牙呈近中关系，左侧尖牙呈中性关系。上颌12、11、21与下颌31、32、41、42、43呈反𬌗，22与33呈对刃𬌗，17、18与48呈反𬌗。上中线基本居中对齐，下颌中线偏右。上下牙列中度拥挤。无不良习惯。颞下颌关节弹响。

> **矫治计划**

1. 拔除31，解除下前牙拥挤；
2. 唇展上前牙，纠正前牙反𬌗，并增加前牙覆𬌗；
3. 最终建立前牙正常覆𬌗、覆盖关系。

> **拔牙依据**

拔除31，不但可以解决下前牙拥挤，而且可以为上下颌前牙建立正常覆𬌗、覆盖关系建立条件。

> **矫治过程**

1. 拔除31；
2. 序列Ni-Ti丝排齐整平上、下牙列；
3. 0.45mm直径不锈钢圆丝调整磨牙和尖牙关系；
4. 下颌用皮链关闭拔牙间隙；
5. 术后常规保持。

> **矫治疗效**

矫治前、后患者的面像及口内像见图5-57、5-58。矫治前、后的影像学检查结果见图5-59、5-60。

开始矫治 2000-12-15

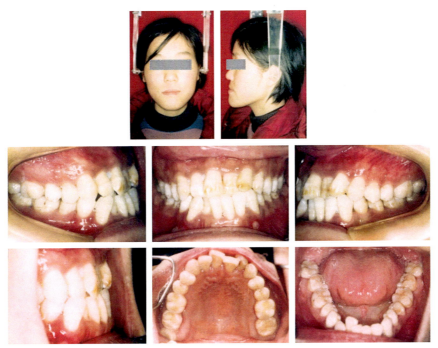

图 5-57 矫治前面像及口内像

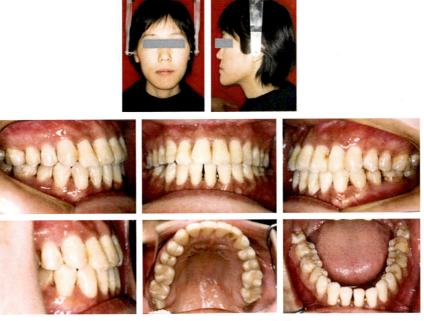

图 5-58 矫治后面像及口内像

结束矫治 2002-04-04

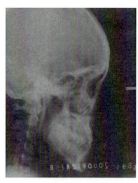 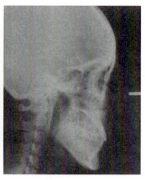

图 5-59 矫治前、后头颅侧位片

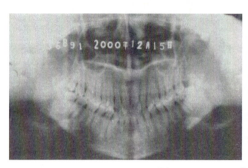 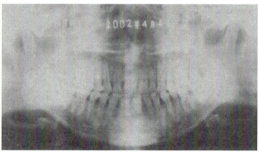

图 5-60 矫治前、后全口曲面体层片

（杜英硕士矫治　段银钟指导）

矫治体会

1. 前牙对刃咬合或者轻微反𬌗时可以利用拔除 31 的方法获得下颌空间，关闭下颌拔牙间隙以后可以建立正常前牙覆𬌗、覆盖关系。

2. 拔除 31 直接有效，操作简单，可用于简单对刃咬合病例的治疗。

3. 如下颌不拔牙，唇展下颌前牙解除拥挤可使反𬌗加重，上颌再唇展将会出现散隙。

4. 下颌拔牙间隙关闭后，有时会产生牙间的三角间隙（有人称"黑三角"）影响美观，应向患者提前说明。

（二）骨性Ⅲ类双期矫治——前牵联合拔1个下颌中切牙矫治

病情简述

姓名：张×　年龄：9岁　性别：女

主诉：反𬌗求矫治。

软组织侧貌：凹面型。

牙列检查：替牙列，磨牙呈近中关系，上颌12、11、21、22与下颌的31、32、7Ⅲ、41、42、8Ⅲ呈反𬌗。上下颌中线基本对齐。上下牙列轻度拥挤。无不良习惯。颞下颌关节无弹响和压痛。

矫治计划

1. 上颌前方牵引；

2. 拔除31，利用拔牙间隙，建立上下前牙正常覆𬌗、覆盖关系；

3. 最终建立磨牙、尖牙中性关系。

拔牙依据

前牵已取得部分疗效但上颌仍达不到预期结果，可借助下颌代偿性拔牙解决反𬌗。

拔除31，有利于下颌获得间隙内收下颌前牙，缩小下牙弓，建立上下前牙正常覆𬌗、覆盖关系。

矫治过程

1. 佩戴上颌前牵矫治器；

2. 上颌使用多用弓唇展上颌前牙；

3. 上、下颌Ⅲ类颌间牵引；

4. 下颌拔除1颗切牙后，关闭拔牙间隙，排齐整平牙弓；

5. 治疗全过程促进上颌发育，抑制下颌生长发育。

矫治疗效

矫治前、中、后患者的面像及口内像见图5-61、5-62、5-63。矫治前、后的影像学检查结果见图5-64、5-65。

开始矫治 1999-03-28

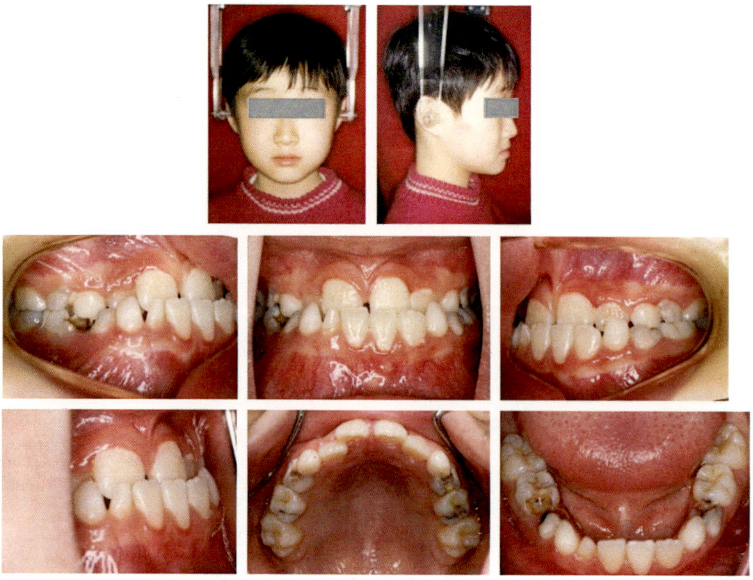

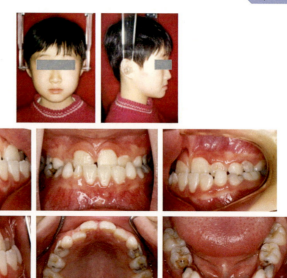

图 5-61 矫治前面像及口内像

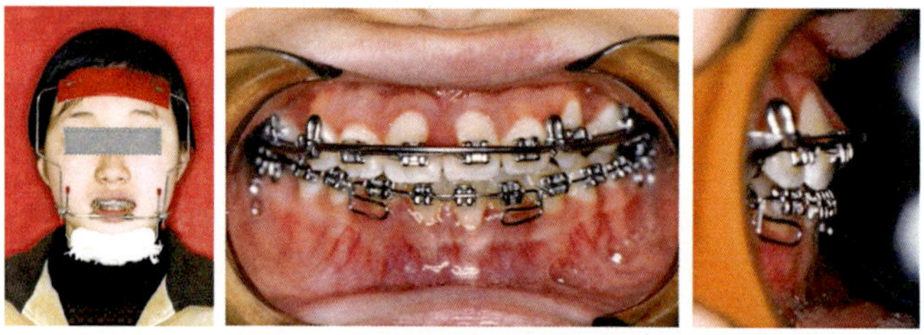

图 5-62 矫治中面像及口内像

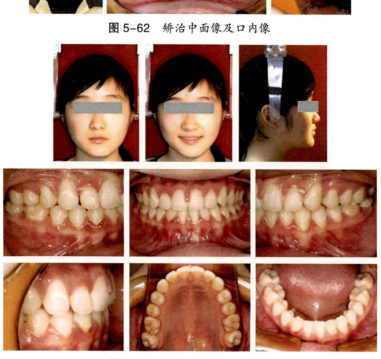

图 5-63 矫治后面像及口内像

结束矫治 2006-04-08

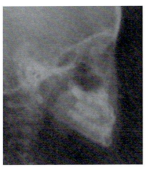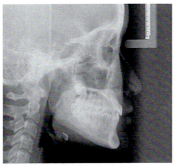

图 5-64 矫治前、后头颅侧位片

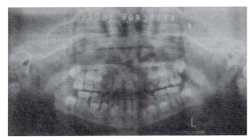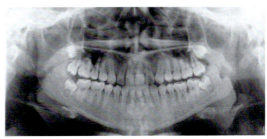

图 5-65 矫治前、后全口曲面体层片

（邓邦莲硕士矫治　段银钟指导）

矫治体会

1. 替牙列期矫治，需要明确矫治目标。医生应清楚每一期矫治后达到什么效果，并且要向患者进行很好的沟通。

2. 替牙列时期的矫治有时是一个长期的过程，治疗一段时间，然后可能需要停止一段时间再继续治疗。

3. 早期发现，早期治疗是反𬌗治疗取得良好效果的关键。

4. 恰当使用各种矫治装置可以获得更好的治疗效果。

5. 骨性反𬌗的矫治，立足于非拔牙矫治，实施代偿性的拔牙实乃是无奈之举，其治疗结果虽然患者可接受，但治疗的疗效会大打折扣。

（三）拔1个下颌前磨牙矫治反𬌗伴偏𬌗

病情简述

姓名：蔡×　**年龄**：21岁　**性别**：男

主诉：牙不齐下巴歪求矫治。

软组织侧貌：直面型。

牙列检查：恒牙列，右侧磨牙呈远中关系，左侧磨牙呈中性关系，12腭移位，12与41、42呈反𬌗，25颊移位与35呈正锁𬌗，37已拔除。下颌向右侧偏斜，偏𬌗。上下牙列轻度拥挤。无不良习惯。颞下颌关节无弹响和压痛。

矫治计划

1. 患者偏𬌗畸形，但是拒绝手术，因此只行代偿性正畸治疗；
2. 为纠正偏𬌗，拔除14，建立右侧磨牙Ⅱ类关系，尖牙中性关系；
3. 纠正12与41、42的反𬌗；
4. 左侧建立磨牙、尖牙中性关系。

拔牙依据

拔除14，可以解决上颌拥挤，为排齐牙齿提供间隙。

拔除14，可以纠正上颌中线，取到美观作用。

拔除14，可部分起到掩饰下颌偏斜的效果。

矫治过程

1. 拔除14；
2. 序列Ni-Ti丝排齐整平牙列；
3. 0.017英寸×0.025英寸不锈钢方丝借橡皮链远移13；
4. 0.017英寸×0.025英寸不锈钢方丝弯闭隙曲内收上颌前牙；
5. 调整上下颌牙齿尖窝关系；
6. 保持并斜行牵引。

矫治疗效

矫治前、后患者的面像及口内像见图5-66、5-67，矫治后保持器口内像见图5-68。矫治前、后的影像学检查结果见图5-69、5-70、5-71。

开始矫治 2000-10-20

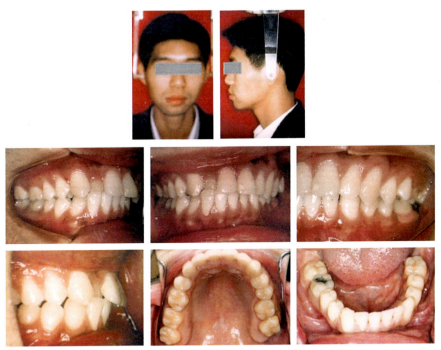

图 5-66 矫治前面像及口内像

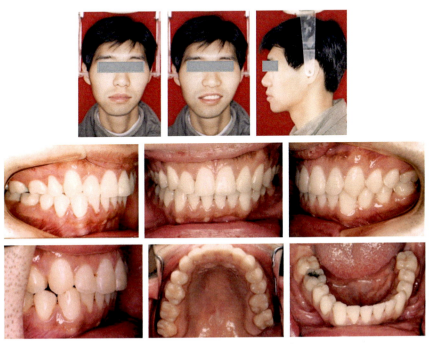

图 5-67 矫治后面像及口内像

结束矫治 2003-02-23

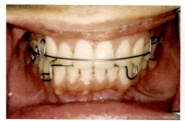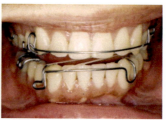

图 5-68　矫治后保持器口内像

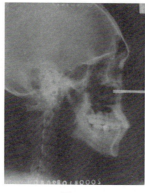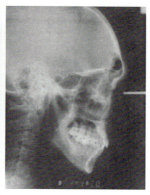

图 5-69　矫治前、后头颅侧位片

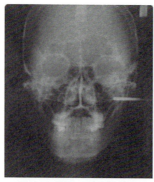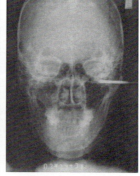

图 5-70　矫治前、后头颅后前位片

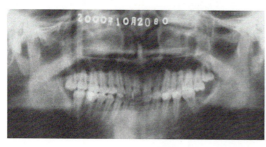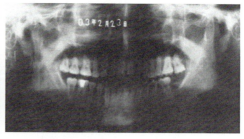

图 5-71　矫治前、后全口曲面体层片

（刘红博士矫治　段银钟指导）

矫治体会

1. 对于不接受手术的患者，可以采取单独正畸的方法解决部分问题。应该注意的是治疗开始前应该和患者充分沟通，使其意识到手术和非手术的优点与缺点。

2. 有时为了纠正中线偏斜的问题，单侧拔除前磨牙可获得良好效果。

3. 不对称拔牙病例中，灵活的应用支抗是治疗效果好坏的关键。术中可以利用颌间斜牵等办法解决问题。

4. 保持器上继续使用斜行牵引可以稳固治疗效果。

5. 骨性反𬌗伴偏𬌗的患者，手术治疗是正确的选择。

6. 对手术恐惧者采取正畸矫治，实则无奈之举，治疗的结果不尽人意，此点必须让患者充分理解。

四、安氏Ⅲ类骨性反𬌗的双期矫治

什么是Ⅲ类骨性反𬌗的双期矫治？对于生长发育期的骨性Ⅲ类错𬌗畸形，早期采用生长改良的方式，要么促进上颌骨的生长发育，要么抑制过度生长的下颌，尝试减轻骨性畸形的程度，为进一步的牙齿方面的矫治奠定一定的基础。这就是所谓的Ⅲ类骨性反𬌗的Ⅰ期矫治。Ⅰ期矫治主要是针对骨骼发育方面的问题，采用颌骨的矫形治疗。许多学者证明，促进上颌发育不良的矫形治疗有明显的疗效，而抑制发育过度的下颌难度很大，不易获得满意的疗效。

Ⅰ期矫治结束后，在骨矫形的基础上再使用方丝弓或直丝弓技术对牙齿进行全面、系统的矫治，如解决牙弓宽度方面的问题，解决牙列拥挤的问题，进一步改善矢状方向的不调，进一步使上下牙齿更好的尖窝相对，发挥更大的咀嚼效能，改善咬合曲线等。所有上述这些工作统称Ⅲ类错𬌗的Ⅱ期矫治。如果一个患者既经历了Ⅰ期矫治，又经历了Ⅱ期矫治，无论这两个过程是否连贯，或者间隔数年，统称为Ⅲ类骨性反𬌗的双期矫治。

（一）Ⅲ类骨性反𬌗Ⅰ期矫治

1. Ⅲ类骨性反𬌗Ⅰ期矫治的目的

Ⅰ期矫治主要是针对骨骼的，所以又称颌骨的矫形治疗。总结起来Ⅲ类骨性反𬌗Ⅰ期矫治的主要目的有：

（1）充分利用生长发育的潜力，实施颌骨的生长改良；

（2）促进上颌骨的生长和发育；

（3）抑制下颌骨的生长；

（4）通过颌骨矫形，减轻和缩小上下颌骨间的不协调程度；

（5）为Ⅱ期全面系统地矫治创造条件和奠定基础；

（6）改变下颌生长发育的方向，使下颌向后下旋转；

（7）在颌骨生长改良的同时，也常伴有牙齿的有利移动；

（8）促进心理健康发育，防止心理自闭和性格自卑；

（9）减少后期可能实施手术的比例。

既然Ⅰ期矫治是针对骨骼的，一旦达到颌骨矫形治疗的目的，治疗可暂告一阶段。从这一意义上讲，Ⅰ期矫治有时又称阶段性矫治。不可长期配戴矫治器，否则将走向其反面，引起阻碍颌骨正常生长发育的负面作用。所以明智的有经验的正畸医生往往是"见好就收"，果断地停止治疗，牙齿方面的问题留待Ⅱ期矫治处理。

2. Ⅲ类骨性反𬌗Ⅰ期矫治的时机

Ⅲ类骨性反𬌗在正畸领域被称为"急症"。因此就诊时即刻进行矫治。可以在乳牙列期、混合牙列期和恒牙列期早期实施矫治，强调早期、有效的原则。Ⅲ类骨性反𬌗的成功矫治，年龄因素将决定预后和效果，生长发育高峰期前和正值生长发育的高峰期，是颌骨矫形治疗的较好时机。应该强调这样一种观点，即对骨性Ⅲ类错𬌗应不失时机地在生长发育的高峰前期和高峰期给予积极、正确的颌骨矫形治疗，大多数患者可以收到良好的治疗效果。具体而言女性在3.5~12岁；男性在3.5~15岁。

近年来作者对一些已超过生长发育期的青少年实施颌骨矫形，从总结的临床情况看，其治疗的结果是乐观的，虽说不能达到上述年龄组的疗效，但也的确达到了一定的颌骨矫形的作用。作者建议，对超过生长发育高峰期的青年患者，尤其是男性，可适当延长颌骨矫形治疗的年限，可以收到一定的临床效果（参见有关章节）。

3. Ⅲ类骨性反𬌗Ⅰ期矫治的适应证

（1）上颌发育不良导致的骨性反𬌗；

（2）下颌发育过度导致的骨性反𬌗（疗效较差）；

（3）试图改良上下颌骨的生长发育的速率与方向；

（4）早期骨性反𬌗伴下颌偏斜的患者（生长发育高峰期之前矫治）；

（5）骨性反𬌗合并开𬌗者；

（6）上颌骨或下颌骨已出现明显的畸形。

4. 骨性Ⅲ类反𬌗骨矫形治疗注意事项

（1）骨矫形针对骨骼，不要把精力和方法放在移动牙齿上；

（2）骨的矫形治疗应该加大力值强度，每侧应在600~1000g的力值范围；

（3）因为牙齿和颌骨受力较大，因此必须有牢固的固位力才能保障矫形治疗的顺利进行；

（4）强调配合，每天矫治器必须佩戴足够的时间，每天应不少于12h。疗效与戴用时间有直接关系；

（5）上颌前牵如能配合上颌快速扩弓疗效更佳；

（6）前方牵引如能联合Ⅲ类颌间牵引，疗效也会更佳；

（7）从临床经验的角度看，上颌矫治器与下颌的矫治器应该进行合理的配置。一般而言，上颌应用活动矫治器前牵，则下颌装配固定矫治器；上颌如用快速扩弓＋前牵，则下颌建议应用活动𬌗垫式矫治器，这样可在白天实施Ⅲ类颌间牵引，晚上进行前方牵引，可大大增强矫治的效果。

（二）Ⅲ类骨性反𬌗Ⅰ期矫治方法

Ⅲ类骨性反𬌗的Ⅰ期矫治，主要针对骨骼，临床上使用的方法也比较多，因为在本书其他相关章节中已有比较详尽的描述，为了减少重复，本文仅讲一些原则性的问题。

1. 上颌前方牵引

（1）上颌活动𬌗垫式矫治器实施前牵 该方法简便实用，疗效可靠。关键是要确保良好的固位效果，否则由于松脱而无法施力（图5-72）。

（2）上颌快速扩弓加前方牵引 后牙为反𬌗者，扩弓是为了改善后牙区的宽度不调；另外最重要的是松解颌骨的骨缝，便于前牵起作用，该装置允许应用较大的力值发挥矫治器的骨骼效应。

（3）上颌应用固定矫治器加舌弓实施

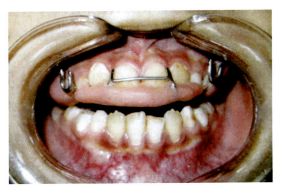

图 5-72 活动𬌗垫式前牵矫治器

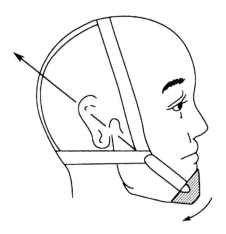

图 5-73 头帽颏兜矫治器

前方牵引 在固定矫治器上实施前牵，牙齿是直接受力者，应注意加强支抗，将上颌的牙弓列连续结扎，确保所有的牙齿整体受力，才能获得好的骨骼效应。

2. 下颌头帽颏兜牵引

对下颌发育过度引起的骨性反𬌗，矫治疗效不佳。尽管如此，临床上不应采取放弃治疗的态度，还是应该积极治疗。对这部分患者，其疗效主要取决于下颌骨的生长型。临床上的做法是折中治疗，即用颏兜抑制下颌生长发育的同时，上颌也可以配合进行前方牵引，但并非对所有患者都能起效。对于一些有明显的遗传因素，且生长发育型无法改变，下颌明显生长发育过度，且下颌骨在形态上已有显著的畸形的患者，已治疗相当一段时间证明无法取得疗效时，可放弃早期矫治，定期观察，适时实施手术矫治（图 5-73）。

3. 种植体支抗协助前方牵引

部分患者有先天缺牙或牙齿不宜做基牙，可在腭部打入种植体（On-plant），与矫治器合并应用协助前方牵引，也可在尖牙区的根尖部植入种植体支抗（Mini-implant），也能起到同样的作用。

（三）Ⅲ类骨性反𬌗Ⅱ期矫治

骨性Ⅲ类的Ⅱ期矫治，仅仅限于Ⅰ期矫治已明显见效，骨骼方面的生长发育改良已经明显有效，才能为Ⅱ期矫治创造条件。一旦Ⅰ期治疗不能获得很好的颌骨矫形作用，或者是已经放弃了Ⅰ期矫治，那么Ⅱ期矫治就无法有效实施，建议在成人期做正颌手术。

Ⅱ期矫治所采用的方法和预后与Ⅰ期矫治密切相关。如果Ⅰ期矫治比较成功和理想，Ⅱ期矫治大多能采用非拔牙矫治，就可获得高标准的治疗效果。有些患者尽管做了Ⅰ期矫治，由于受自身颌骨畸形的严重程度或遗传因素的影响，矫治仅仅起到了部分颌骨矫形的作用，那么在Ⅱ期治疗过程中，不得不采用拔牙进行掩饰性矫治。

1. 骨性Ⅲ类错𬌗Ⅱ期非拔牙矫治

临床上主要用Ⅲ类颌间牵引的方式，继续改善上下颌生长发育的不调，进一步促进上颌前牙的唇移，并刺激牙槽生长，改善侧貌外形。另外用固定矫治器施行各种垂直牵引，三角牵引，N 形牵引，W 形牵引，短的Ⅲ类牵引等措施，使上下颌后牙的牙尖关系达到理想的Ⅰ类关系。总的矫治原则贯穿于治疗全过程，即促进上颌发育，刺激牙槽生长，适宜的牙齿唇移，另外对下颌实施控制，抑制下颌生长，使下颌向后下旋转，对牙齿连续结扎，保持牙弓的形态。

2. 骨性Ⅲ类错𬌗Ⅱ期掩饰性的拔牙矫治

有多种掩饰性的拔牙矫治模式，主要依据患者自身的情况、颌骨畸形的严重程度、患者的年龄、软组织代偿情况、有无遗传因素等。患者面型起着决定性作用。

（1）面型较突且拥挤较为明显的患者可采用拔除4个第一前磨牙的模式进行矫治。没有特别需要说明的，与常规拔牙矫治的做法相似。

（2）如果患者上颌发育稍差，下颌前突比较明显，且磨牙关系为明显的Ⅲ类咬合关系，这时上颌不拔牙，仅拔除下颌两侧第一前磨牙或第二前磨牙即可，最终磨牙调整至完全Ⅲ类咬合关系，但尖牙可达Ⅰ类咬合关系，前牙的覆𬌗、覆盖正常。

（3）有专家主张拔除下颌的第二磨牙，前移下颌的第一磨牙向远中，使磨牙关系达到标准的Ⅰ类咬合，让第三磨牙自行调整至第二磨牙的位置。临床上取得了良好的效果。对一些边缘性骨性Ⅲ类的患者，避免了手术的痛苦，正畸治疗的疗效也不差。

（4）如遇到一侧为中性，一侧为Ⅲ类，且磨牙关系已无法达到理想的Ⅰ类咬合关系时，这时如果有下切牙的拥挤、重叠，且有扭转牙者，拔除一个下切牙，缩小下牙弓，使上下牙弓相对匹配得好些，改善前牙的覆𬌗、覆盖关系，此也不失为一种快捷的掩饰性拔牙方式。

（四）Ⅲ类骨性反𬌗双期矫治病例

病情简述

姓名： 李×× **年龄：** 10岁 **性别：** 女

主诉： 地包天求矫治。

软组织侧貌： 凹面型。

检查： 恒牙列期，磨牙为近中关系。前牙为反𬌗。前牙反覆𬌗较深。下颌牙可退至切对切咬合。上下颌中线基本居中。上牙列重试拥挤，下牙列轻度拥挤。15先天缺失，25埋伏阻生。无不良习惯。颞下颌关节无弹响和压痛。

矫治计划

1. Ⅰ期上颌前牵，上颌活动矫治器前方牵引；

2. Ⅱ期矫治，拔除埋伏的25，拔牙间隙用于解除拥挤；

3. 最终建立磨牙、尖牙完全Ⅱ类咬合关系。

拔牙依据

拔除25则去除埋藏阻生牙齿，可以减小正畸难度，缩短治疗疗程，另外还可对称牙弓。

拔牙可为纠正患者牙列拥挤错𬌗畸形提供间隙。

矫治过程

1. 面具前方牵引，纠正反𬌗后，Ⅰ期矫治结束；

2. Ⅱ期矫治，拔除埋伏的25；

3. 序列 Ni-Ti 丝排齐整平牙列；

4. 0.45mm 直径的不锈钢圆丝弯闭隙曲关闭拔牙间隙；

5. 进一步调整牙齿尖窝关系为完全的Ⅱ类咬合关系然后固定保持；

6. 固定保持器保持数月后换压膜式保持器保持。

> **矫治疗效**

矫治前、后患者的面像及口内像见图 5-74、5-75。矫治前后的影像学检查结果见图 5-76、5-77。

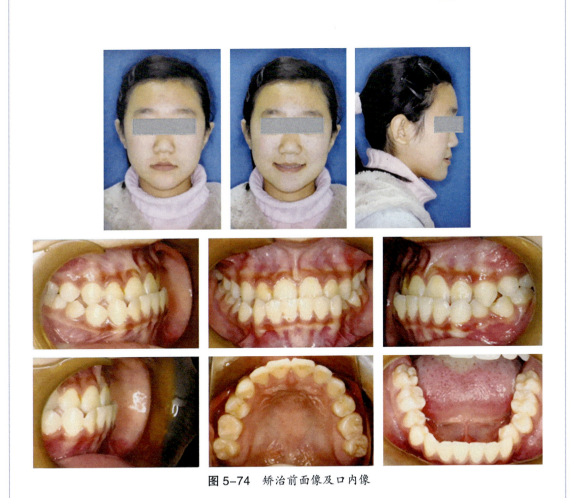

图 5-74　矫治前面像及口内像

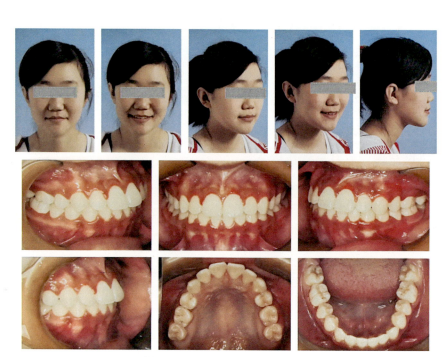

图 5-75　矫治后面像及口内像

结束矫治 2003-01-04

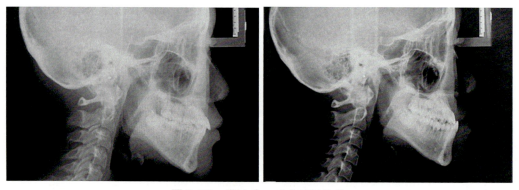

图 5-76　矫治前、后头颅侧位片

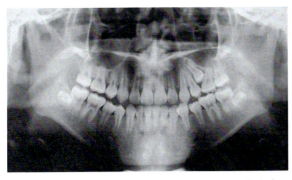
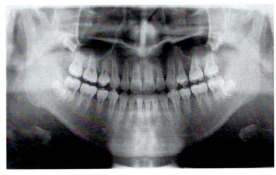

图 5-77　矫治前、后全口曲面体层片

（韩春博士矫治　段银钟指导）

矫治体会

1. 下颌可退至前牙切对切咬合，说明患者反𬌗有功能性因素，对矫治比较有利。

2. 因为影响面型发育，因此反𬌗应早期矫治。恒牙列早期可实施Ⅰ期矫治的方法，先解决骨性反𬌗问题。

3. 待牙齿萌出较完整后，使用固定矫治器治疗，选择性拔牙可以达到良好的治疗效果。

4. 术中拍摄X片，对于评估患者发育过程以及治疗过程都具有重要的作用。

（五）Ⅲ类骨性反𬌗双期矫治

病情简述

姓名：陈××　**年龄**：9岁　**性别**：女
主诉："地包天"，要求矫治。
检查：替牙期牙列，磨牙近中关系。上牙列较小，前牙反覆𬌗较浅，下颌无法退至对刃咬合。上下颌中线基本居中，上下牙列轻度拥挤，软组织侧貌为凹面型，颞下颌关节无弹响及压痛。

矫治计划

1. Ⅰ期矫治上颌前牵，在此基础上实施上下颌2×4矫治技术，纠正前牙反𬌗。

2. Ⅱ期矫治拔除4个第一前磨牙，用于纠正较突的面型。

3. 最终建立尖牙，磨牙中性咬合关系。

拔牙依据

拔除4个第一前磨牙，因为一期前牵后，23埋伏，面型有些前突，拔牙可为埋伏牙提供间隙以及改善面型。

矫治过程

1. 前方牵引器实施骨矫形纠正前牙反𬌗，Ⅰ期矫治结束；

2. Ⅱ期矫治拔除4个第一前磨牙固定矫治器矫治；

3. 序列Ni-Ti丝排齐牙列；

4. 内收前牙，关闭拔牙间隙；

5. 精细调整牙尖窝关系；

6. 下颌舌侧丝粘接保持上颌压膜保持器保持。

矫治疗效

矫治前、中、后患者的面像及口内像见图5-78、5-79、5-80、5-81、5-82、5-83。矫治前、后的影像学检查结果见图5-84、5-85。

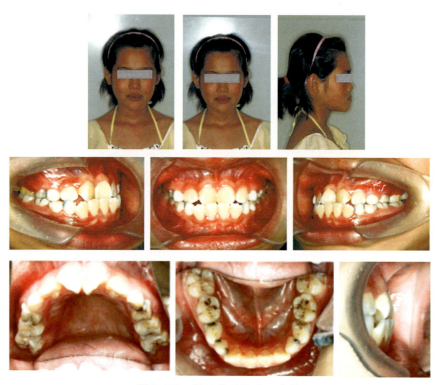

图 5-78 矫治前面像及口内像

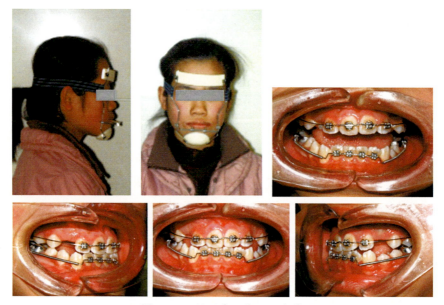

图 5-79 矫治中面像及口内像

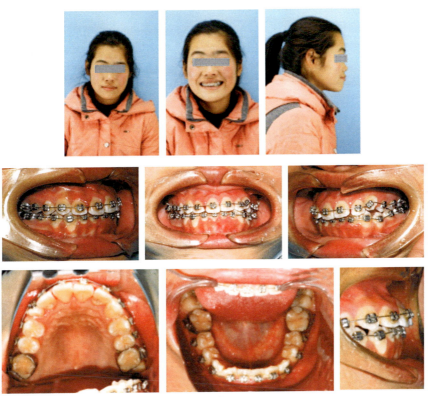

图 5-80 矫治中面像及口内像

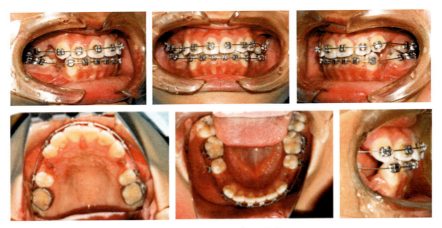

图 5-81 矫治中口内像

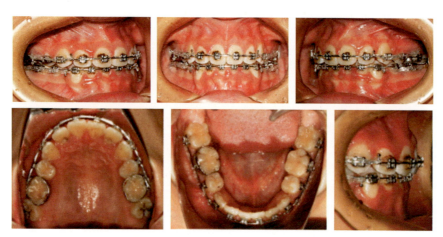

图 5-82 矫治中口内像

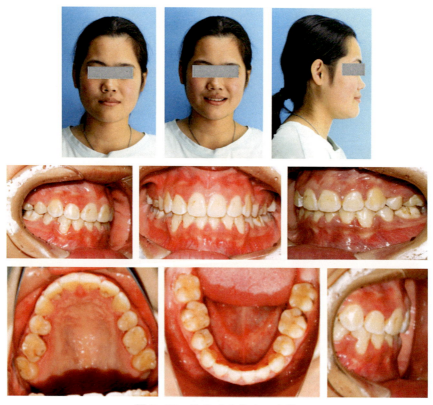

图 5-83 矫治后面像及口内像

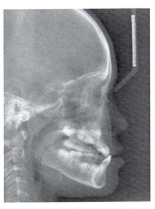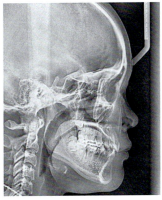

图 5-84 矫治前、后头颅侧位片

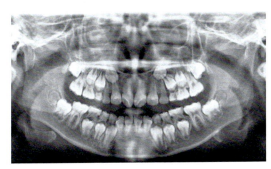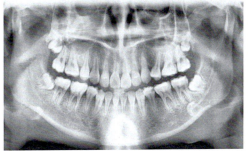

图 5-85 矫治前、后全口曲面体层片

（周兴鼎医生矫治）

矫治体会

1. 由于反𬌗影响面型的生长发育，因此反𬌗应该实施早期矫治，替牙期可采用Ⅰ期矫治的方法，解决骨性反𬌗的问题；

2. 待牙齿完全替换后，使用固定矫治器实施拔牙治疗，选择拔牙矫治可以达到良好的矫治效果。

（高锋　周兴鼎　段银钟）

第六章
特殊错𬌗拔牙矫治

一、协调 Bolton 指数拔牙矫治

病情简述

姓名：谢×　**年龄**：24岁　**性别**：女
主诉：牙列不齐求矫治。
软组织侧貌：直面型。
检查：恒牙列，尖牙、磨牙均为中性咬合关系，11、21、31、41 呈对刃𬌗，12、22 过小牙，上下中线对齐，下牙列轻度拥挤，颞下颌关节无弹响，无压痛。

矫治计划

1. 拔牙矫治，拔除 31；
2. 利用拔牙间隙，内收下前牙，恢复前牙正常覆𬌗、覆盖关系；
3. 排齐整平上下牙列，保持尖牙、磨牙中性咬合关系；
4. 精细调整，建立上、下牙列良好的咬合关系。

拔牙依据

患者 12、22 过小牙，上颌牙弓长度不足，导致前牙呈对刃𬌗；

只有拔除 1 个下切牙，才能协调上下颌的 Bolton 指数；

才能恢复前牙的正常覆𬌗、覆盖关系；

由于 31 扭转、有隐裂，所以选择拔除 31。

矫治过程

1. 序列 Ni-Ti 丝排齐整平上下牙列；
2. 0.016 英寸 × 0.022 英寸不锈钢方丝弯闭隙曲，内收下颌前牙，关闭拔牙间隙；
3. 颌间牵引，精细调整牙位及上、下牙齿的尖窝关系；
4. 0.018 英寸 × 0.025 英寸不锈钢方丝弯制理想弓，固定维持。
5. 固定保持 4 个月后换压膜式保持器保持。

矫治疗效

矫治前、后患者的面像及口内像见图 6-1、6-2。矫治前、后的影像学检查结果见图 6-3、6-4。

开始矫治 2005-03-28

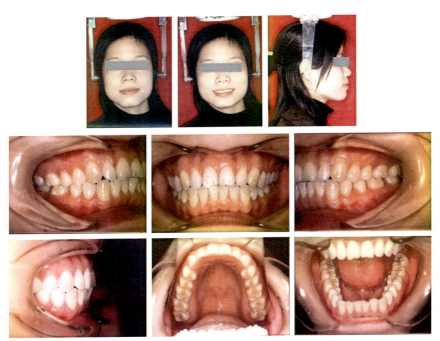

图 6-1　矫治前面像及口内像

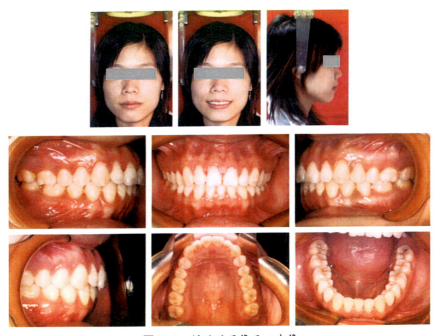

图 6-2　矫治后面像及口内像

结束矫治 2006-03-31

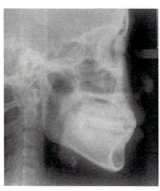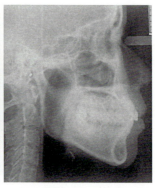

图 6-3　矫治前、后头颅侧位片

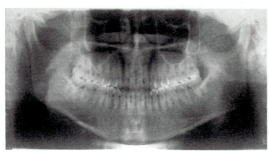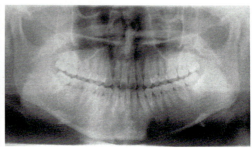

图 6-4　矫治前、后全口曲面体层片

（张菊菊硕士矫治　段银钟指导）

> **矫治体会**

1. 正畸治疗的目标是平衡、稳定、美观，为此需要获得理想的咬合，其中一个影响因素是上下颌牙齿的比例是否协调。上下牙量之间合适的比率是上下牙弓间最佳关系的基础。因此 Bolton 指数概念的提出为错𬌗的诊断和治疗提供了重要的参考依据。

2. 引起前牙 Bolton 指数不协调最常见的原因是上前牙过小，特别是上颌侧切牙过小最多见。其他原因也可见于上前牙过大或者下前牙过小或过大。

3. 根据 Bolton 指数的大小，选择合适的拔牙模式。该患者上颌侧切牙过小，前牙 Bolton 指数比较大，为了协调上下牙量，下颌需要拔除一个切牙。

4. 31 扭转且有隐裂，本着保留健康牙，拔除患牙的原则，所以选择拔除 31。

二、补充拔牙矫治

病情简述

姓名：刘×× **年龄**：18岁 **性别**：男
主诉：牙列错乱要求矫治。
软组织侧貌：直面型。
检查：恒牙列，双侧磨牙为中性咬合关系，左侧尖牙中性关系，12曾在外院拔除，13移至12位置，13、14之间有5mm间隙，31、42、43扭转，中线不齐，上颌中线右偏1.5mm，下牙列重度拥挤，前牙覆𬌗Ⅰ°，覆盖Ⅰ°。颞下颌关节无弹响，无压痛。

矫治计划

1. 拔牙矫治，拔除22、34、44；
2. 利用拔牙间隙，解除拥挤；
3. 近移14至13位置，14代替13，13代替12；
4. 近移23至22位置、24至23位置，23代替22，24代替23；
5. 排齐整平上下牙列，尖牙、磨牙关系至中性；
6. 精细调整，建立良好的咬合关系。

拔牙依据

该患者12缺失致使牙弓不对称，拔除22可使牙弓对称。

同时伴有对颌牙齿的拥挤，为使上下颌牙量协调，建立较好的咬合关系，需要采用拔牙矫治。

下颌常规拔除2个第一前磨牙，以解除拥挤，上颌左侧对称性补充拔除一个侧切牙。

这样，上颌拔除2个侧切牙，而下颌拔除2个第一前磨牙，实践证明：矫治结束后，上、下牙弓非常协调。

矫治过程

1. 序列Ni-Ti丝排齐整平上下牙列；
2. 上颌0.016英寸×0.022英寸不锈钢方丝，弹性橡皮链近移14至13位置，23至22位置，24至23位置；
3. 下颌0.016英寸×0.022英寸不锈钢方丝，弹性皮链远移33、43；
4. 0.017英寸×0.025英寸不锈钢方丝弯闭隙曲，内收上下颌前牙；
5. 颌间牵引，精细调整牙位及上、下牙齿的尖窝关系；
6. 0.018英寸×0.025英寸不锈钢方丝弯制理想弓，固定维持。

矫治疗效

矫治前、后患者的面像及口内像见图6-5、6-6。矫治前、后的影像学检查结果见图6-7、6-8。

开始矫治 2002-10-17

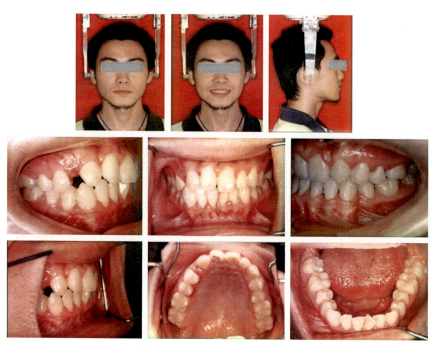

图 6-5 矫治前面像及口内像

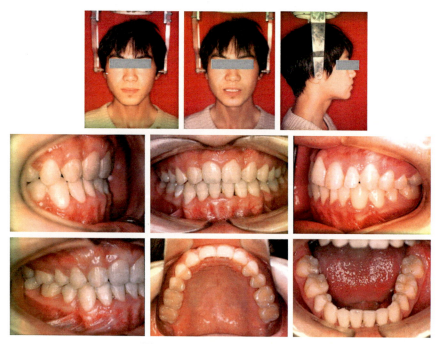

图 6-6 矫治后面像及口内像

结束矫治 2005-09-06

四、拔除无恒牙胚的乳牙实施矫治

病情简述

姓名：杨× **年龄**：13岁 **性别**：女
主诉：牙列不齐求矫治。
软组织侧貌：直面型。
检查：混合牙列，两侧磨牙近中关系，左侧尖牙远中关系，右侧尖牙中性关系，12、22、32、42反𬌗，35、45先天缺失，7V、8V滞留，上下中线齐，上下牙列轻度拥挤，前牙覆𬌗Ⅰ°，覆盖Ⅰ°。颞下颌关节无弹响，无压痛。

矫治计划

1. 拔牙矫治，拔除7V、8V；
2. 排齐整平上下牙列；
3. 利用拔牙间隙，解除拥挤，并且近移两侧下颌磨牙；
4. 配合颌间牵引，调整两侧磨牙为完全近中关系；两侧尖牙为中性关系；
5. 精细调整，建立良好的咬合关系。

拔牙依据

X线片显示：8V牙根完全吸收，牙冠有龋坏，无法保留。故考虑拔除8V；

并且7V存在，对称性拔除7V，能够保证矫治后牙弓的对称，以及建立良好的咬合关系；

虽然最后建立的咬合关系是完全的Ⅲ类关系，从功能的角度看是可接受的。

矫治过程

1. 序列Ni-Ti丝排齐整平上下牙列，Ni-Ti推簧为12、22开辟足够的间隙；
2. 0.016英寸×0.022英寸不锈钢方丝弯T形曲，并形成20°的后倾弯，用弹性橡皮链近移36、46；
3. 配合颌间牵引，精细调整牙位及尖窝关系；
4. 0.018英寸×0.025英寸不锈钢方丝弯制理想弓，固定维持。

矫治疗效

矫治前、后患者的面像及口内像见图6-13、6-14。矫治前、后的影像学检查结果见图6-15、6-16。

开始矫治 2004-07-06

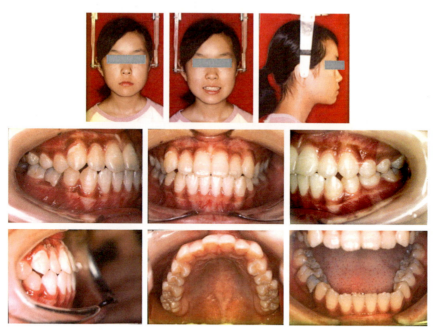

图 6-13　矫治前面像及口内像

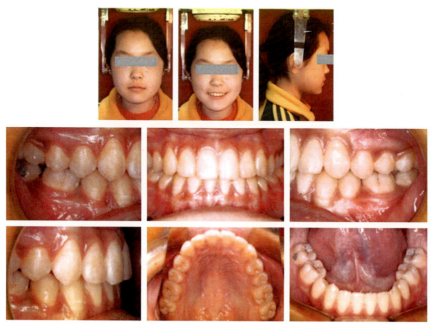

图 6-14　矫治后面像及口内像

结束矫治 2006-03-02

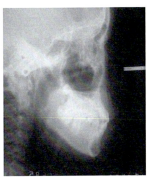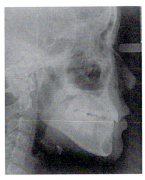

图 6-15　矫治前、后头颅侧位片

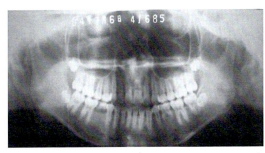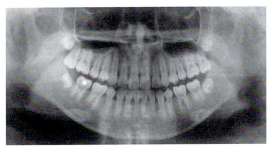

图 6-16　矫治前、后全口曲面体层片

（王媛硕士矫治　段银钟指导）

矫治体会

1. 在孩子开始换牙时，恒牙已萌出，乳牙未按时脱落，或恒牙未萌出，保留在恒牙列中的乳牙，均称为乳牙滞留。最常见于混合牙列早期下颌中切牙，恒牙在舌侧萌出，乳牙滞留在唇侧，表现为双排牙现象。第二乳磨牙滞留，多是恒牙胚先天缺失或埋伏阻生。

2. 恒牙先天缺失，乳牙的牙根不能吸收而滞留。此种情况可保留乳牙发挥咀嚼功能，但不能保留终身，大多数的乳牙会提前脱落。该患者 8V 牙冠松动Ⅲ度，X 线片显示：8V 牙根完全吸收，牙冠有龋坏，无法继续保留。

3. 拔除患者的 8V，并且对称性地拔除 7V，矫治后磨牙建立完全近中咬合关系，保证了牙列的对称性和稳定性，并且避免缺牙修复造成的对邻牙的损伤，也消除了患者的后顾之忧。

4. 近移磨牙时，为避免磨牙发生倾斜和旋转，建议使用不锈钢方丝，并弯 20°的后倾弯，可保证磨牙整体近中平移。

五、拔除乳尖牙设计尖牙易位的矫治

病情简述

姓名：邓×　年龄：12岁　性别：女

主诉：牙列不齐求矫治。

软组织侧貌：直面型。

检查：混合牙列，左侧磨牙远中关系，右侧磨牙中性关系，左侧尖牙中性关系，13在14的颊侧低位萌出，5Ⅲ滞留，不松动，35不完全萌出，上下中线对齐，前牙覆𬌗Ⅰ°，覆盖Ⅰ°。颞下颌关节无弹响，无压痛。

矫治计划

1. 拔牙矫治，拔除5Ⅲ；
2. 近移14代替13；
3. 牵引13至14位置，设计13与14易位；
4. 排齐整平上下牙列，尖牙、磨牙均达中性关系；
5. 精细调整，建立良好的咬合关系。

拔牙依据

患者1Ⅲ滞留，不松动，考虑拔除；

13位于14的远中，设计13与14易位排列；

为了保证牙列数目正常，牙弓左右对称，上、下牙数一致，需要拔除5Ⅲ。

矫治过程

1. 序列Ni-Ti丝排齐整平上下牙列；
2. 0.016英寸×0.022英寸不锈钢方丝，弹性橡皮链近移14至13位置；
3. 0.016英寸×0.022英寸不锈钢方丝，弹力线牵引13至14位置；
4. 0.018英寸×0.025英寸不锈钢方丝弯制理想弓，固定维持；
5. 固定保持3~4个月后，换用压膜式保持器保持。

矫治疗效

矫治前、后患者的面像及口内像见图6-17、6-18。矫治前、后的影像学检查结果见图6-19、6-20。

开始矫治 2002-07-03

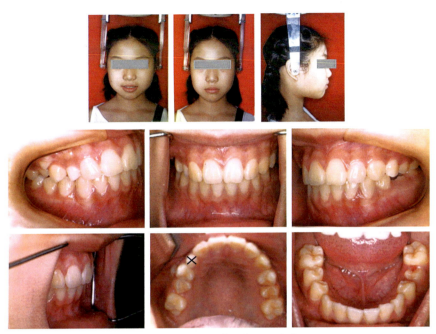

图 6-17 矫治前面像及口内像

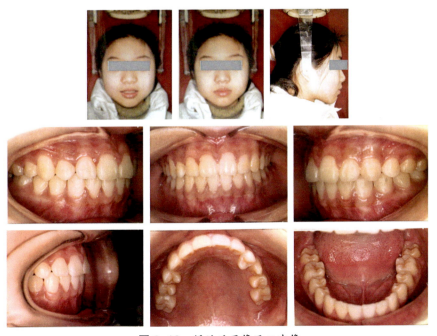

图 6-18 矫治后面像及口内像

结束矫治 2004-01-15

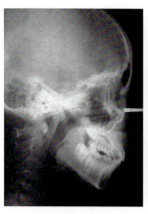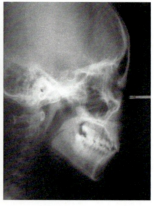

图 6-19 矫治前、后头颅侧位片

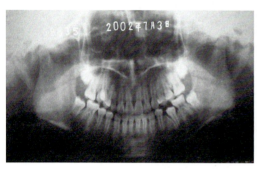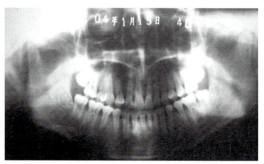

图 6-20 矫治前、后全口曲面体层片

（何玉宏硕士矫治　段银钟指导）

矫治体会

1. 易位牙是指在同一牙弓象限内相邻 2 颗牙齿的位置互换，或牙齿萌出到非该牙齿的临近牙齿的位置。上颌恒尖牙是最常见的易位牙齿，上颌恒尖牙多与第一前磨牙发生易位，其次是和侧切牙发生易位。牙齿易位经常伴随其他牙齿异常，如牙齿发育不全、锥形侧切牙、乳牙滞留、严重的牙齿扭转、错位牙、牙根弯曲等畸形。

2. 正畸矫治易位牙有多种方法，可以正畸矫治易位牙，也可以保持牙齿易位状态。排齐易位牙需要的治疗时间较长，患者家属通常不愿接受，而是选择简化治疗，保持牙齿易位。

3. 近移 14 至 13 位置时，为了避免 14 发生扭转，可以在 14 舌侧粘接舌侧钮，弹性皮链在颊舌侧共同牵引 14 近移。

4. 临床上，是纠正牙齿易位还是维持其易位，主要看两者牙根的位置关系，此外，也要考虑矫治的性价比。

六、涉及埋伏牙导萌的拔牙矫治

病情简述

姓名：李×× **年龄**：10岁 **性别**：女
主诉：牙齿长不出来求矫治。
软组织侧貌：直面型。
检查：替牙列，两侧磨牙远中关系，2Ⅰ乳牙滞留，22唇侧位，2Ⅴ残根，上下牙列中线不齐，牙弓无狭窄，上下牙列潜在性拥挤，前牙覆𬌗Ⅰ°，覆盖Ⅰ°。下颌恒牙已全部萌出，但上颌尚有21、13、23、15、25未萌出。颞下颌关节无弹响，无压痛。

矫治计划

Ⅰ期矫治计划

拔除6Ⅰ及2个牙瘤，导萌21；

Ⅱ期矫治计划

1. 拔除22，导萌23；
2. 近移23至22位置，24至23位置；23代替22，24代替23；
3. 排齐整平上下牙列，右侧磨牙及尖牙均达中性关系，左侧磨牙则为完全远中关系；
4. 精细调整，建立良好的咬合关系。

拔牙依据

患者6Ⅰ滞留，21牙根发育完全，因此拔除滞留的乳牙6Ⅰ，促进21萌出。

患者乳恒牙替换完毕后，X线片显示：23埋伏阻生，22牙根腭侧异位。

待23萌出至牙弓内，21、22、23局部拥挤，故考虑拔除牙根异位的22，解除局部拥挤。

矫治过程

1. 导萌21、23；
2. 序列Ni-Ti丝排齐整平上下牙列；
3. 0.016英寸×0.022英寸不锈钢方丝，弹性橡皮链近移23至22位置，近移24至23位置，23磨改成22外形；
4. 0.018英寸×0.025英寸不锈钢方丝弯制理想弓，固定维持；
5. 保持数月后换压膜式保持器保持。

矫治疗效

矫治前、后患者的面像及口内像见图6-21、6-22。矫治前、后的影像学检查结果见图6-23、6-24。

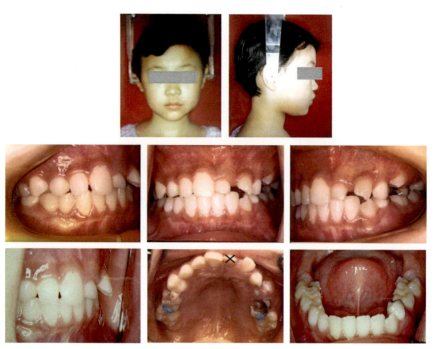

图 6-21　矫治前面像及口内像

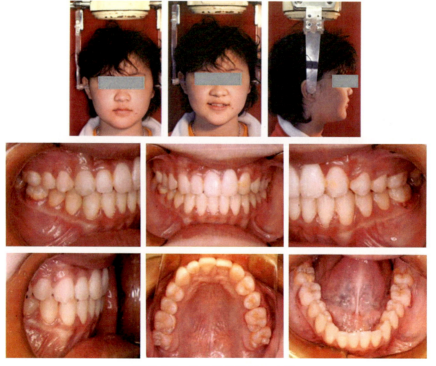

图 6-22　矫治后面像及口内像

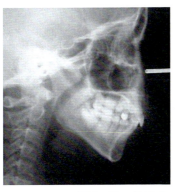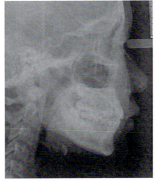

图 6-23　矫治前、后头颅侧位片

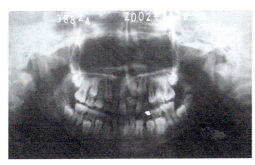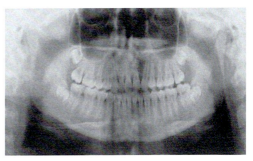

图 6-24　矫治前、后全口曲面体层片

（武俊杰博士矫治　段银钟指导）

> **矫治体会**

1. 口腔畸形大多数出现在儿童时期，由于不良的生活习惯和咀嚼方法，儿童新替换的恒牙会出现不整齐的现象。因此为了防止儿童早期出现牙齿畸形，要在儿童替牙期进行初步的矫正，为恒牙提供足够的生长空间。

2. 该患者 6Ⅰ 根尖部位有 2 个牙瘤，造成 6Ⅰ 乳牙牙根吸收不完全，导致 6Ⅰ 滞留，21 迟萌。

3. 咬合片显示：22 牙根腭侧异位，牙冠唇侧倾斜。将 23 导萌至牙弓内后，造成上颌前牙局部的拥挤，为了简化治疗，缩短治疗时间，选择拔除错位的 22，解除拥挤，排齐上颌牙列。

4. 一般而言，在一个牙弓的像限内拔除 1 个牙后，要么留好空隙义齿修复，要么该区段的牙齿依次前移，形成完全的远中关系。

七、伴融合牙畸形的拔牙矫治

病情简述

姓名：路× **年龄**：15岁 **性别**：女
主诉：牙齿排列不齐求矫治。
软组织侧貌：直面型。
检查：恒牙列，双侧磨牙近中关系。42、43为融合牙，13唇侧低位，22、32、33反𬌗，中线不齐，下颌中线右偏1.5mm，上牙列重度拥挤，下牙列中度拥挤，前牙覆𬌗Ⅰ°，覆盖Ⅰ°。颞下颌关节无弹响，无压痛。

矫治计划

1. 拔牙矫治，拔除14、24、44；
2. 利用拔牙间隙，解除拥挤；
3. 融合牙磨改成43外形；
4. 33、34近移至32、33位置，33磨改成32外形，34磨改成33外形；
5. 排齐整平上下牙列，尖牙、磨牙关系均达中性关系；
6. 精细调整，建立良好的咬合关系。

拔牙依据

融合牙所在颌之牙列长度均小于对颌牙弓，故常规拔除4个第一前磨牙的拔牙方式并不适合该类患者。

上颌拔除2个第一前磨牙，解除上颌重度拥挤，下颌只能拔除1个第一前磨牙。

由于上、下颌拔牙数不同，则用下颌前牙区邻面去釉来协调上下颌的Bolton指数。

矫治过程

1. 序列Ni-Ti丝排齐整平上下牙列，Ni-Ti推簧为22开辟足够的间隙；
2. 制作下颌𬌗板，为改正22反𬌗解除𬌗干扰；
3. 0.016英寸×0.022英寸不锈钢方丝，弹性橡皮链远移13、23；
4. 0.016英寸×0.022英寸不锈钢方丝，远移融合牙42，磨改成43外形；近移33、34，33磨改成32外形，34磨改成33外形；
5. 颌间牵引，精细调整牙位及尖窝关系；
6. 0.018英寸×0.025英寸不锈钢方丝弯制理想弓，固定维持。

矫治疗效

矫治前、后患者的面像及口内像见图6-25、6-26。矫治前、后的影像学检查结果见图6-27、6-28。

开始矫治 2004-07-09

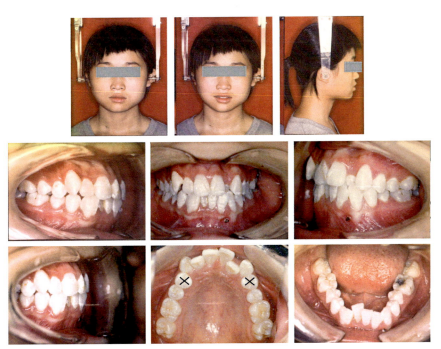

图 6-25 矫治前面像及口内像

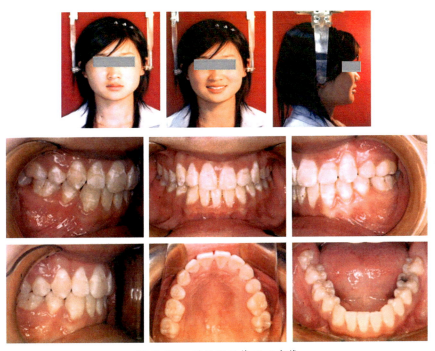

图 6-26 矫治后面像及口内像

结束矫治 2006-03-27

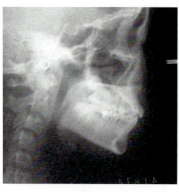
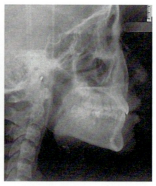

图 6-27　矫治前、后头颅侧位片

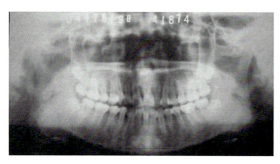
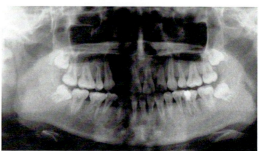

图 6-28　矫治前、后全口曲面体层片

（夜文敏博士矫治　段银钟指导）

矫治体会

1. 融合牙是由2个正常牙胚的牙釉质或牙本质融合在一起而成。乳、恒牙均可以出现融合，乳牙列的融合牙比恒牙列为多。乳牙多见于下颌乳中切牙和乳侧切牙，或乳侧切牙和乳尖牙融合。恒牙多见于多生牙和正常牙融合，也可见恒侧切牙和恒尖牙的融合。

2. 该患者42牙冠较大，X线片显示为双根牙，诊断为融合牙。融合牙的近远中径均明显小于非融合的2个同名牙近远中径之和，因此常规拔除4个第一前磨牙的拔牙方式不适合此病例。

3. 如上所述，为协调前牙区Bolton指数，下颌前牙需实施邻面去釉。

4. 为了建立良好的尖窝关系，配合下颌牙齿片切至关重要。融合牙42磨改成43的形态，代替43；而33磨改成32的形态代替32，34磨改成33的形态代替33。

5. 下颌适当时机戴𬌗板，为纠正22反𬌗解除𬌗干扰。

6. 由于下颌不对称拔牙，矫治后上下颌牙列中线不易对齐，治疗前需要征得患者同意。

八、替牙期拔除多生牙正畸矫治

病情简述

姓名：张× **年龄**：12岁 **性别**：男
主诉：牙齿错乱不齐求矫治。
软组织侧貌：开唇露齿。
检查：混合牙列，右侧磨牙远中关系，左侧磨牙中性关系。11、21之间2颗多生牙，11、21扭转，5V、8V反𬌗，31舌侧位，32、42远中唇向扭转，上牙列重度拥挤，前牙覆𬌗Ⅰ°，覆盖Ⅱ°。颞下颌关节无弹响，无压痛。

矫治计划

1. 拔牙矫治，拔除11、21之间的2个多生牙；
2. 利用拔牙间隙，解除拥挤；
3. 关闭11、21之间间隙，纠正上中线；
4. Ⅰ期矫治结束后，如牙齿基本替换完毕，行Ⅱ期矫治。

拔牙依据

患者11、21之间有2个多生牙，致上颌2个中切牙扭转，排列错乱。

由于上颌牙齿数目较下颌多，造成前牙覆盖大，开唇露齿，严重影响面型美观，故考虑拔除11、21之间的2个多生牙。

矫治过程

1. 序列Ni-Ti丝排齐整平上下前牙；
2. 0.016英寸×0.022英寸不锈钢方丝，弹性橡皮链近移11、21，关闭11、21之间间隙；
3. 0.016英寸×0.022英寸不锈钢方丝弯闭隙曲，内收上前牙，恢复前牙正常覆𬌗、覆盖关系。

矫治疗效

矫治前、后患者的面像及口内像见图6-29、6-30。矫治前、后的影像学检查结果见图6-31。

开始矫治 2007-08-22

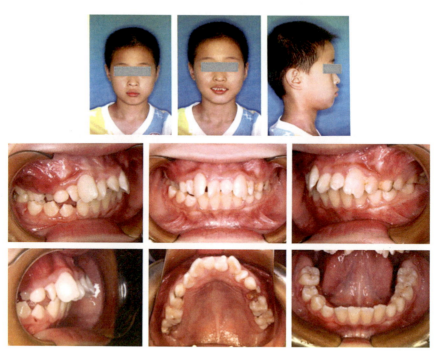

图 2-29　矫治前面像及口内像

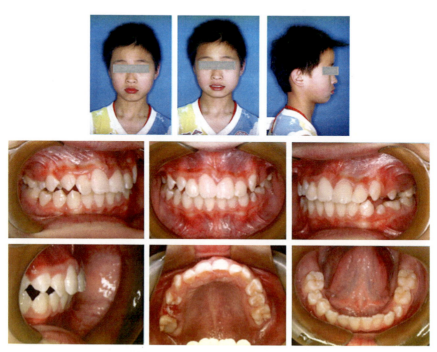

图 2-30　矫治后面像及口内像

结束矫治 2008-04-28

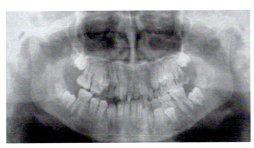 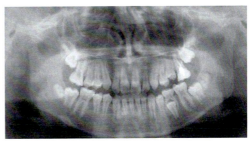

图 6-31 矫治前、后全口曲面体层片

（姜琳博士矫治　段银钟指导）

> **矫治体会**

1. 多生牙发生于牙弓的任何部位，但大多数位于上中切牙之间或在其腭侧。它先于上中切牙萌出，故而影响了恒牙的正常排列。上中切牙区的多生牙，若在中切牙未萌出前拔除，一般可以防止上中切牙错位。否则将萌出在中切牙之间或腭侧，造成前牙拥挤、上中切牙向唇移位畸形或中切牙间有较宽间隙等。

2. 该患者 11、21 之间有 2 个多生牙，导致上前牙重度拥挤，上前牙覆盖大，开唇露齿，结合以上诊断，应拔除 2 个多生牙，关闭间隙，恢复前牙正常覆𬌗、覆盖关系。

3. 患者经正畸拔牙矫治后，11、21 之间间隙关闭，X 线片显示：11、21 牙根平行。牙列拥挤得到解除，前牙覆盖关系得到恢复，闭口自然，较大的改善了颜面部美观。

4. 该患者处于替牙期，采用"2×2"矫治技术，待恒牙全部萌出后，行 II 期矫治。

九、拔除多生牙实施双期矫治

> **病情简述**

姓名：高×　**年龄**：8岁　**性别**：男
主诉：牙齿严重错乱要求矫治。
软组织侧貌：开唇露齿。
检查：替牙列，两侧磨牙远中关系，11、21之间生有1颗多生牙，腭侧还有1颗多生牙，21扭转、唇侧移位，23扭转，22在23腭侧萌出，33唇移位呈不完全萌出，3V龋坏，上下牙列重度拥挤，前牙覆𬌗Ⅲ°，覆盖Ⅰ°。颞下颌关节无弹响，无压痛。

> **矫治计划**

Ⅰ期矫治计划
1. 拔牙矫治，拔除11、21之间的多生牙以及腭侧多生牙；
2. 排齐整平上颌前牙。

Ⅱ期矫治计划
3. 上颌口外弓+头帽推16向远中；
4. 排齐整平上下牙列，尖牙、磨牙关系至中性；
5. 精细调整，建立良好的咬合关系。

> **拔牙依据**

11、21之间和腭侧的2个多生牙导致上颌牙齿数目过多，前牙拥挤，上中切牙唇向移位，需要拔除。

> **矫治过程**

1. 上颌口外弓+头帽推16向远中；
2. 邻面去釉14、15、21、22、24为13开辟间隙；
3. 下颌前牙适当邻面去釉，解除拥挤；
4. 序列Ni-Ti丝排齐整平上下牙列；
5. 颌间牵引，精细调整牙位及尖窝关系；
6. 0.018英寸×0.025英寸不锈钢方丝弯制理想弓，固定维持。

> **矫治疗效**

矫治前、后患者的面像及口内像见图6-32、6-33。矫治前、后的影像学检查结果见图6-34、6-35。

开始矫治 2002-08-07

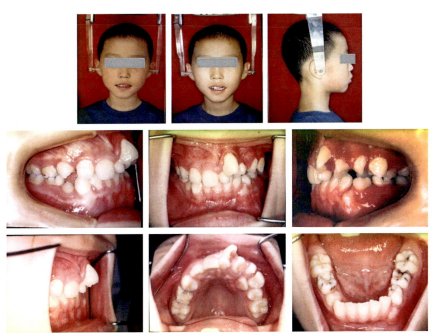

图 6-32　矫治前面像及口内像

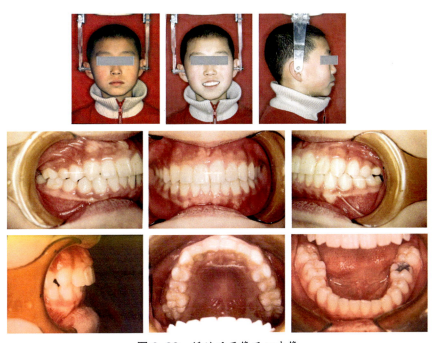

图 6-33　矫治后面像及口内像

结束矫治 2004-01-23

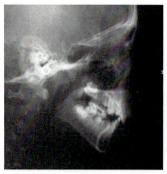
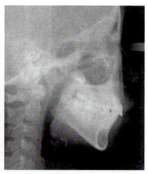

图 6-34 矫治前、后头颅侧位片

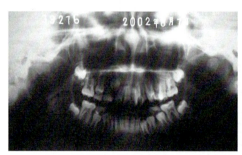
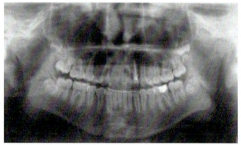

图 6-35 矫治前、后全口曲面体层片

（梅玉新硕士矫治　段银钟指导）

矫治体会

1. 常规正畸治疗需要拔除多生牙，从而保持牙列牙齿数目正常。该患者有 2 个多生牙，导致牙列拥挤和错乱，应该尽早拔除。

2. 待 Ⅱ 期矫治时，患者上颌前牙仍有一定的拥挤，考虑拔除 14、24 解除拥挤，但是患者家属拒绝拔牙，故选择上颌推磨牙向远中配合多个牙齿减径的方法解除拥挤。

3. 若患者同意，也可以考虑打种植钉来协助推磨牙向远中，能更好地加强支抗，获得更好的治疗效果。

十、唇腭裂拔牙矫治

病情简述

姓名：文× **年龄**：14 岁 **性别**：女
主诉：牙列不齐求矫治。
软组织侧貌：凹面型。
检查：混合牙列，左侧磨牙、尖牙近中关系，左侧尖牙近中关系，右侧磨牙远中关系，13 埋伏阻生，12、22、35 缺失，21、24 龋齿，5Ⅲ乳牙滞留，上下中线不齐，上颌前牙区牙弓狭窄，上牙列重度拥挤，下牙列轻度拥挤，全牙列反𬌗，前牙反覆𬌗Ⅲ°，反覆盖Ⅲ°。颞下颌关节无弹响，无压痛。

矫治计划

1. 拔除滞留乳牙 5Ⅲ；
2. 正畸正颌联合治疗；
3. 四眼簧扩大上颌牙弓宽度；
4. 上下前牙唇展，排齐整平上下牙列，去除代偿；
5. 外科手术拟采用双颌手术：上颌前徙术和下颌后退术；
6. 精细调整，建立良好的咬合关系。

拔牙依据

患者 X 线片显示：13 埋伏阻生，5Ⅲ乳牙滞留，牙根吸收不完全。故拔除滞留乳牙 5Ⅲ，促进 13 的萌出。

矫治过程

1. 四眼簧扩大上颌牙弓宽度，下颌戴用𬌗板，避免咬合干扰；
2. 序列 Ni-Ti 丝排齐整平上下牙列，Ni-Ti 推簧为 13 开辟间隙，13 自然萌出至牙列；
3. 外科手术治疗：采用上颌前徙术和下颌后退术双颌手术；
4. 颌间牵引，精细调整牙位和尖窝关系；
5. 0.018 英寸 ×0.025 英寸不锈钢方丝弯制理想弓，固定维持；
6. 固定保持数月后换压膜式保持器保持。

矫治疗效

矫治前、后患者的面像及口内像见图 6-36、6-37。矫治前、后的影像学检查结果见图 6-38、6-39。

开始矫治 2005-07-13

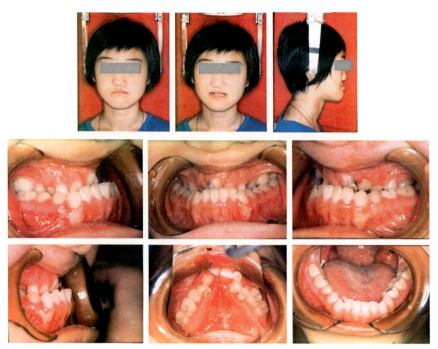

图 6-36　矫治前面像及口内像

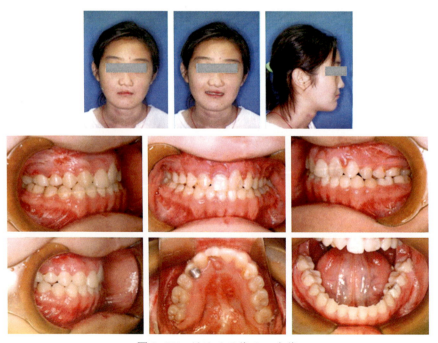

图 6-37　矫治后面像及口内像

结束矫治 2008-08-20

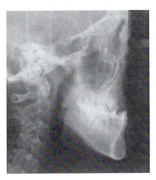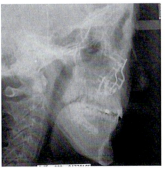

图 6-38 矫治前、后头颅侧位片

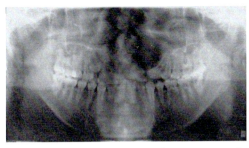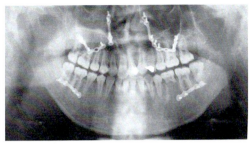

图 6-39 矫治前、后全口曲面体层片

（宁芳博士矫治　段银钟指导）

矫治疗效

1. 对于唇腭裂患者，其错𬌗分类常常是安氏Ⅲ类错𬌗，骨骼分类也为Ⅲ类骨面型，上颌牙弓狭窄或牙弓不对称，上下牙弓关系异常，矢状方向表现为上颌或上牙弓后缩，下颌或下牙弓前突，后牙为近中𬌗，横向方向表现为上颌或上牙弓狭窄，后牙反𬌗或反锁𬌗。

2. 唇腭裂患者从出生到恒牙期，随着牙齿的萌出和替换，以及外科手术的修复，各牙龄段表现出的错𬌗特点不尽相同。因此，正畸治疗应根据各年龄段唇腭裂畸形的特点，有目的地配合外科手术、矫治错𬌗、引导颌骨正常生长发育。

3. 正畸治疗中要经常与外科医生合作，多次取研究模型，使患者的矫治达到良好的术后咬合关系，为外科手术打好基础。

4. 术后主要解决的问题：①去除咬合干扰，及时调磨早接触；②上下磨牙和尖牙最佳咬合关系的最终确定。特别是上下颌尖牙的咬合关系，是手术效果稳定的良好保证。

十一、涉及埋伏牙的拔牙矫治

病情简述

姓名：肖×　**年龄**：11岁　**性别**：女
主诉：牙齿错乱不齐求矫治。
软组织侧貌：凸面型。
检查：替牙列，双侧磨牙中性关系。5Ⅲ、5Ⅳ、6Ⅲ滞留，上牙列重度拥挤，下牙列中度拥挤。22、32反𬌗，上下唇略突。下颌闭口运动无异常，颞下颌关节区无压痛，无弹响。

诊断

1. 安氏Ⅰ类错𬌗；
2. 上牙列重度拥挤，下牙列中度拥挤；
3. 双颌前突。

矫治计划

1. 拔牙矫治，拔除3颗滞留乳牙和14、23、34、44；
2. 利用拔牙间隙，解除拥挤；
3. 上下颌强支抗内收上下前牙，磨改24至23外形；
4. 精细调整，尖牙、磨牙关系至中性关系；建立良好的咬合关系。

拔牙依据

由于患者侧貌稍突，且上牙列重度拥挤，下牙列中度拥挤，故拔牙治疗可改善面型及解除牙列拥挤；

患者23埋伏于21、22牙根之间，故选择拔除23埋伏牙，磨改24至23外形。

矫治过程

1. 外科拔除3个滞留乳牙和恒牙14、23、34、44；
2. 上颌Nance腭托联合腭杠、下颌设计舌弓，序列Ni-Ti丝排齐整平上下牙列；
3. 0.017英寸×0.025英寸不锈钢方丝远移13，去除Nance腭托，闭隙曲内收上前牙，下颌0.017英寸×0.025英寸不锈钢方丝远移33、43，闭隙内收下前牙；
4. 磨改24至23外形，颌间牵引，精细调整牙位及尖窝关系；
5. 0.018英寸×0.025英寸不锈钢方丝弯制理想弓，固定维持；
6. 去除固定矫治器，戴Hawley保持器并定期复诊。

矫治疗效

矫治前、后患者的面像及口内像见图6-40、6-41。矫治前、后的影像学检查结果见图6-42、6-43。

开始矫治 2003-01-18

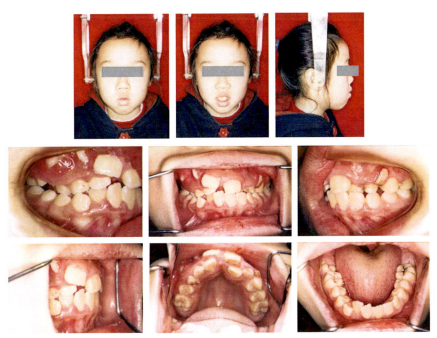

图 6-40　矫治前面像及口内像

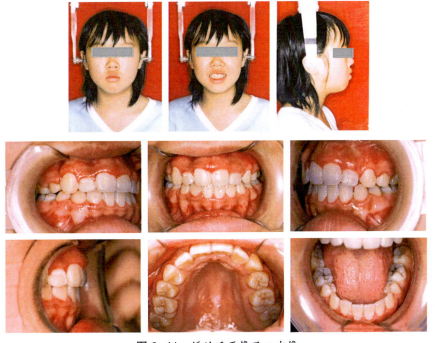

图 6-41　矫治后面像及口内像

结束矫治 2005-08-26

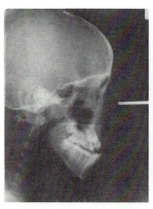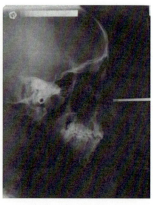

图 6-42　矫治前、后头颅侧位片

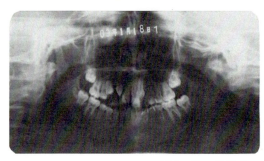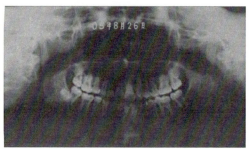

图 6-43　矫治前、后全口曲面体层片

（谭家莉博士矫治　段银钟指导）

矫治体会

1. 患者为替牙期牙列拥挤，面型稍凸，故选择拔除3个滞留乳牙，及4个象限各减数1个恒牙，解除牙列拥挤，强支抗内收上下前牙，以改善侧貌外形。

2. 患者23埋伏于21、22牙根之间，导萌难度大，故选择拔除埋伏牙23，磨改24替代23。

3. 患者22、32反𬌗，可使用𬌗垫解除𬌗干扰。笔者认为在青春早期快速生长发育阶段，反𬌗牙可以跳过咬合，有时也可以不使用𬌗垫。

十二、误拔牙病例的二次矫治

病情简述

姓名：张×　**年龄**：17岁　**性别**：女
主诉：上中线不齐求矫治。
软组织侧貌：直面型。
检查：恒牙列，双侧磨牙中性关系，右侧尖牙远中关系。患者4年前曾在当地诊所正畸治疗，后效果不佳终止治疗，已经拔除24。11、21与41、31反𬌗，中线不齐，上颌中线左偏3.0mm。下颌闭口运动无异常，颞下颌关节区无压痛，无弹响。

诊断

1. 安氏Ⅰ类错𬌗；
2. 上中线偏左3.0mm；
3. 前牙反𬌗；
4. 误拔除24。

矫治计划

1. 全口方丝弓固定矫治器，非拔牙治疗；
2. 排齐整平上下牙列，唇展上前牙，片切右上前牙，利用间隙调整中线；
3. 尖牙位置调整好，保留24位置，为后期修复做准备；
4. 排齐整平上下牙列，尖牙、磨牙关系保持中性；
5. 精细调整，建立良好的咬合关系。

矫治过程

1. 序列Ni-Ti丝排齐整平上下牙列，唇展上前牙；
2. 上下颌0.018英寸不锈钢圆丝，23、25间镍钛推簧开辟24间隙；
3. 片切12、13为纠正中线提供间隙；
4. 配合颌间牵引，精细调整牙位及尖窝关系；
5. 0.018英寸×0.025英寸不锈钢方丝弯制理想弓，固定维持；
6. 去除矫治固定矫治器，加义齿的Hawley保持器；
7. 择期修复治疗。

矫治疗效

矫治前、后患者的面像及口内像见图6-44、6-45。矫治前、后的影像学检查结果见图6-46、6-47。

开始矫治 2005-08-13

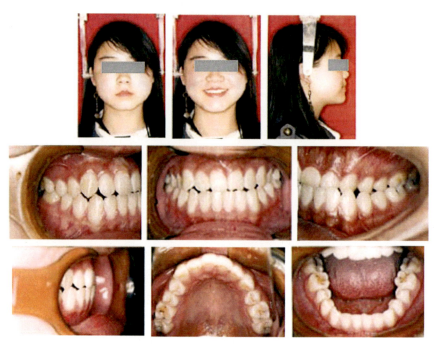

图 6-44　矫治前面像及口内像

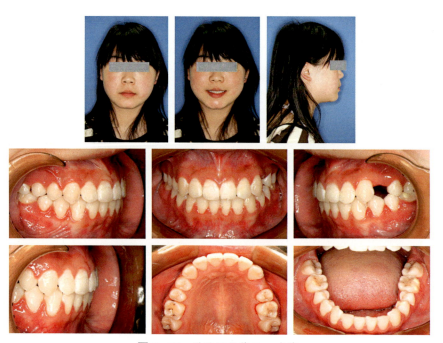

图 6-45　矫治后面像及口内像

结束矫治 2007-02-12

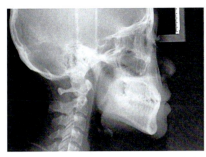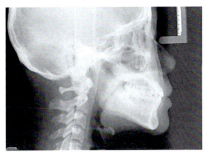

图 6-46　矫治前、后头颅侧位片

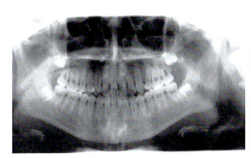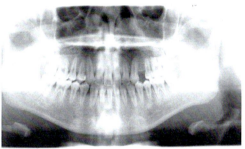

图 6-47　矫治前、后全口曲面体层片

（王艳博士矫治　段银钟指导）

矫治体会

1. 患者面型正常，唇倾的上前牙不影响面型协调，患者反覆𬌗较轻，不需使用𬌗垫解除𬌗干扰。

2. 患者主诉上中线左偏并要求纠正，故除了唇展开辟24间隙外，还需片切右上前牙为纠正上中线开辟间隙。

3. 在保持阶段，侧方牙齿咬合更加稳定，中线恢复正常，咬合关系良好。

4. 换个想法，也有人建议再补充拔除3颗牙，但应注意患者的面型，从美观方面考虑问题。

十三、正颌拔牙实施根尖下截骨后退术

病情简述

姓名：张×× **年龄**：22岁 **性别**：女

主诉：面突不美观求矫治。

软组织侧貌：凸面型。

检查：恒牙列，双侧尖牙、磨牙均为中性关系。46残根，覆盖Ⅱ°，覆𬌗Ⅱ°。上前牙散在间隙，中线对齐。下颌闭口运动无异常，关节区无压痛，无弹响。

诊 断

1. 安氏Ⅰ类错𬌗；
2. 双颌前突。

矫治计划

1. 正畸正颌联合治疗；
2. 术前正畸拔除46残根、18、38、48；
3. 排齐整平上下牙列，关闭上前牙散隙；
4. 上下颌第一前磨牙区根尖下截骨后退术加颏成形术；
5. 精细调整，建立良好的Ⅰ类咬合关系；
6. 义齿修复46。

拔牙依据

颌骨严重前突，仅拔4个牙正畸矫治疗效不佳；

只有在手术台上，去除4个牙骨块，前边6个牙根尖下截骨后退，才能获得理想的效果。

矫治过程

1. 序列Ni-Ti丝排齐整平上下牙列；
2. 0.017英寸×0.025英寸不锈钢方丝关闭上前牙散隙；
3. 调𬌗去除咬合干扰，以0.017英寸×0.025英寸不锈钢方丝弯制理想弓，准备手术；
4. 上下颌第一前磨牙区根尖下截骨后退术+颏成形术；
5. 术后2周拆除定位咬合板，后牙轻力三角牵引；术后2个月开口训练，唇肌训练，颌间牵引调整咬合；
6. 正畸结束后修复科46义齿修复，戴Hawley保持器。

矫治疗效

矫治前、后患者的面像及口内像见图6-48、6-49。矫治前、后的影像学检查结果见图6-50、6-51。

开始矫治 2005-04-15

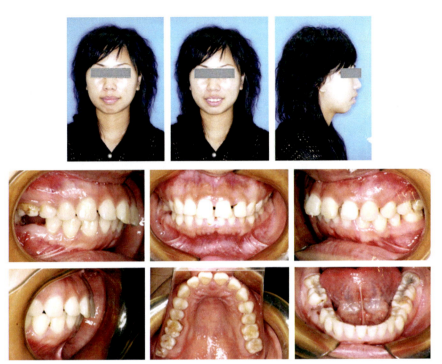

图 6-48　矫治前面像及口内像

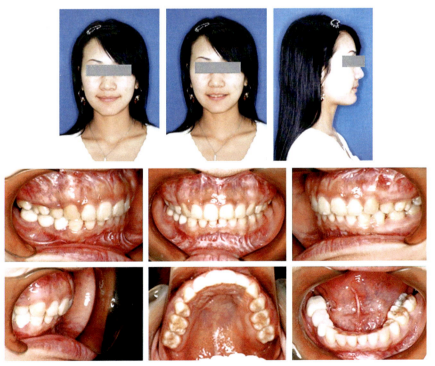

图 6-49　矫治后面像及口内像

结束矫治 2006-03-12

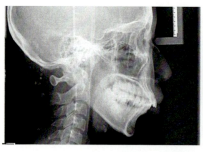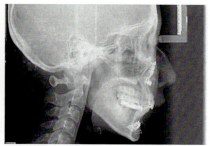

图 6-50　矫治前、后头颅侧位片

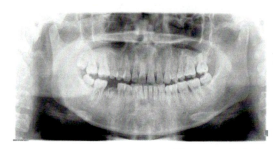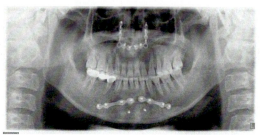

图 6-51　矫治前、后全口曲面体层片

（陈学鹏博士矫治　段银钟指导）

矫治体会

1. 该患者为磨牙关系Ⅰ类的Ⅱ类骨骼型，该患者前牙轴倾度基本正常，上下基骨突出明显，开唇露齿，闭唇费力，软组织侧貌显示面中部明显突出，为骨性双颌前突，需正畸正颌联合治疗。

2. 患者经过正畸正颌联合治疗后，面型改善明显，这提示我们鉴别诊断双颌前突是单纯的牙性还是复杂的骨性对于矫治结果有着举足轻重的作用。

3. 该患者颏部相对于唇部后缩，必须实施颏成形术，术后颏部形态得以恢复，使得鼻、唇、颏关系获得新的平衡。

4. 严重的双颌前突，手术治疗是较好的选择，尽管有了种植钉，单独正畸治疗，疗效仍不尽如人意。

十四、先天下颌缺牙的拔牙矫治

病情简述

姓名：赵× **年龄**：14岁 **性别**：女
主诉：牙列不齐求矫治。
软组织侧貌：凸面型。
检查：恒牙列，双侧磨牙中性偏近中关系，上牙列中度拥挤，覆盖Ⅱ°。32、42先天缺失，上下中线对齐。下颌闭口运动无异常，颞下颌关节区无压痛，无弹响。

诊 断

1. 安氏Ⅰ类错𬌗；
2. 32、42先天缺失；
3. 上牙列中度拥挤。

矫治计划

1. 全口方丝弓固定矫治器，拔牙矫治，拔除14、24；
2. 排齐整平上下牙列；
3. 利用拔牙间隙，内收上前牙，减小前牙覆盖，上颌中度支抗，上后牙稍前移，建立磨牙Ⅰ类关系；
4. 33、43磨改成32、42外形，34、44磨改成33、43外形；
5. 精细调整，磨牙尖牙Ⅰ类关系，前牙覆𬌗、覆盖关系正常。

拔牙依据

由于患者软组织侧貌凸面型，前牙深覆盖，故上颌拔牙有利于内收上前牙，改善侧貌；

患者下牙列先天缺失2个侧切牙，拔除上颌2个牙，有利于Ⅰ类关系的上下牙列牙量匹配。

矫治过程

1. 序列Ni-Ti丝排齐整平上下牙列；
2. 0.017英寸×0.022英寸不锈钢方丝，远移上颌尖牙后，闭隙曲内收上前牙；
3. 33、43磨改成32、42外形，34、44磨改成33、43外形；
4. 颌间牵引，精细调整牙位及尖窝关系；
5. 0.018英寸×0.025英寸不锈钢方丝弯制理想弓，固定维持；
6. 去除固定矫治器，戴Hawley保持器。

矫治疗效

矫治前、后患者的面像及口内像见图6-52、6-53。矫治前、后的影像学检查结果见图6-54、6-55。

开始矫治 2000-02-02

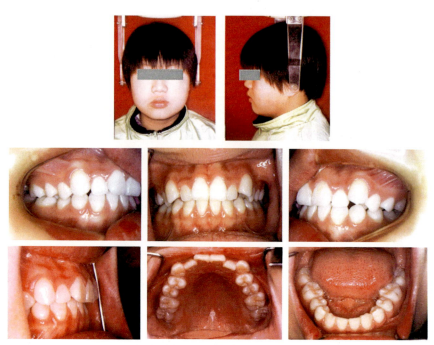

图 6-52　矫治前面像及口内像

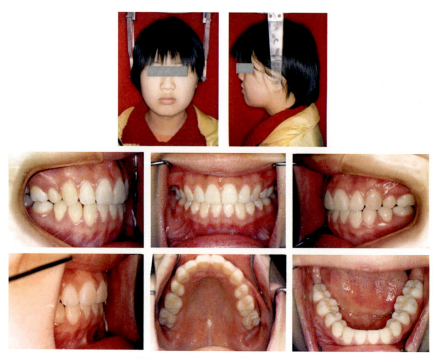

图 6-53　矫治后面像及口内像

结束矫治 2003-04-02

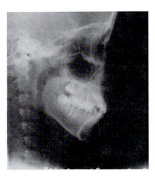
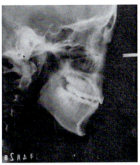

图 6-54　矫治前、后头颅侧位片

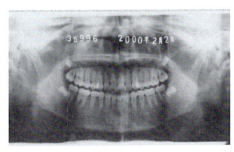
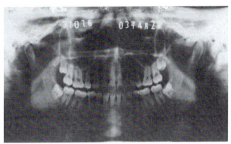

图 6-55　矫治前、后全口曲面体层片

（陈磊博士矫治　段银钟指导）

矫治体会

1. 由于患者软组织侧貌为凸面型，前牙深覆盖，故拔除上颌第一前磨牙有利于内收上前牙，改善侧貌外形。

2. 患者磨牙关系中性偏近中，故两步法内收前牙，支抗设计为中度支抗，让上后牙稍前移，建立标准磨牙Ⅰ类关系。

3. 考虑上颌减数第一前磨牙，而下颌缺失侧切牙，故在33、43磨改成32、42外形，34、44磨改成33、43外形时，稍减径以协调前牙Bolton指数。

4. 患者经正畸拔牙矫治后，上牙列拥挤得到解除，侧貌突度得到改善，磨牙、尖牙关系达到Ⅰ类，前牙覆𬌗、覆盖关系正常。

十五、上颌过小牙的拔牙矫治

病情简述

姓名：赵×　**年龄**：13岁　**性别**：男
主诉：上前牙久未萌出求矫治。
软组织侧貌：凸面型。
检查：恒牙列，双侧磨牙近中关系。右侧尖牙中性关系，23埋伏，X线片提示：23牙冠位于22牙根部。22为过小畸形牙。35、45先天缺失，前牙覆𬌗、覆盖关系基本正常，上下中线对齐，下颌闭口运动无异常，颞下颌关节区无压痛，无弹响。

诊断

1. 安氏Ⅲ类错合；
2. 23埋伏阻生；
3. 35与45先天缺失；
4. 22过小牙。

矫治计划

1. 全口方丝弓矫治，拔牙矫治，拔除15、24；
2. 利用拔牙间隙，导萌23；
3. 排齐整平上下牙列；
4. 扶正下颌第一磨牙，调整双侧磨牙Ⅲ类关系为Ⅰ类咬合关系；
5. 贴面修复22。

拔牙依据

患者面型稍凸，考虑到改善面型采用拔牙治疗；

患者虽然磨牙关系Ⅲ类，但为牙性Ⅲ类，骨面型为Ⅰ类，磨牙Ⅲ类关系主要因为先天缺失35、45，下颌第一磨牙近移所致。故需拔除上颌2个前磨牙以建立磨牙Ⅰ类关系。X线片示23根尖位于24根尖部，故拔除24，利于导萌23。

矫治过程

1. 序列Ni-Ti丝排齐整平上下牙列；
2. 采用0.45mm不锈钢丝上颌导萌23，纳23入牙弓；下颌0.45mm不锈钢丝末端后倾弯，配合扶正簧扶正近中倾斜的第一磨牙；
3. 上下0.018英寸×0.025英寸不锈钢方丝，上颌弱支抗，下颌强支抗，内收上下前牙；
4. 配合Ⅲ类颌间牵引，调整磨牙Ⅲ类至Ⅰ类关系；
5. 0.018英寸×0.025英寸不锈钢方丝弯制理想弓，固定维持。

矫治疗效

矫治前、后患者的面像及口内像见图6-56、6-57。矫治前、后的影像学检查结果见图6-58、6-59。

开始矫治 2002-08-20

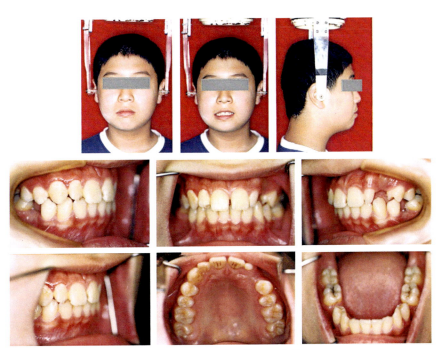

图 6-56 矫治前面像及口内像

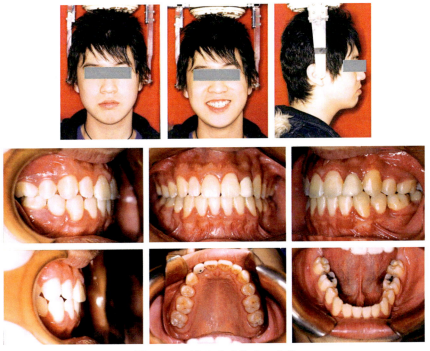

图 6-57 矫治后面像及口内像

结束矫治 2004-06-16

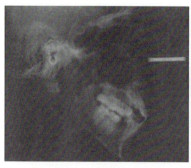
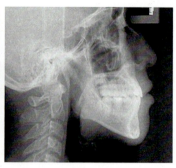

图 6-58 矫治前、后头颅侧位片

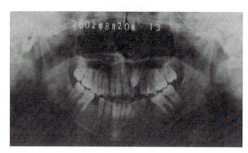
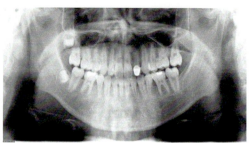

图 6-59 矫治前、后全口曲面体层片

（冷军博士矫治　段银钟指导）

矫治体会

1. 患者上下唇稍突，故考虑拔牙治疗。

2. 23牙根形态、位置好，故选择导萌。

3. 由于患者下颌内收前牙需要强支抗，但36、46已近中倾斜，故需先扶正36、46后，再分次远移下颌第一前磨牙、下前牙，以保护支抗。

4. 患者上下牙均需移动调整磨牙关系，应先移动尖牙调整为Ⅰ类，再以此为风向标，移动后牙及前牙，建立磨牙Ⅰ类关系。

5. 患者22为锥形过小牙，其牙根形态尚好，故可保留，后期做贴面修复治疗。

6. 本病例实际上实施的是补充拔牙，因下颌有2个牙先天缺失，上颌再拔2个牙，合乎情理并符合矫治原则。

十六、前牙外伤致"三门齿"非拔牙矫治

病情简述

姓名： 赵×　**年龄：** 14岁　**性别：** 女
主诉： 牙列不齐、中缝不正求矫治。
软组织侧貌： 凹面型。
检查： 恒牙列，右侧磨牙中性偏近中关系，左侧磨牙远中关系。幼时外伤致21脱落，前牙对刃𬌗，12、42反𬌗，12腭侧移位。后牙反𬌗。中线不齐，上颌中线左偏2.0mm，上牙列轻度拥挤。下颌闭口运动无异常，颞下颌关节区无压痛，无弹响。

诊　断

1. 安氏Ⅲ类亚类错𬌗；
2. 全牙列反𬌗；
3. 早年外伤致21缺失；
4. 中线不正。

矫治计划

1. 全口方丝弓矫治器非拔牙矫治；
2. 扩大牙弓，前牵上颌，解决横向及前后向不调；
3. 排齐整平上下牙列，开辟21间隙，对齐中线，后期22修复至21外形，23磨改至22外形，24磨改成23外形；
4. 精细调整，最终右侧磨牙、尖牙关系为Ⅰ类，左侧磨牙关系达完全远中咬合。

矫治过程

1. 上颌支架式扩弓前牵器快速扩弓+前牵，下颌戴𬌗垫，夜间前牵，白天实施Ⅲ类颌间牵引；
2. 序列Ni-Ti丝排齐整平上下牙列；
3. 开辟21间隙，23磨改至22外形，24磨改成23外形；
4. 颌间牵引，精细调整牙位及尖窝关系；
5. 0.018英寸×0.025英寸不锈钢方丝弯制理想弓，固定维持；
6. 修复科临时冠修复21，去除矫治器，加义齿的Hawley保持器。

矫治疗效

矫治前、中、后患者的面像及口内像见图6-60、6-61、6-62。矫治前、后的影像学检查结果见图6-63、6-64。

开始矫治 2007-07-08

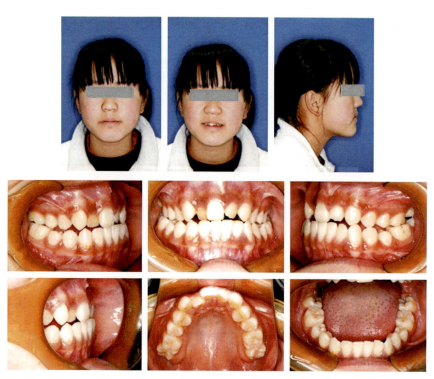

图 6-60　矫治前面像及口内像

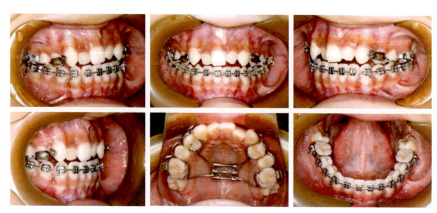

图 6-61　矫治中口内像

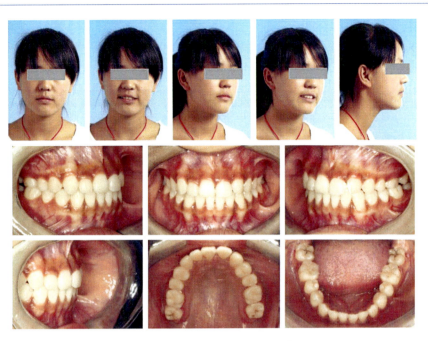

图 6-62 矫治后面像及口内像

结束矫治 2009-06-17

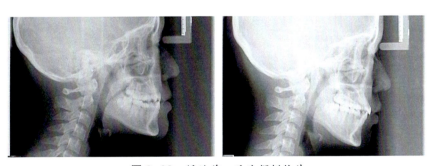

图 6-63 矫治前、后头颅侧位片

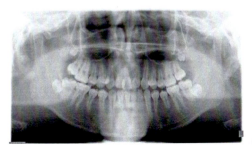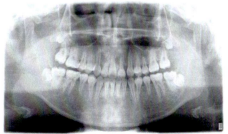

图 6-64 矫治前、后全口曲面体层片

(陈磊博士矫治　段银钟指导)

> 矫治体会

1. 患者为Ⅲ类骨面型，后牙反𬌗，需要扩弓联合前牵治疗；

2. 患者虽已过生长发育高峰期，但通过上下颌活动/固定矫治器的合理配置，上颌使用螺旋式快速扩弓+前牵引钩的矫治器，下颌应用附前牙区拉钩的活动𬌗垫式矫治器，晚间前牵力值可加大到每侧800~1000g，利用晚间上颌前牵联合白天的Ⅲ类颌间牵引进行矫治，能连续实施上颌骨矫形治疗，是一种临床有效的矫治方法；

3、已过生长发育高峰期骨性Ⅲ类反𬌗的患者仍然可应用前牵矫形；

4、患者早年外伤致前牙脱落，由于后牙随意前移，致使中线严重偏斜。此病例借助修复手段，恢复了上、下牙列中线关系，收到了满意的矫治效果。

十七、前牙外伤致"三门齿"拔牙矫治

> 病情简述

姓名：刘× **年龄**：20岁 **性别**：女
主诉：牙列不齐、中缝偏斜求矫治。
软组织侧貌：凸面型。
检查：恒牙列，右侧尖牙、磨牙中性关系，左侧尖牙、磨牙远中关系。10岁时因外伤21脱落，前牙覆𬌗、覆盖关系浅，23、32反𬌗。上下中线不齐，上下牙列中度拥挤。上下唇部稍突。关节区无压痛，无弹响。

> 诊断

1. 安氏Ⅱ类亚类错𬌗；
2. 21缺失；
3. 上下牙列中度拥挤。

> 矫治计划

1. 拔牙矫治，拔除14、35、44；
2. 利用拔牙间隙，解除拥挤，并内收上下前牙，调整磨牙关系至Ⅰ类咬合关系；
3. 磨改23至22外形，磨改24至23外形；
4. 最终磨牙尖牙关系均达Ⅰ类咬合关系，上、下中线对齐，覆𬌗、覆盖正常；
5. 正畸治疗后去修复科义齿修复22为21。

> 拔牙依据

患者上下前牙稍唇倾，前牙覆𬌗、覆盖浅，且上下唇稍突，上下牙列中度拥挤，故采取拔牙治疗；

由于21缺失，故在左上象限区不再设计拔牙，只拔3个牙。

> 矫治过程

1. 序列Ni-Ti丝排齐整平上下牙列；
2. 上下0.017英寸×0.025英寸不锈钢方丝，远移尖牙，建立尖牙中性关系后，闭隙曲内收前牙；
3. 磨改23至22外形，磨改24至23外形；
4. 0.017英寸×0.025英寸不锈钢方丝加后倾曲近移36，颌间牵引，精细调整牙位及尖窝关系；
5. 0.018英寸×0.025英寸不锈钢方丝弯制理想弓，固定维持；
6. 拆除前修复科修复22外形至21外形；
7. 去除矫治器后戴Hawley保持器。

> 矫治疗效

矫治前、后患者的面像及口内像见图6-65、6-66。矫治前、后的影像学检查结果见图6-67、6-68。

开始矫治 2002-10-28

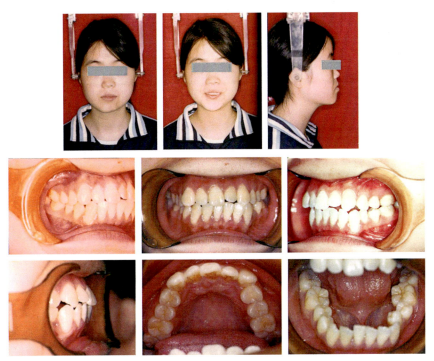

图 6-65　矫治前面像及口内像

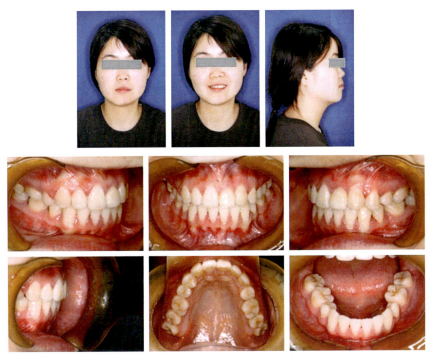

图 6-66　矫治后面像及口内像

结束矫治 2005-08-10

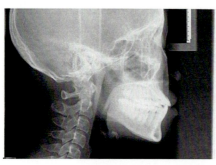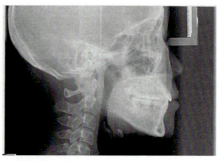

图 6-67　矫治前、后头颅侧位片

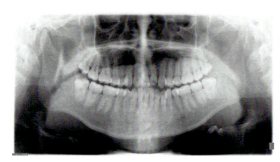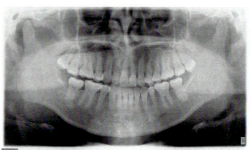

图 6-68　矫治前、后全口曲面体层片

（李楠博士矫治　段银钟指导）

矫治体会

1. 患者缺失21，拔除14、35、44，以达到上、下颌牙量匹配，患者左侧磨牙关系Ⅱ类咬合关系，故拔除35，以近移36，建立磨牙Ⅰ类关系。

2. 该患者幼时外伤致21缺失，磨改23至22外形，24至23外形，22修复至21外形，治疗结束咬合、外形良好，此方法可作为临床治疗选择之一。

3. 近移36，磨牙易近中倾斜，近移时要使用轻力，随时观察，并加磨牙后倾曲，保持磨牙直立前移。

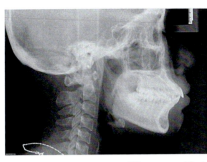 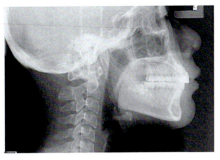

图 6-71　矫治前、后头颅侧位片

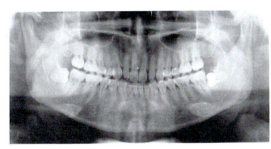 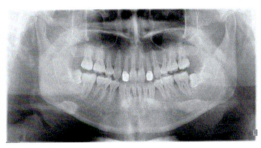

图 6-72　矫治前、后全口曲面体层片

（匡斌博士矫治　段银钟指导）

矫治体会

1. 患者 SNA、SNB 均达到正常值上限，ANB 与 Wits 值均表明其骨骼关系属于 Ⅱ 类关系，上下前牙唇倾明显，为轻度骨性不调的成人病例，可以通过拔牙代偿来矫治。

2. 拔除 4 个第一前磨牙，口外弓加强支抗，有利于最大程度内收前牙，改善面型。患者配合较好，治疗顺利，牙齿排列整齐，尖窝关系好，侧貌面型得到明显改善（下唇与 E 线得到 4mm 改善）。

3. 双颌前突患者复发与拔牙间隙及不良舌习惯等有关，该患者纠正不良舌习惯配合度佳、尖窝关系良好，对于防止复发是有利的。

4. 烤瓷全冠修复 12 与 22，取得了满意的美观效果。

（潘　杰　刘　丽　段银钟）

第七章
正畸系列拔牙矫治

第一节
概 述

系列拔牙，或者说是诱导性拔牙，是指按照明确的顺序拔除特定的乳牙或恒牙。系列拔牙的理论基础是将形态学和生物学的概念结合起来，当拔牙后的自行调整不能获得最佳治疗结果时，再使用固定矫治器。要获得成功的治疗，必须要对颌面部生长发育有综合性的理解，同样重要的是掌握内环境稳定和生理过程的基本生理现象。彻底地掌握口颌系统的各组成部分以及它们之间的动态变化和相互作用是很重要的。

系列拔牙（Serial Extraction）是应用于替牙𬌗期通过拔牙手段矫治严重牙列拥挤的一种传统治疗方法，又称为萌出诱导（Guidance of Eruption），最后通常拔除4个第一前磨牙，达到解除拥挤，部分地阻断主要畸形的发生。

系列拔牙是一种用于治疗混合牙列期牙与颌（基骨）明显不协调的术式。系列拔牙这个词是Kjellgren 1929年最先使用的，不过今天人们给这个词赋予了更多的含义。

说到系列拔牙，给人的印象是，对于那些已预计到将来存在间隙不足的病例，单凭系列拔牙就可以解决问题。当然，仅靠这一点是不能解决全部问题的。为了避免这种误解，Hotz主张将系列拔牙这种术式改称为"萌出诱导"或"咬合诱导"。要想运用这种术式诱导牙齿萌出及建立适宜的咬合状态，就必须要有丰富的人体生长发育及解剖学方面的知识。需要注意的是，不严谨地使用系列拔牙技术会导致牙尖交错位紊乱、牙齿明显倾斜及容貌外观不理想等不良后果。

牙颌间不协调的判定，必须建立在充分的诊断资料基础之上，不过在临床工作中，常常可根据以下检查结果来预测牙颌间将出现的不协调状况：

1. 双侧乳尖牙早失；
2. 下颌前牙区出现明显拥挤；
3. 侧切牙从舌侧萌出；
4. 单侧乳尖牙丧失，同时前牙向该侧偏移，而使中缝不端正；
5. 近中向萌出中的尖牙被覆在侧切牙上；
6. 侧方多数后牙向近中移动；
7. 恒牙萌出方向及萌出顺序异常；

8. 牙齿明显唇向倾斜；
9. 牙齿异位萌出；
10. 乳牙根吸收发生异常；
11. 下颌切牙唇侧牙龈退缩。

5. 覆𬌗与覆盖关系正常的病例和口颌肌肉系统协调的病例；
6. 父母存在较为严重的牙列拥挤。

第二节
系列拔牙的适应证与禁忌证

一般情况下，在能预测到第一磨牙的咬合关系可以成为安氏Ⅰ类病例中，如果只是前牙覆𬌗较浅，就可以考虑这是系列拔牙矫治的适应证，而且实施该术式也较安全。适合于做系列拔牙的安氏Ⅰ类错𬌗的病例一般都表现为牙与牙弓或牙与颌骨（基骨）大小间的不协调，上下颌切牙牙轴倾斜度正常，颌面形态、口周肌功能及上下颌骨的生长方向无异常。然而，除此之外，即使是轻度的安氏Ⅱ类或是有Ⅲ类倾向的病例，作为矫治计划的一部分，有时也可应用系列拔牙法。

一、系列拔牙的适应证

当估计到某个病例可发展为安氏Ⅰ类之牙列拥挤病例时，即可对其做系列拔牙治疗。当个体符合以下条件时即可考虑做系列拔牙治疗：
1. 牙齿数目无异常的混合牙列期的病例；
2. 牙与颌（基骨）大小不协调即牙弓长度明显不协调的病例，替牙期间隙分析存在中度以上拥挤；
3. 颌面形态协调的病例；
4. 可预测到第一磨牙关系将发展为安氏Ⅰ类咬合关系的病例。即终末平面为垂直型或近中阶梯型；

二、系列拔牙的禁忌证

以下病例严禁实施系列拔牙治疗：
1. 即使是安氏Ⅰ类病例，但其覆𬌗很深；
2. 安氏Ⅱ类及Ⅲ类病例；
3. 因先天牙齿缺失而致牙数不足的病例；
4. 口腔周围的肌肉存在异常和有口腔不良习惯的病例。

第三节
系列拔牙的实施过程和顺序

以普通的安氏Ⅰ类病例为例做拔牙顺序说明。

1. 第一阶段——拔除乳尖牙

此阶段一般在患儿7.5~9岁实施。拔除乳尖牙可减轻切牙区拥挤程度，促进侧切牙向正常位置萌出。经过这种处理，即便侧切牙舌向移位，但经舌的作用可期待该牙向唇侧移动。而且，如果侧切牙的位置能够得到改善，那么将来很少产生尖牙的明显近中移位。乳尖牙最好在侧切牙萌出过程中或萌出前拔除。

2. 第二阶段——拔除第一乳磨牙

此阶段大约在9~10岁，拔除第一乳磨牙的目的是促进第一前磨牙萌出。一般情况下，当未萌出的后继恒牙的牙根形成至1/2或以上时就可拔除乳牙，这样可促进后继恒牙的萌出，所以等到这个时期就可以拔除第一乳磨牙。在下颌由于多数尖牙比前磨牙萌出得早，所以可以更早一点拔除第一乳磨牙。

3. 第三阶段——除拔第一前磨牙

此阶段大约在 10 岁左右实施。在第一前磨牙萌出时就将其拔除。在拔除它之前，一是要事先根据术前 X 线片和牙槽部的膨隆状态仔细弄清尖牙的萌出状况及牙根的形成情况。拔除第一前磨牙所余留的间隙，可诱导尖牙向远中位萌出。由于上颌侧方牙齿的萌出顺序一般是 4→3→5，所以出现问题的较少。但是，在下颌，尖牙萌出常常早于第一前磨牙，所以有时要经过慎重检查之后才能拔除第一前磨牙。

如果系列拔牙得以确实有效的进行，那么它可以改善混合牙列期的牙齿拥挤，在某种程度上抑制恒牙列期错殆的发生与加重。但是，仅仅通过系列拔牙治疗很少能够获得令人满意的咬合关系。就是说，常常会因上下颌前牙舌向倾斜移动和磨牙的近中移动而致前牙覆殆加深，而且被拔除的第一前磨牙之前后的尖牙及第二前磨牙会向拔牙间隙倾斜，同时常常又会有拔牙间隙的残留。因此，在多数情况下，最终还是要经过固定矫治器做最后的治疗。即便是在这种情况下，经过系列拔牙治疗过的牙齿也要比牙自然移动更能获得良好的牙齿排列，所以它最终佩戴矫治器的时间要比通常拔牙治疗病例的佩戴时间会缩短许多，其优越性是明显的（图 7-1）。

第四节 多次谨慎选择与考虑

通过上述多次的谨慎选择和考虑，决定下一步该如何走？看起来比较简单，实际上是很难的。正确的选择来自扎实的理

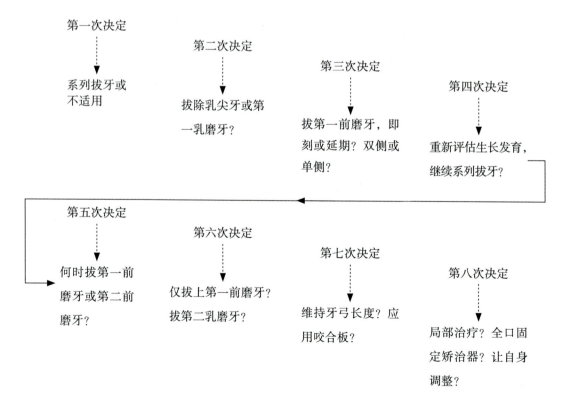

图 7-1 系列拔牙的实施过程与顺序

论知识和丰富的临床经验。

第五节
系列拔牙过程中考虑的相关因素

1. 通过正确的诊断评估、有技巧的时间选择以及仔细的监控，有计划的系列拔牙过程能够产生恒牙的大量移动。整体而言，第一前磨牙拔除得越早，恒尖牙萌出越靠近远中位置。然而，明显存在的问题是，"在整个治疗计划中，我们希望获得最大量的尖牙远中移动吗？"这是整个决定过程的一部分，这个决定过程建立在最终切牙位置和倾斜度、牙弓整平和支抗要求的基础上。

2. 在系列拔牙过程中，另一个误区是用维持性舌弓保留过多的牙弓长度，因此切牙有足够的间隙，过度内收会使前牙区"内陷"导致面型过平。另一方面，下前牙偶尔必须保持稳定以防止过度舌倾，这可能是唇肌的过度作用（如唇卷缩）而引起的。从一侧第一磨牙到对侧第一磨牙之间的固定舌弓可以起到稳定前牙的作用。下颌舌弓可防止后牙近中移动，然而在大多数病例中，这些是不必要的，它会影响下颌前牙的自行调整。

3. 偶尔我们会决定不拔牙而进行乳牙邻面片切。这在对牙齿大小与牙弓长度的仔细评估后才能决定。

4. 无论是否决定进行拔牙，在患者每次就诊时都应当进行诊断。持续对咬合诱导程序造成影响的因素有：拥挤度、牙弓长度、是否对称以及周围组织的健康状况。

5. 拔除上下颌第二磨牙或拔除下颌第二前磨牙和上颌第一前磨牙，这取决于面部平衡、支抗要求、牙齿大小以及其他已强调过的因素。

6. 系列拔牙不是一个单一因素决定过程，而是一个多因素决定的、时间延续的过程，或者说是一条通向成功的道路。决定开始踏上系列拔牙之路，仅仅是一系列选择的开始，将面临一个接一个的分岔路口，不断要进行最佳的选择。例如，这些决定包括：首先拔除乳尖牙还是首选拔除乳磨牙，何时拔除下一对牙齿（如果牙弓不对称也可以仅仅拔除一颗牙齿），以及是否继续进行还是放弃系列拔牙。这些决定取决于患者的反应、生长发育以及合作与否。是否拔除第一前磨牙是一个不可回避的问题。另一个问题是，由于间隙不足是否采用固定舌弓。整个治疗过程都需要谨慎行事。每年的全景片、照片和研究模型是很重要的。这是一个令人兴奋的、有回报的"治疗过程"，因为患者和正畸医生都会获得满意的结果。

7. 系列拔牙过程最常见的并发症是覆𬌗加深。切牙的竖直和后牙的早失可能是覆𬌗加深的原因。有时，一个简单的腭侧咬合平面导板就可以纠正这个问题。但是通过使用外部弓丝，可以有效而迅速地进行垂直方向的控制。

8. 在正畸机械治疗之前，由于与拔牙窝相邻的2个牙齿不同程度的自行靠近，我们很容易控制，使2个牙的牙根方向平行。

9. 系列拔牙之后，对保持的需求显著减少。然而，最好是在最初6个月进行常规保持，以防止扭转牙的复发和咬合关系的稳定。上颌Hawley式保持器和粘接式下颌尖牙至尖牙保持器是有效的保持方法。

第六节
系列拔牙过程中注意的问题

1. 长期监控：系列拔牙是一种较长期的治疗过程，需要正畸医生历时数年的严密监控，定期复查和患儿的良好合作。一般每半年应该拍摄全颌曲面体层片及取牙𬌗模型记录观察，以便对拔牙间隙、拔牙部位、拔牙时机进行正确判断，必要时应及时调整治疗计划，甚至终止系列拔牙治疗。

2. 避免发生深覆𬌗：使用系列拔牙法时，在拔牙后的自行调整过程中，拔牙隙邻近的牙可能向缺隙倾斜或遗留间隙，造成前牙舌向移动，牙弓前段缩小。此外，由于尖牙萌出时，牙弓宽度通常还要发育，如果过早拔除乳尖牙，可因下牙弓前段缩小而加深前牙覆𬌗。因此，也有人主张将采用系列拔牙时间推迟到10岁以后，即在下尖牙萌出，颌骨宽度增长后再作间隙分析。此时，如下尖牙萌出完全无间隙，则可拔除下颌第一乳磨牙，让下颌第一前磨牙提早萌出后再拔除，也可同时拔除下颌第一乳磨牙及第一前磨牙牙胚，让下尖牙萌出于下颌第一前磨牙的位置上。而上颌由于恒牙萌出的次序是第一前磨牙先于尖牙萌出，如果上尖牙完全无间隙萌出，则及时拔除上颌第一前磨牙，以利于上尖牙萌出于上颌第一前磨牙的位置。

3. 后期矫治：采用系列拔牙法的病例一般不可能完全自行调整得很理想，扭转、错位的牙多不能完全到位。因此，常需在恒牙列期再进行必要的后续矫治器矫治，即对牙位、牙弓形态及咬合关系进行进一步精细调整。

4. 另外，一些患者在拔牙后的自行调整期间内，拔牙隙邻近的牙齿可能向缺隙倾斜或遗留数毫米的间隙，前牙会舌向移动、过于直立，造成前牙的深覆𬌗。这些问题仍需戴用固定矫治器或平面导板矫治器进行治疗，否则将有可能引起更严重的错𬌗。

第七节
对系列拔牙矫治的评价

一、系列拔牙矫治的优点

1. 符合早期矫治的原则，有利于患者身心健康；
2. 医生只作指导性拔牙而不需真正意义上的矫治；
3. 成本低，方法简便；
4. 患者口内无矫治器，治疗过程舒适；
5. 即使后期需使用矫治器也较简单和快捷。

二、系列拔牙矫治的缺点

1. 观察疗程较长，有长期配合的问题；
2. 预测的准确性，从目前矫治水平值得怀疑；
3. 早期拔除多个乳牙或恒牙，对牙颌面的生长发育有一定的影响；
4. 单独拔牙后让牙齿自行调整有时结果不一定很满意，有时还需要固定矫治器矫正。

三、典型病例

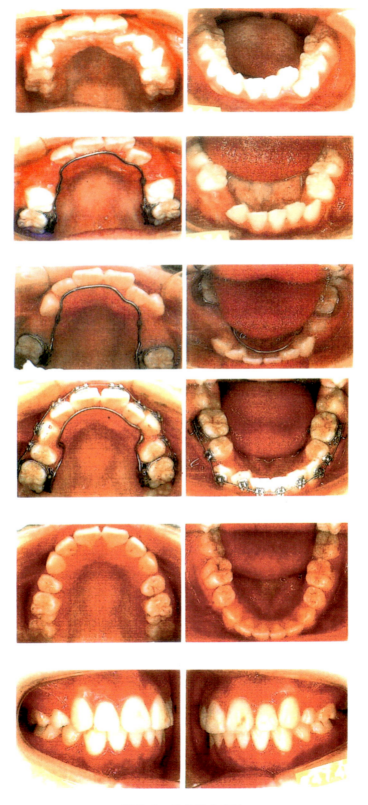

图 7-2 系列拔牙病例

该病例实施系列拔牙的过程：

1、首先拔除4颗乳尖牙，目的是让上、下4颗恒前牙自行调整；

2、上颌做舌弓，以维持拔牙间隙，防止后牙前移；

3、拔除上、下颌4个第一乳磨牙，必要时下颌也做舌弓；

4、在第二乳磨牙替换后不久，即可拔除4颗恒第一前磨牙；

5、定期观察，必要时装配正畸矫治器进行全面矫治。一般来说，系列拔牙不主张主动矫治，而是让其在医生的指导下自行调整（图7-2）。

（张彤　段银钟）

第八章
正畸治疗第三磨牙拔除还是保留?

第一节 概　述

在正畸临床工作中，第三磨牙虽然长在牙弓的最后边，有时呈完全埋伏状态，有时呈半萌出，有些则完全萌出于口腔。在制定正畸矫治计划时，第三磨牙是不应被忽略的因素之一。在临床上应根据具体情况，决定拔除第三磨牙还是保留第三磨牙。那种不分青红皂白，一律在术前要求统统拔除的做法或者只管牙弓的前段而不管牙弓后段，包括第三磨牙不予考虑的做法，都是不正确的。作者结合临床上拔除第三磨牙还是保留第三磨牙的问题分别讨论如下，供口腔正畸同行借鉴和参考。

第二节 正畸临床上拔除第三磨牙的情况

（一）正畸推上颌磨牙向远中时一般需拔除上颌第三磨牙

正畸推上颌磨牙远移时，远中的阻力必然会加大，如存在第三磨牙势必会造成磨牙区的拥挤，这样推磨牙向远中会比较困难，当时看起来好像推磨牙成功了，实际上磨牙区的拥挤会使推过去的磨牙再度退回至原来的位置而导致复发（图8-1）。同时，也会使前牙的支抗丧失，引起前牙唇倾。当然也有人建议拔除上颌的第二磨牙，推第一磨牙向远中，让第三磨牙自行迁移至理想的位置。

有的病例年龄较小，拔除第三磨牙困难或者担心手术创伤太大者，可先实施推磨牙向远中。但应告知患者，等到17~18岁时再拔除第三磨牙也是可行的。

（二）矫治第二磨牙错𬌗时常需拔除第三磨牙

第二磨牙的错𬌗，不论上颌还是下颌，包括正锁𬌗，反锁𬌗，颊移位，舌移位，近中阻生等（图8-2），所有这些错𬌗与磨牙区的间隙不足有关。因此，如欲矫治第二磨牙的错𬌗则应先拔除第三磨牙。这样一来，提供了一定的空隙，有利于第二磨牙的远移和直立。如果不拔除第三磨牙的情况下，强行纠正第二磨牙的错𬌗，疗效必然受到影响。当然，在临床上有时拔除错位的第二磨牙后，让第三磨牙替代第二磨牙。但应严格掌握适应证。

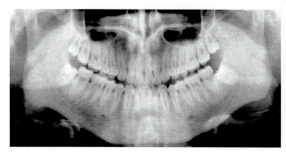
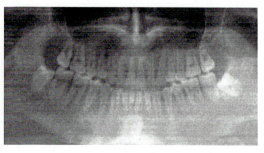

图 8-1　推上颌磨牙远移时需要拔除第三磨牙。推磨牙前拔除上颌第三磨牙。上颌第三磨牙拔除后有利于推磨牙向远中

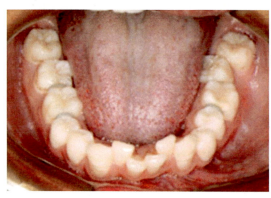
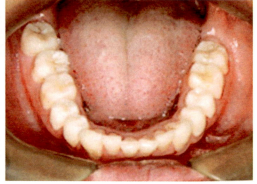

图 8-2　拔除第三磨牙有利第二磨牙错𬌗的纠正。欲矫治 37 舌移位先开辟间隙，38 需拔除。拔除 38 后有利 37 舌移位的纠正

（三）实施正颌外科的病例术前常需拔除第三磨牙

欲实施正颌手术的病例，如上颌前移或下颌矢状劈开后退术，其切口的位置都在第三磨牙的附近。如果术前不拔除这些牙齿，在手术断骨的过程中，极易引起第三磨牙破碎，那么这些断片将影响手术后切口的正常愈合。因此，在做上下颌手术之前的 3~6 个月应及时将上下颌的第三磨牙拔除，以确保术后伤口的一期愈合。上颌手术或下颌手术前 3 个月需拔除上颌和下颌的第三磨牙（图 8-3）。

也有个别病例，根本无须进行术前矫正，或者有其他原因为赶时间，如出国、凑假期等，有时候也可选择在手术中拔除第三磨牙后再断骨。

（四）正畸治疗中拔除第三磨牙起到辅助性治疗作用

在下列数种情况下可考虑拔除第三磨牙，一是因下颌生长发育过度引起的下颌前突，为减少下颌的过度生长，可在生长发育期或在生长发育结束拔除下颌的第三磨牙；二是上颌生长发育过度引起的上颌前突，在实施矫治之前，上颌的第三磨牙应常规拔除，以减缓上颌的生长发育；三是极其严重的拥挤病例，即使拔除了 4 个第一前磨牙，仍不能完全解除其拥挤，在此情况下，可考虑再拔除第二磨牙或第三磨牙，以利矫治疗效的获得和术后疗效的稳定（图 8-4）；四是采用保守治疗的病例，

能均应在矫治之前,将第三磨牙拔除,对矫治相关错𬌗有辅助治疗作用。

(五) MEAW 技术和 Tweed 技术备抗前应拔除第三磨牙

在 MEAW 技术和 Tweed 标准方丝弓矫治技术中,第二磨牙、第一磨牙以及第一、第二前磨牙均需向远中倾斜。这样,如能在术前拔除第三磨牙,上述疗效较易获得。否则很难达到预期的矫治效果。但也有专家提出应用 MEAW 矫治技术前,可考虑采用拔除第二磨牙替代拔除第三磨牙,有其独到的优势。

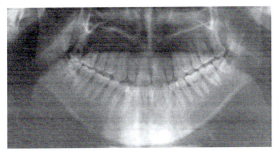
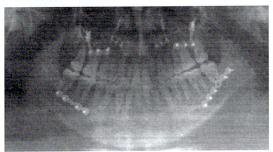

图 8-3　手术前 3 个月下颌两个第三磨牙需拔除。下颌两个第三磨牙已拔除

第三节
正畸临床上保留第三磨牙的情况

(一) 上颌推磨牙向远中选择拔除上颌第二磨牙

在上颌推磨牙向远中的过程中,如果欲向远中移动达 5~6mm 之多,而且有第三磨牙存在,并且牙冠大小基本正常,牙根显示偏向近中,牙冠向远中倾斜,患者的年龄已过生长发育高峰期,可考虑拔除上颌第二磨牙,让第三磨牙自行调整至第二磨牙的位置而自然萌出进入牙弓列,并与对颌牙形成良好的咬合关系 (图 8-5)。

对此类病例,在临床实施过程中,推第一磨牙向远中必须抓紧进行,否则,第一磨牙还没有推到预定的位置,第三磨牙已向近中自行调整过多,而阻挡了第一磨牙的远移。

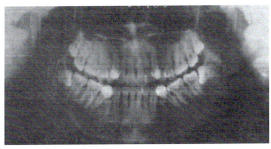
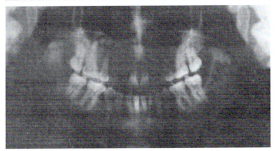

图 8-4　术前显示严重拥挤并存在 4 个第三磨牙。矫治中拔除了 4 个前磨牙和 4 个第三磨牙

如扩大上下颌牙弓,推磨牙远移,邻面去釉等情况,为防止复发和术后的稳定,一般建议在术后拔除所有的第三磨牙。

另外,开𬌗病例和高角病例,如有可

(二) 拔除错𬌗的第二磨牙后第三磨牙近移替代之

正畸临床上时常发生第二磨牙的错𬌗,有些甚至牙齿本身龋坏,变成为残冠或

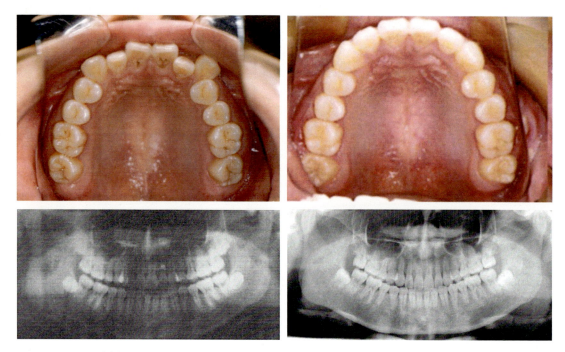

图 8-5 上颌双侧第二磨牙将被拔除。上颌殆面像显示第三磨牙已从第二磨牙的位置萌出。术前 X 线片显示上颌两侧的第三磨牙存在。术后 X 线片显示上颌第二磨牙拔除第三已自行调整至第二磨牙位置

残根无法保存时，可考虑拔除，让第三磨牙近移替代之。临床上最常见的如第二磨牙正锁殆，近中阻生，颊移位，舌移位等。如果同时存在第三磨牙的情况下，有两种选择：一是先拔除第三磨牙，再矫治第二磨牙的错殆；二是直接拔除错殆的或有病变的第二磨牙，让第三磨牙自行调整至理想的位置（图 8-6）。在大多数的情况下，第二种方法有时比第一种更简便和实用。

（三）矫治骨性反殆拔除下颌第二磨牙，第三磨牙替代第二磨牙

近年来，陆续有学者发表文章介绍早期矫治骨性反殆，即拔除下颌第二磨牙，先推下颌第一磨牙向远中，使安氏Ⅲ类磨牙关系变为Ⅰ类咬合关系，同时让第三磨牙自行调整，最终从第二磨牙的位置萌出，并与上颌建立良好的咬合关系。

其矫治的机制是通过下颌多数牙齿的大范围移动，使Ⅲ类骨面型朝Ⅰ类骨面型发展，最终磨牙、尖牙均达到标准的Ⅰ类关系，这样，随着生长的改良，骨性反殆通过非手术达到预期的矫治效果。

（四）拔除病变的第一磨牙，促使第三磨牙入牙列

在矫治严重拥挤的病例时，拔牙矫治是必需的。但问题是拔什么牙？拔多少牙才能达到最佳效果，并符合患者的最高利益。对上述病例，一般是常规拔除 4 个第一前磨牙。然而由于我国社区口腔预防保健工作相对落后，第一磨牙的龋坏率与脱落率相当大的比例。这时如果存在第三磨牙，且牙冠大小基本正常，预计可通过牙齿的近移，可以替代其他磨牙。可以放弃拔除第一前磨牙而改拔病变的第一磨牙。借此间隙，一方面前磨牙、尖牙远中

移动矫治前牙区的拥挤，同时第二磨牙向近中移动，替代第一磨牙，接着第三磨牙相继近移替代第二磨牙。这样，既保护了好牙，并借机拔除了病变的第一磨牙，并且变"废牙"（埋伏阻生）成为有功能的牙齿（图8-7）。

（五）拔牙病例可促进第三磨牙近移纳入功能牙列

部分成人拔除前磨牙或拔除第一磨牙的病例，如果上下颌第三磨牙均已存在，牙齿的大小基本正常，牙位也正常，且处于半萌出状态，在矫治拥挤和前突的过程

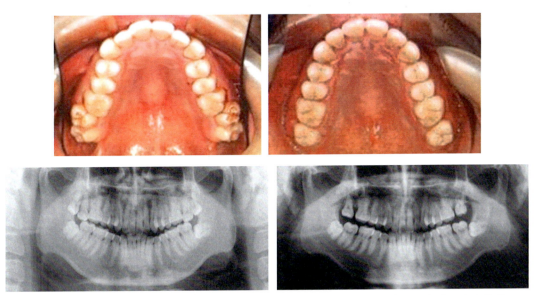

图8-6 上颌第二磨牙正锁𬌗。拔除之近移第三磨牙。全口曲面体层片显示术前、术后比较

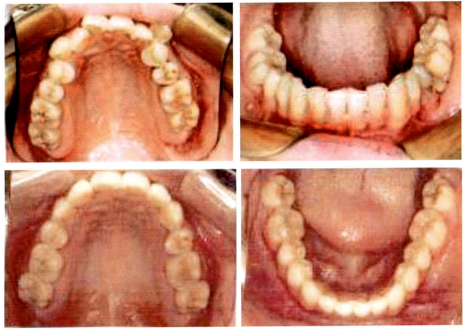

图8-7 术前术后上、下牙列𬌗面像。拔除36、46后第三磨牙入牙列

中,前牙向远中移动,而后牙则向近中移动,那么随着后牙的前移,第三磨牙由半萌出状态,逐渐达到完全萌出状态,并建立了良好的上下牙列的咬合关系。由此看来,要求患者统统拔除4个第三磨牙,显然是不妥当的。相反,留住它们,想方设法让它们入牙列,并发挥正常的功能,才是比较明智的做法(图8-8、8-9、8-10)。

(六)自体牙移植术将第三磨牙植入第一磨牙缺失的位置

随着自体牙技术的广泛应用,有的学者将第三磨牙移植至第一磨牙缺失的位置而代替后期的修复作用。这时第三磨牙的牙根最好在发育3/4的情况下进行,有利于移植成功,并建立正常的牙周附着关系。有人主张[13]牙骨块移植术,先备好植入牙骨块的位置,然后将第三磨牙与周围组织作为一个整体,完整地切割下来后,置入备好的人工牙槽窝加力固定。这样既可保证较高的成活率,还能避免牙骨粘连,也很少发生牙根尖的吸收,是正畸自体牙移植术的发展方向。

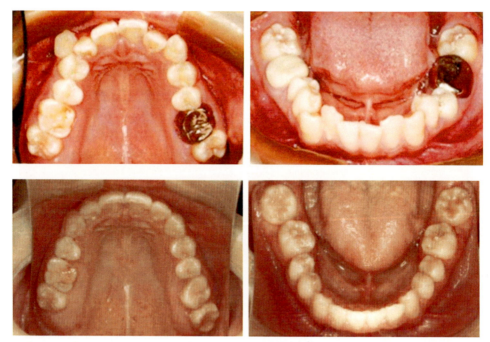

图 8-8 术前上、下牙列𬌗面观。拔除 14、26、36、46,正畸结束后 28、38、48 分别进入 27、37、47 的位置

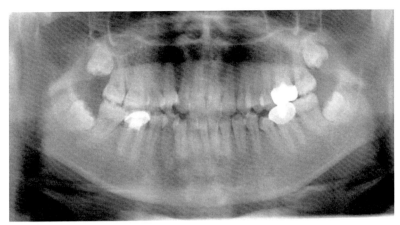

图 8-9　术前全口曲面体层片显示 28、38、48 埋伏阻生

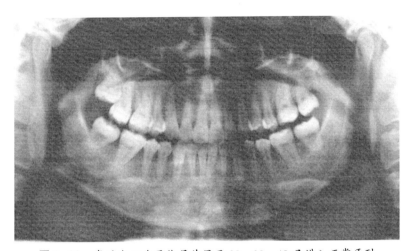

图 8-10　术后全口曲面体层片显示 28、38、48 已进入正常牙列

（段银钟　李　楠）

第九章
无托槽隐形矫治技术正畸拔牙矫治

第一节 无托槽隐形矫治与传统矫治方法不同

一、正畸的发展之路

从 Angle 医生 1928 年发明方丝弓矫治器为近代口腔正畸学的发展和矫正技术奠定基础，到 1970 年代 Andrews 设计出直丝弓矫治器，再到 1990 年代自锁托槽的逐渐成熟，正畸也随着人类科技的发展而不断进化。从使用的角度来说，操作越来越简单，比如从对弓丝弯制的高要求到弓丝的平直化，从对托槽的结扎到自锁关闭。当然，对正畸学的认识也随之不断更新和深入。

二、隐形矫治的出现是科技发展的必然结果

第三次工业革命以计算机技术的广泛应用为主要特征，而正是计算机三维技术在口腔正畸领域的应用，为口腔科学的发展带来再一次的革新，1998 年现代意义的无托槽隐形矫治技术在美国问世。这项融合了三维重建、模拟设计、3D 打印、自动化加工的技术在不到 20 年的时间里，对全球 500 多万名患者进行了治疗。且仅在 2016 年，全球接诊隐形患者达 80 万例。

早期认为隐形矫治仅能解决散在间隙，轻度拥挤，个别牙扭转等简单病例，近 5 年随着技术的迅猛发展，隐形矫治已被逐步应用于拔牙病例等复杂情况。虽然遵循正畸的基本原则，但与固定矫治相比，隐形拔牙病例在适应证选择、牙齿移动顺序、支抗设计、复诊控制、患者管理等多个方面存在明显的不同，本章将对此进行较为详细的阐述，希望对隐形矫治技术的发展和推广有所助益。

三、隐形拔牙病例适应证的选择

如希望使用隐形矫治全程解决拔牙病例，可参考以下适应证。

（一）磨牙拔除的适应证

以下 3 点需同时满足：

1. 前牙覆𬌗浅或略深，不宜超过中度深覆𬌗；

2. 磨牙关系不需大幅度调整，如需调整，上颌磨牙近移或远移小于 5mm，下颌磨牙移动不宜超过 2mm；

3. 中重度拥挤，拔牙间隙大部分用于排齐；或拥挤度较小但上下前牙较为唇倾且弓型正常；如拥挤度小且弓型宽大需通

过全牙列缩弓关闭拔牙间隙则不适宜。

如患者接受"隐形+托槽"模式，以上适应证还可适当放宽。

（二）下切牙拔除

1. 单纯下前牙拥挤，拔除1个下切牙后可得到快速稳定的矫治结果；

2. 前牙Bolton指数不调，如上颌侧切牙过小，拔除1个下切牙可匹配Bolton指数；

3. 某些安氏Ⅲ类错𬌗，拔除1个下切牙可解决前牙反𬌗并保持稳定。

四、隐形拔牙病例模拟动画设计要点

（一）前磨牙拔除（以拔除4颗第一前磨牙为例）

1. 前牙移动要点

传统的"蛙跳式"前牙移动设计，采用"2尖牙-4切牙"循环运动方式，可有效地节省后牙支抗，但设计步数通常达70步以上使佩戴周期过长，后逐渐演变改良，要点如下（图9-1）。

（1）每步移动0.2~0.25mm，移动约8~10步（图9-1上右）；

（2）尖牙远移约2mm时，侧切牙开始跟随同时移动（图9-1下左）；

（3）尖牙远移基本到位后停止移动，开始同时内收排齐4个切牙（图9-1下中）；

（4）原则上同时移动的前牙数目≤4个，直至前牙排齐拔牙间隙关闭（图9-1下右）；

2. 后牙移动要点

（1）前磨牙为中性关系，希望维持Ⅰ类咬合，建议磨牙向远中倾斜6°~8°进行支抗预备，每步倾斜约0.1°~0.2°并贯穿于整个前牙内收过程中，以预防支抗丧失导致的磨牙近中倾斜（图9-2）。

（2）如磨牙需要近中移动，建议每步移动量控制在0.25mm内，且每移动3步停顿一步或向远中倾斜0.1°以预防近倾。

（二）下切牙拔除（以拔除下中切牙为例，相邻切牙需近移关闭间隙）

1. 如邻牙较为直立，且近移距离>2mm，为预防近倾可对其进行3°~4°向远中倾斜的过矫正；如近移距离<2mm，则2°~3°过矫正即可。

2. 如邻牙已近中倾斜，需先设计牙根近中移动，待牙长轴改善后再开始整体近移关闭间隙，同时需配合4°~6°过矫正。

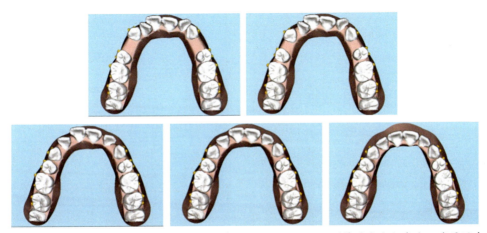

图9-1 前牙移动要点。前牙同时移动数量通常不应超过4个，否则易造成支抗丧失，磨牙近中倾斜

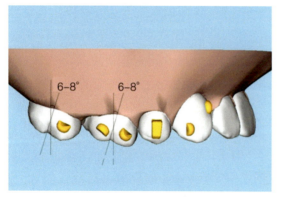

图 9-2　磨牙支抗预备

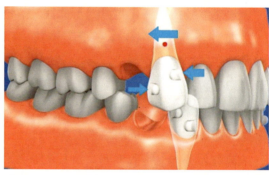

图 9-3　优化控根附件。ORC 附件独特的力偶式设计，近中部分使尖牙受到的远移力更靠近阻抗中心，远中部分对抗牙冠的倾斜，共同作用帮助尖牙整体远移

五、隐形拔牙病例附件设计要点

附件（Attachment）是隐形矫治技术体系中的重要一环，起到辅助牙齿移动、增强矫治器固位等作用。在此以正雅 Smartee 附件体系为例，讲解拔牙病例中常用的两种附件。

1. 优化控根（ORC）附件

该附件由两个独立的类半椭圆形附件组成，分别靠近船方、龈方，组成力偶体系，因此又称之为力偶附件。前磨牙拔除后，在尖牙放置 ORC 附件，可有效预防尖牙远移过程中可能出现的远中倾斜，保证尖牙的整体移动（图 9-3）。如术前前牙已存在近中或远中倾斜，ORC 附件可有效改善轴倾度。

2. 垂直矩形（VR）附件

在早期的拔牙病例中，VR 附件曾大量应用于辅助尖牙整体远移、改善倾斜牙轴倾度等方面，并取得较好效果。但随着优化附件的出现 VR 附件的使用逐渐减少，且形态已从早期的长方形演变成目前的类梯形。该附件仍可用于辅助尖牙的整体远移、磨牙的整体近移，但在切牙长轴控制方面已较少使用（图 9-4）。

六、隐形拔牙病例支抗控制

与固定矫治可选择多种口内外支抗相比，目前隐形拔牙矫治可以利用的支抗主要分为 3 种。

1. 颌内支抗

在前牙内收过程中，后牙作为颌内支抗存在。在此过程中，建议对磨牙进行支抗预备，以对抗前牙内收产生的反作用力预防磨牙近中倾斜。

2. 颌间支抗

在前牙内收过程中可配合长 Ⅱ 类牵引，加强上颌磨牙支抗。建议在矫治器

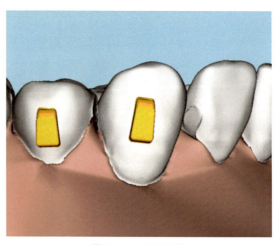

图 9-4　矩形附件

上尖牙区预留精密切割生成的牵引钩，在矫治器下颌第一磨牙区切割预留舌侧扣粘贴位置，可使用5/16或1/4皮筋进行牵引。

3. 种植钉支抗

（1）可在上下颌5、6间植入种植钉，使用皮筋或皮链将种植钉与矫治器尖牙区精密切割生成的牵引钩牵引，强支抗整体内收上下前牙（图9-5）。

（2）如术前即决定配合种植支抗，可在动画模拟设计中适当加快前牙移动速度，并可同时移动6个前牙。

（3）由于无法发挥前牙整体内收作用且破坏矫治器完整性影响牙齿包裹，不建议在尖牙粘接牵引钩或舌侧扣与种植钉进行牵引。

七、隐形拔牙病例矫治器佩戴天数

隐形拔牙病例模拟动画设计步数通常在50~60步，如仍然沿袭传统观念2周更换一副，则矫治周期长达25~30个月，再加上可能的中期重启（Middle Course Correction，MCC）及结束前精细调整（Refinement），整个周期可迁延至3年以上。如此长的治疗周期对患者的配合提出过高的要求，同时隐形矫治成年患者较多，过长时间的牙齿受力移动也会对牙周健康造成不利影响。并且与固定矫治拔牙病例平均2年的治疗周期相比，3年以上的治疗周期明显不妥。

综合近年各方面研究及临床反馈，10d更换一副矫治器较为合理，不但可保证治疗效果，而且有效缩短治疗时长。同时临床医生可根据治疗进展，适当缩短或延长佩戴天数。

但需警惕目前出现的一味缩短佩戴天数的现象，如部分医生尝试4~5d即更换一副矫治器。在此我们必须认识到，隐形矫治与固定矫治的牙齿移动方式存在明显差异：固定矫治通过弓丝的形变逐渐使牙齿向目标位置缓慢移动；隐形矫治虽然每步移动量较小，如前磨牙拔除后尖牙每步远移0.2~0.25mm，但矫治器一旦戴入即强迫牙冠瞬间达到预定位置，可想而知牙齿在初期受到的矫治力相当大，之后膜片应力衰减再通过缓慢的牙根回弹及牙周改建最终达到整体移动。唐娜等发现隐形矫治器作用下，牙周组织瞬时应力约为固定矫治加载时的50~500倍。因此必须留有足够的时间用于组织重建，否则频繁的加力可使牙周膜中的血管受压导致局部缺血，最终形成无细胞区的玻璃样变，此时成骨细胞和破骨细胞的分化终止，最终影响牙齿的生理性移动。

八、隐形拔牙病例复诊

（一）复诊前准备

1. 病历资料回顾

在患者就诊前阅读病历和矫治方案，了解前次复诊所做处理。

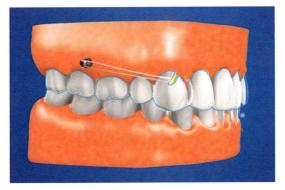

图9-5　种植钉支抗。种植支抗的使用可加快前牙移动速度，并预防后牙支抗丧失

2. 矫治动画回顾

根据复诊间隔计算矫治器佩戴副数，以此审阅矫治动画，观察牙齿移动位置，确认本次复诊是否需要附件粘贴/磨除、邻面去釉、颌间牵引等特殊操作。

3. 器械材料准备

根据操作项目，提前准备相应材料。

（二）问诊

1. 矫治器佩戴副数

询问患者矫治器佩戴至多少副，与复诊间隔进行比对，明确是否按照医嘱每隔指定天数更换矫治器。如与预计出现较大偏差，需加强依从性宣教。

2. 矫治器戴用时间

询问患者矫治器每天戴用的时间是否大于22h，反复灌输良好的佩戴是隐形矫治疗效的前提。

3. 更换矫治器后牙齿反应

了解更换矫治器后患者牙齿感觉。由于牙齿受力移动，更换后可能会有酸胀、轻微疼痛等情况，一般持续1~3d。

（三）口内检查及处理对策

1. 矫治器与牙齿的贴合程度

复诊时，首先应仔细检查矫治器与牙齿的贴合情况（Fitting），如矫治器与牙齿紧密贴合，说明牙齿发生预计移动（图9-6）；反之，不贴合则会出现透光间隙，意味着计算机的模拟设计没有得到充分表达。

当透光间隙<1mm，可嘱患者在相应区域反复咬配套咬胶棒，以促进牙齿向预定位置移动（图9-7左）；当透光间隙>1mm，需认真考虑"重启"，即重取

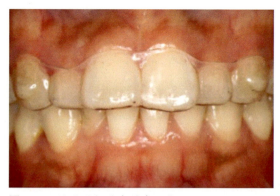

图9-6 矫治器与牙齿紧密贴合好

硅橡胶印模，重新设计生产矫治器。如透光间隙仅发生在个别牙（图9-7中），也可通过辅助牵引的方式促使牙齿移动至设计位置。切忌在明显不贴合的情况下，继续强行戴用后续矫治器，可能造成牙齿的不可控运动从而加重矫治难度（图9-7右）。

2. 矫治器的完整性

摘掉矫治器检查其是否存在断裂、咬痕等异常情况。

如矫治器𬌗面存在明显咬痕，为预防矫治器变形或断裂需进行干预。

（1）进食时必须摘掉矫治器，如医生有特殊考虑除外；

（2）如存在夜磨牙，可要求公司每步矫治器多生产一副备用。

如矫治器部分断裂但不影响使用，可继续佩戴直至更换下一副矫治器。

如已完全断裂，则分为两种情况：

（1）该副矫治器佩戴天数≥3d，则直接戴用下一副矫治器，但需适当延长下一副佩戴天数。

（2）该副矫治器佩戴天数<3d，须重新戴入上一副矫治器，并要求公司生产并

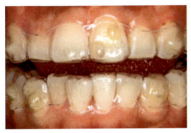 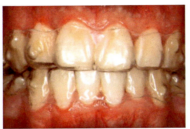 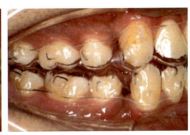

图 9-7 牙齿与矫治器的贴合状况。左图轻微不贴合，透光间隙 <1mm；中图个别牙严重不贴合，12 牙位透光间隙 >1mm；右图多个牙严重不贴合

邮寄该步骤矫治器。

3. 牙齿位置与设计动画比对

从牙齿排列、咬合等各个方面与设计动画观察比对，进一步评估牙齿移动进度，并熟悉后续牙齿移动计划，如是否需要增减更换附件，是否调𬌗或配合牵引等。

4. 附件的完整性

附件用于辅助牙齿移动，是能否实现预定设计的重要因素之一。因此在每次复诊时，均需认真检查牙齿表面的附件状态，是否脱落、缺损、严重磨耗，并进行必要处理。

附件的再粘接：当附件脱落或损坏，必须重新粘贴。建议使用全酸蚀粘贴流程并严格隔湿以最大限度提高粘接强度。为对抗唾液侵蚀及反复摘戴引起的磨耗，建议使用 Z350（3M 公司，美国）等填料含量较高的树脂。可利用目前贴合的矫治器作为附件模板，使用冠剪将其分割成分段模板，以调高粘接强度及效率。

5. 牙齿动度

正常情况下牙齿具有微小的生理性动度。牙齿在正畸过程中受力移动，根周骨组织重新改建，破坏吸收和新骨形成，二者巧妙配合与调整达到新的平衡以实现生理性牙移动，在这个过程中牙齿会有一定的松动度。松动超过生理性动度，但 <1mm 为Ⅰ度松动，1~2mm 为Ⅱ度松动，>2mm 为Ⅲ度松动。

Ⅰ度松动：如发生在个别牙，通常为创伤𬌗引起，需仔细检查是否存在咬合高点，并及时消除；如发生在多颗牙，需仔细询问患者是否因矫治心切更换矫治器过快，如有，则延长该副矫治器佩戴天数，并严格要求患者按佩戴周期更换；如患者更换矫治器天数正常却出现多颗牙松动，如 4 个下前牙松动，必须仔细检查矫治动画是否移动量过大（如压低量过大）导致牙齿受力过大，如有，可适当延长每副矫治器佩戴天数并加强复诊监控，如情况进一步恶化须及时停止矫治，并采取合理措施牙周维护后，调整矫治设计，减小移动总量及每步移动量。

Ⅱ度及Ⅲ松动：须立即停止矫治器佩戴，消除可能的𬌗创伤，并进行牙周治疗，待牙周情况稳定后，再评估是否重新矫治。

6. 咬合干扰

检查在各种功能状态下是否存在𬌗干扰和早接触。尤其对于常见的侧切牙反𬌗，需在术前、术中仔细评估反覆𬌗深度是否影响反𬌗的解除。在患者吃饭时原则上不建议佩戴矫治器（可导致矫治器变形断裂及咀嚼效率低下），因此所谓的矫治器"𬌗垫"作用在解除前牙反𬌗、后牙锁𬌗过程中可能无法奏效，从而出现进食时的𬌗创伤。

可在术前观察反𬌗或锁结牙形态，如切缘或牙尖存在磨耗不足或形态异常，可少量多次调磨，恢复形态的同时减小锁结深度：

如调磨后反𬌗或锁结深度≤2mm，患者可通过下颌颌位的适应性调整避开𬌗干扰从而减小𬌗创伤，术中注意监控，通常在牙齿移动到位后，颌位也会恢复正常；

反𬌗或锁结深度>2mm，需在锁结牙移动过程中，在下颌双侧第一磨牙𬌗面设置𬌗垫附件（图9-8），以打开咬合，解除𬌗干扰防止𬌗创伤。

7. 口腔卫生

相对固定矫治，隐形矫治更容易维护口腔卫生，但仍需在每次复诊时，对患者进行口腔卫生宣教，并对口内软垢及结石及时清理。

九、隐形拔牙病例中的邻面去釉

（一）邻面去釉必要性

1. 前牙Bolton指数不调

中国人前牙Bolton指数正常值范围为78.8%±1.72%。如前牙Bolton指数异常，一般需要通过合理的邻面去釉（Interproximal Reduction, IPR）来匹配前牙宽度，以帮助达到正常的前牙覆𬌗覆盖关系。

2. 牙龈黑三角（Black Triangle）

拥挤患者排齐后，前牙尤其是下切牙区域易出现黑三角（图9-9）。主要原因：

（1）拥挤区域清洁能力差导致牙周炎性牙槽骨吸收、牙龈萎缩；

（2）拥挤区域牙龈发育不良；

（3）牙齿拥挤导致邻接面生理性磨耗不足，使排齐后邻接点更靠近𬌗方；

（4）生理性牙龈萎缩。

解除牙周问题后，通过适量IPR改善邻接形态，可有效减小黑三角程度（图9-10）。

（二）去釉牙位

如前牙Bolton比>80.52%，则下前牙牙冠宽度过大或上前牙宽度过小，需在下前牙设计IPR；如前牙Bolton比<77.08%，则下前牙过小或上前牙过大。需在上前牙设计IPR。

如需去除黑三角，则在相应牙位设计IPR。

（三）最大去釉量

上前牙单个牙近远中面IPR最大设计量应≤0.3mm，下前牙单个牙近远中面IPR最大设计量应≤0.2mm。则上前牙每邻接

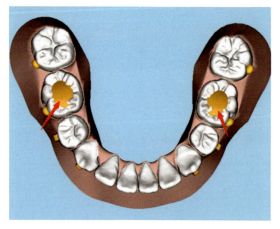

图9-8 𬌗垫附件。𬌗垫附件可有效解除𬌗干扰，避免𬌗创伤。𬌗垫附件粘贴后需注意调磨，使两侧咬合平衡稳定。

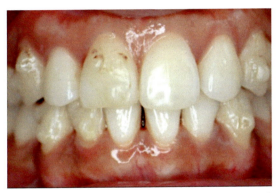

图9-9 拔牙间隙关闭后，下前牙出现明显黑三角

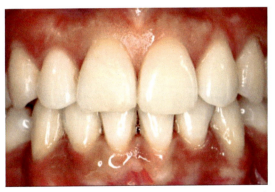

图9-10 设计适量IPR，精细调整后黑三角明显改善

合计获得0.6mm，下前牙每邻接获得0.4mm。

（四）去釉时机

建议在上下前牙排齐或基本排齐后，再加入IPR以期获得精确的去釉量和良好的邻接形态。不建议在矫治早期进行IPR设计及操作。

（五）去釉操作要点

（1）根据去釉量大小选择合适工具：去釉量<0.3mm，可使用片切砂条；去釉量≥0.3mm，可使用高速车针，操作时使用小木楔分开邻接，注意牙颈部不要出现台阶；

（2）使用间隙测量尺，保证去釉精度；

（3）使用抛光砂条等工具抛光，直至邻面光洁圆润，并涂抹氟保护漆预防继发龋。

十、隐形拔牙病例中的颞下颌关节问题

颞下颌关节紊乱症（Temporomandibular Disorders，TMD）是发病率仅次于龋病、牙周病、错𬌗畸形的第四常见口腔系疾病。主要临床表现为关节弹响、疼痛、绞锁、张口受限，可由错𬌗、局部神经肌肉因素、精神心理因素、雌激素分泌异常等引起。

与青少年相比，成年人关节代偿能力有限，且精神及环境压力更大，出现TMD的可能性更高。而成年人又是选择隐形矫治的主要人群，因此了解隐形矫治与TMD的关系非常重要。

（一）隐形矫治器厚度

目前主流隐形矫治器厚度是0.75mm，保持器厚度1mm。上下颌合计厚度为1.5~2mm，小于息止𬌗间隙，不会通过神经-肌功能反射加重颞下颌关节负担，因此通常认为佩戴矫治器本身不会诱发TMD。

（二）隐形矫治器的"类𬌗板"作用

𬌗板是一种治疗TMD的有效方法。针对肌源性TMD，戴入𬌗板后原有的肌记忆型被清除，可以去除肌肉痉挛；对于关节源性TMD，它直接或间接地调节与稳定下颌位置以及髁状突在关节窝中的位置，从而协调关节内压力，改善关节微环境。

佩戴隐形矫治器后，原有的咬合关系得到打开，𬌗干扰得到初步解除，有利于下颌寻找合适的颌位关系，起到"类𬌗板"作用。除此之外，隐形矫治器通过合理的设计移动牙齿，排齐的同时解除𬌗干扰或𬌗创伤，达到咬合重建目的。

（三）隐形矫治可以收治的TMD患者类型

原则上需与颞下颌关节专家配合下完成。主要适用于以下情况：

（1）咀嚼肌功能紊乱阶段，关节无不可逆的器质性损害，此类患者在去除致病𬌗

因素后，疗效确切；

（2）关节结构紊乱，但无器质性损害，可试行正畸治疗，错𬌗改善后，TMD症状可能会有改善。如有关节盘移位导致下颌运动受限，则不宜采用正畸治疗；

（3）已有关节器质性损害但处于静止期，且下颌运动范围正常，可试行正畸治疗；

（4）骨破坏处于活动期，此时不能进行正畸治疗。

（四）收治此类患者的原则

（1）术前沟通：如拔牙患者矫治前即存在TMD，需在术前与患者充分沟通，讲解TMD成因及风险，并明确指出即使拔牙间隙得到顺利关闭、后牙咬合得到理想的维持或重建，TMD症状也不一定会得到改善。

（2）去除病理性𬌗因素：尽量去除咬合干扰及其他病理性𬌗因素，如前牙反𬌗、深覆𬌗、后牙锁𬌗等，力争恢复咬合的有效接触和稳定。

（3）不使用颌间牵引：关闭拔牙间隙过程中，尽量不使用颌间牵引。否则可能导致下颌髁突移动压迫关节，从而进一步损害已发生或正在发生病损的关节及肌肉，加速TMD病程。

（五）矫治中的注意事项

（1）术前可借助临床检查和全口曲面体层片进行初步的TMD诊断，如有必要可加拍关节位片、CBCT、磁共振，可在关节专家的协助下对预后做出判断，并与患者充分沟通。切忌在资料不全、诊断不明的情况下，盲目开始隐形矫治，从而为潜在的医患纠纷埋下风险，也耽误患者病情。

（2）应尽力避免牙齿移动过程中产生的暂时性𬌗干扰和𬌗创伤。例如前牙反𬌗且反覆𬌗较深，在反𬌗解除过程中，势必产生严重的𬌗干扰，不能盲目期待患者自行调整，而要根据隐形矫治特点，及时采取𬌗垫附件等措施避免𬌗创伤和加重TMD。

十一、患者管理

（一）依从性评估及监控

术前要通过充分的沟通评估患者依从性。例如：能否坚持每天佩戴22h以上？能否在进食时摘掉矫治器以免咀嚼断裂？能否妥善保管矫治器以免频繁丢失？能否充分理解自身的配合对治疗成败至关重要？需与患者充分讨论，以共同确定是否进行隐形矫治。

术中每次复诊，均需反复灌输患者配合的重要性。通过与患者的交谈了解矫治器佩戴情况，并通过检查牙齿移动、矫治器磨耗，客观评估是否严格戴用。例如：多颗牙齿未移动到位且矫治器透明如新、无明显磨耗，则可初步判定该患者存在依从性问题。

（二）复诊间隔

如患者配合程度好依从性高，常规拔牙病例建议2~3个月复诊一次。如存在疑难牙齿移动，例如低位且牙冠向远中倾斜的弓外尖牙，可缩短复诊间隔以充分监控。

（三）知情同意书的签署

术前需根据隐形矫治特点及患者具体情况拟定知情同意书，以法律形式明确医患双方的责任和义务。

（四）矫治器佩戴

拔牙病例通常附件设置较多，在佩戴第一副矫治器时，应耐心教会患者摘戴方式，并告知初期摘戴会较为困难，随着矫治进行摘戴难度会明显下降。每次复诊时对患者进行观察，如按时佩戴则摘戴较为容易，反之则摘戴困难。

（五）咬胶棒的使用

咬胶棒由医用高弹性橡胶制成（图9-11）。佩戴矫治器后，将其置于后牙殆面或前牙切缘，反复用力咬合，次数越多越好，可促进牙齿向预定位置发生移动。可日常使用或出现轻度不贴合时使用。

（六）心理预期管控

选择隐形矫治的患者以青中年女性居多，对其进行合理的心理预期管控也会影响最终疗效。例如与固定矫治相比，重度拥挤隐形拔牙病例切牙排齐的过程较为缓慢，需充分利用模拟动画优势，在术前与患者就牙齿最终位置及中间过程进行沟通，取得患者的理解和支持。

十二、隐形矫治的前景

第四次工业革命呼之欲出，它是以人工智能、无人控制、量子信息、虚拟现实以及生物技术为主的全新技术革命。它将数字、物理、生物技术有机融合在一起，将迸发出强大的力量深刻影响我们未来的生活。而口腔正畸学也必将随之发生改变。

具体到隐形矫治，随着其本身和人工智能、数字化的进一步融合，前景不可限量。我们畅想未来，当面对一名新的矫正患者，医生对其牙冠，牙根，牙槽骨及面部数据全面采集后，人工智能基于大数据及多因素运算分析，从多个角度出发，拟合出最适合该名患者的牙齿移动方式和策略，在新型材料的配合下将这种移动最终实现。

无托槽隐形矫治前景光明，但在现阶段，隐形矫治还存在种种限制和不足，需要医生发挥核心作用：确定诊疗方向，规避治疗风险，把控治疗效果。与固定矫治相比，隐形矫治在理念、操作、复诊等方面又存在明显的不同，这些都需要重新学习，更新知识结构。

第二节
无托槽隐形矫治拔牙病例展示

（一）重度拥挤伴殆平面倾斜的隐形矫治

病情简述

姓名：金× **性别**：女 **年龄**：29岁
主诉：牙齿不齐，要求矫治。
软组织侧貌：直面型。
检查：恒牙列，双侧磨牙基本中性关系，上下颌牙列重度拥挤。13低位弓外牙，25近中邻面龋，37近中倾斜。上前牙唇倾，下前牙略舌倾。殆平面向左下偏斜。正面观，面部左右基本对称；侧面观，直面型。

诊断

1. 安氏Ⅰ类错殆；
2. 上下颌牙列重度拥挤；
3. 殆平面偏斜。

矫治计划

1. Smartee隐形矫治；
2. 拔除14、25、34、44及18、28、38；
3. 利用拔牙间隙解除拥挤，排齐牙列；

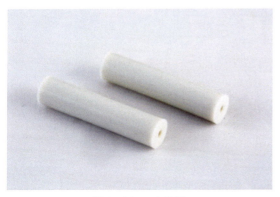

图9-11 咬胶棒

4. 改善前牙覆𬌗覆盖，改善中线及𬌗平面倾斜；

5. 13 低位弓外牙、37 近中倾斜等复杂状况，力争使用隐形矫治独立解决。

拔牙依据

上下颌牙列重度拥挤，牙弓宽度和面型尚可，若要解除拥挤排齐牙列，拔除 4 个前磨牙是最佳选择。

考虑到支抗问题，拔除 4 个第一前磨牙相对较好，但 25 龋坏患牙优先，故拔除 14、25、34、44。

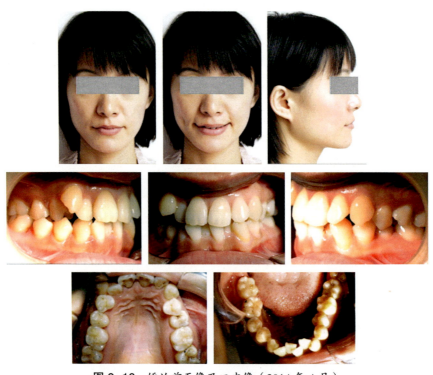

图 9-12　矫治前面像及口内像（2014 年 4 月）

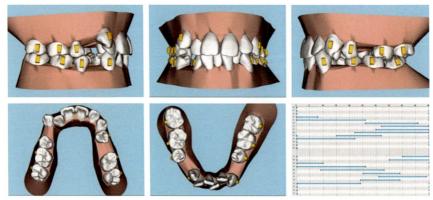

图 9-13　模拟动画设计。由于设计日期较早，大量使用垂直矩形附件用于拔牙间隙的关闭，也可实现较好的效果；但未对磨牙向远中倾斜进行支抗预备，为后期 26 的近倾埋下了隐患

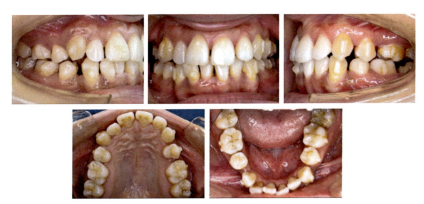

图 9-14 矫治中口内像（2015年6月，第18+17副）。大部分拔牙间隙关闭，13轴倾度、转矩、垂直位置均得到改善；为将术前近中倾斜的37纳入矫治体系，同时改善26支抗丧失引起的近倾进行中期重启

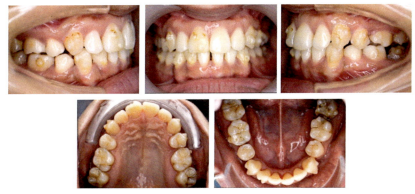

图 9-15 矫治中口内像（2016年6月，第18+17+33副）。拔牙间隙得到完全关闭，13轴倾度及37近中倾斜均得到较好改善，开始结束前精细调整

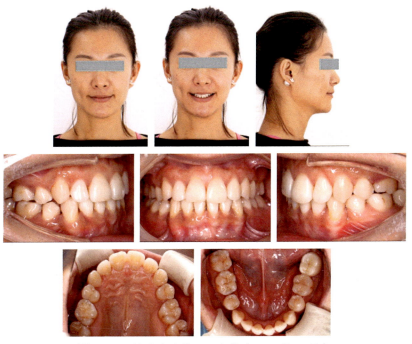

图 9-16 矫治后面像及口内像（2016年11月）

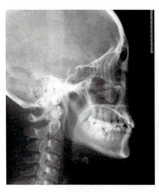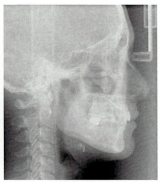

图 9-17　矫治前、后头颅侧位片

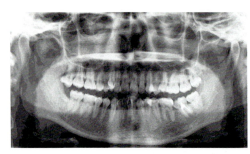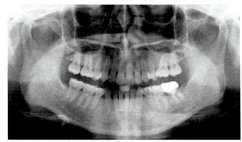

图 9-18　矫治前、后全口曲面体层片

（王庆昱博士矫治）

矫治过程及疗效

矫治过程及疗效见图 9-12 至 9-18。

矫治体会

1. 全程利用隐形矫治器完成的重度拥挤拔牙病例，且该患者国外定居，平均 6~7 个月复诊一次，加大了复杂程度。

2. 术前 13 号外牙，且牙冠远中、牙根近中，对轴倾度及转矩控制提出较高要求，隐形矫治基本完成此项任务，并且上牙列中线的左移调整也达到治疗目的。

3. 对近中阻生磨牙 37 的直立，并配合修复治疗基本恢复左侧第二磨牙咬合功能；对𬌗平面偏斜的纠正更是惊喜，超过治疗预期。

4. 本病例最终经历 2 次重启和 2 次精调，初次设计可以更全面合理（比如将 37 直立一开始就纳入治疗体系，且对磨牙设计支抗预备），同时由于患者国外定居导致复诊不便（对复杂牙的早期监控不够），则重启次数有望更少，总疗程有望更短。

（二）前突、重度拥挤伴严重扭转切牙的隐形矫治

病情简述

姓名：程× 年龄：28岁 性别：女
主诉：牙列不齐求矫治。
软组织侧貌：凸面型。
检查：恒牙列，双侧磨牙基本中性。上下颌牙列重度拥挤，12、41严重扭转，个别前牙反𬌗。正面观，面型左右对称；侧面观为凸面型。颞下颌关节无异常。

诊断

1. 安氏Ⅰ类错𬌗；
2. 骨性双颌前突；
3. 上下颌牙列重度拥挤；
4. 个别牙扭转；
5. 个别牙反𬌗。

矫治计划

1. Smartee 隐形矫治；
2. 拔除 14、24、34、44；
3. 利用拔牙间隙解除拥挤，排齐牙列，内收前牙；
4. 改善软组织侧面型；
5. 双侧尖牙、磨牙均达到中性关系，对齐上下颌中线；
6. 18、28、48 择期拔除。

拔牙依据

该患者上下颌重度拥挤，侧貌稍突，拔除4个前磨牙可有效解除拥挤，并内收前牙改善面型。

矫治过程及疗效

矫治过程及疗效见图 9-19 至 9-24。

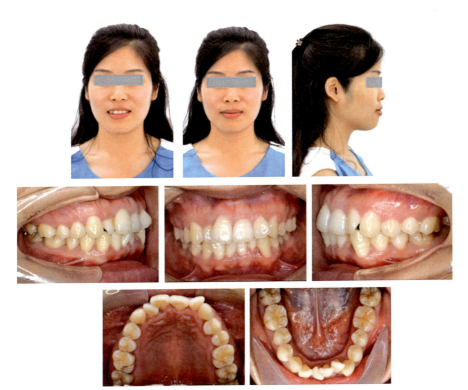

图 9-19 矫治前面像及口内像（2016年8月）

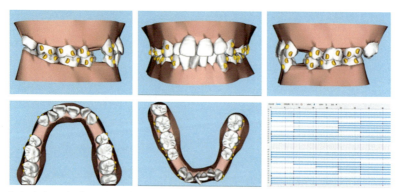

图 9-20　模拟动画设计。本病例为强支抗设计，为预防磨牙支抗丧失近中倾斜，动画模拟设计中将磨牙向远中倾斜 6°～8° 进行支抗预备，每步倾斜约 0.1°～0.2° 并贯穿于整个前牙内收过程中；同时大量使用优化控根附件，对前后牙进行控制；采用改良式"尖牙－切牙"循环运动直至拔牙间隙关闭，此种运动方式有助于节省后牙支抗；共设计 44 副矫治器，10d 更换一副

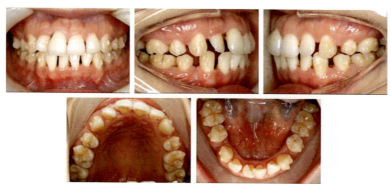

图 9-21　矫治中口内像（2017 年 3 月，第 21 副）。尖牙整体移动远移，磨牙未出现明显支抗丧失，严重扭转的切牙也得到改善，但在侧切牙反殆纠正过程中出现暂时性的殆干扰

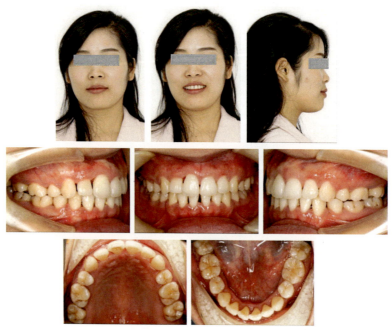

图 9-22　矫治后面像及口内像（2017 年 10 月，第 44 副）

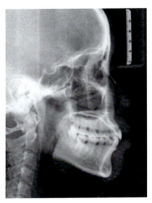
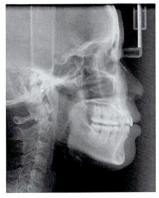

图 9-23　矫治前、后头颅侧位片

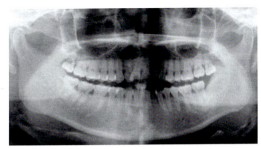
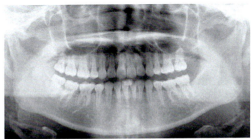

图 9-24　矫治前、后全口曲面体层片

（王庆昱博士矫治）

矫治体会

1. 拔牙矫治双颌前突伴拥挤患者通常需设计磨牙强支抗，在动画模拟设计中需特别注意对磨牙的支抗预备，以防止磨牙近倾；

2. 通常认为隐形矫治仅能解决 <45° 的扭转牙，该病例提示即使对于接近 90° 扭转的前牙，隐形矫治依然能通过合理的设计取得好的结果；

3. 在前牙反𬌗解除过程中，需仔细观察可能出现的𬌗干扰和𬌗创伤，如反覆𬌗深度 >2mm，需在锁结牙移动过程中，在下颌双侧第一磨牙𬌗面设置𬌗垫附件。本病例由于反覆𬌗深度 <2mm，故未设置𬌗垫附件，但需在矫治过程中加强监控。

4. 针对排齐后出现的前牙"黑三角"，可在后期通过 IPR 进一步精细调整。

5. 此患者为外地患者，3~5 个月复诊一次，在患者积极佩戴的情况下，隐形矫治在此类病例中即使长周期复诊也可获得较好的治疗结果。

（三）非对称拔牙解除牙列拥挤

病情简述

姓名：朱×　　**年龄**：23岁　　**性别**：女

主诉：牙列不齐求矫治

软组织侧貌：直面型。

检查：恒牙列，左侧磨牙远中，右侧基本中性。上下颌牙列重度拥挤。上下中线不齐。前牙覆盖Ⅱ°、覆𬌗Ⅰ°；上前牙唇倾，25颊侧弓外牙。前牙区牙龈退缩，牙根暴露。正面观，面部右侧丰满，上颌牙列中线正，下颌牙列右偏约2.5mm；侧面观，面型尚可。颞下颌关节无异常。

诊断

1. 安氏Ⅱ类1分类亚类错𬌗；
2. 骨性Ⅱ类错𬌗；
3. 牙列拥挤；
4. 成人牙周病。

矫治计划

1. 术前及术中定期牙周基础治疗和维护；
2. Smartee隐形矫治；
3. 拔除25、42，并配合适量IPR；
4. 利用拔牙及去釉间隙，解除拥挤排齐牙列；
5. 维持上颌牙列中线位置；
6. 术后右侧磨牙应达到中性，左侧应达到完全远中，双侧尖牙中性关系。

拔牙依据

该患者为直面型的重度拥挤成人患者，若常规拔除4个前磨牙可能导致面型变凹，故通过非对称拔除25、42以解除拥挤并维持现有面型。

矫治过程及疗效

矫治过程及疗效见图9-25至9-30。

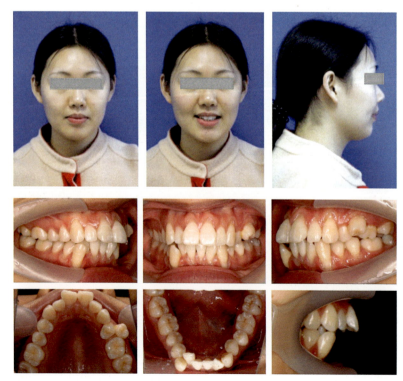

图9-25　矫治前面像及口内像（2015年11月）

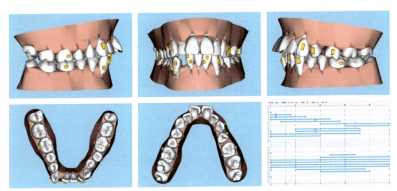

图9-26 模拟动画设计。25、42拔除后,难点主要集中于下切牙拔牙间隙的关闭,使用优化控根附件对邻牙进行内收排齐,为预防邻牙向缺牙侧倾斜对其设计3-4°过矫正;为匹配前牙Bolton指数,上颌设计适量邻面去釉;共设计24副矫治器,14d更换一副

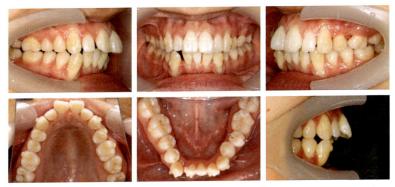

图9-27 矫治中面像及口内像(2016年3月,第8副)。拔牙间隙基本关闭,对上牙列利用去釉间隙开始内收

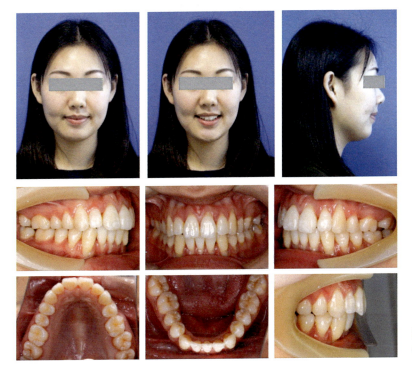

图9-28 矫治后面像及口内像(2016年11月)

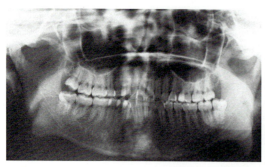
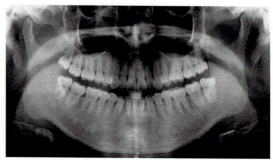

图 9-29　矫治前、后全口曲面体层片

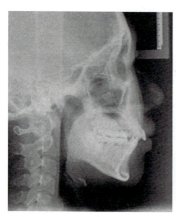
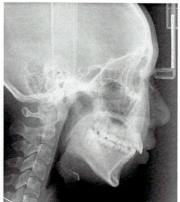

图 9-30　矫治前、后头颅侧位片

（高德国医生矫治　王梦含硕士整理）

> **矫治体会**

1. 从拥挤度、侧面型、牙周综合分析，制定拔除 25、42 的非对称拔牙方案；

2. 患者前牙区牙龈退缩，牙根部分暴露，使用隐形矫治利于牙周健康和维护，治疗前后对比显示牙周状况稳定；

3. 对于下前牙拔除的隐形病例，建议通过优化控根附件及适当的过矫正获得顺利的间隙关闭；

4. 术前牙弓狭窄，通过合理的设计，术后牙弓形态改善明显。

（王庆昱　米丛波）

第十章
舌侧矫治技术正畸拔牙矫治

第一节 概 述

一、舌侧矫治发展历史

20世纪70年代初,随着经济、文化的发展,越来越多的成年人寻求正畸治疗,这些成人患者由于职业、社交等原因,希望得到一种"隐形的正畸治疗"。在此背景下,美国的Craven Kurz医生于1975年发明了第一个舌侧矫治器,美国的Ormco公司是最早支持研究及生产舌侧矫治器械的公司。随后,Kurz医生经过不断研究与临床实践,与Ormco公司合作研发了舌侧矫治器,于1976年申请获得了第一个固定舌侧矫治器的专利,并于1979正式投入生产了Kurz-Ormco托槽。日本的Kinya Fujita医生也继之发明了舌侧矫治器,并于1979年在美国正畸杂志发表文章,提出了蘑菇形舌侧弓丝(mushroom arch wire)。随后,Unitek公司、TP公司也相继开发推出了自己的舌侧托槽和辅助器械。20世纪80年代初期,舌侧正畸风靡一时,但到了20世纪80年代中期,由于舌侧矫治装置及技术的不完善,临床治疗过程中出现了一系列问题,同时因为陶瓷托槽等其他兼顾美观和稳定的矫治器的出现,舌侧正畸的发展进入缓慢期。进入20世纪90年代,随着舌侧正畸在托槽定位、间接粘接等技术及生物力学机制方面的研究成果的突破和成人正畸病例的治疗成功,舌侧正畸得到了复兴,在欧洲、亚洲出现了流行热潮;1995年,意大利Scuzzo医生和日本Takemoto医生发明了有利于降低摩擦力且尺寸较小的STb舌侧矫治托槽;2000年,德国的Wiechmann医生应用CAD/CAM技术和机械手弯制弓丝,率先开发个性化舌侧矫治系统(Incognito System)。2005年,国际舌侧正畸学会成立;2006年第一届世界舌侧正畸会议于美国纽约召开。我国的舌侧矫正始于1998年,当时日本的Takemoto医生应傅民魁教授邀请,在北京大学举办舌侧矫治技术培训班。随后我国开始了舌侧正畸技术的引进、应用、总结和推广。徐宝华医生于2008年,开发以东方人牙齿形态为基础的舌侧带状弓矫治器;同年,广州瑞通生物科技有限公司开发的e-Brace个性化舌侧隐形矫治系统研制成功。时至今日,舌侧矫治技术已经发展成了一种成熟稳定的固定矫治系统。

二 舌侧矫治技术分类

根据各种矫治器的特性，可以按托槽开口方向可分为垂直向入槽式和水平向入槽式；可以按是否需要弓丝弯制分为舌侧直丝托槽和舌侧方丝托槽；可以按弓丝入槽方式分为自锁托槽和非自锁托槽；亦可以按照是否标准化大批量生产分为个性化和非个性化舌侧矫治器。

以 Kurz 以及 STb 为代表的传统舌侧矫治器，通过大样本的数据测量得到舌侧牙体形态的平均数据值，从而进行大规模生产。不同于唇侧托槽的直接粘接，其通过个别托盘和间接粘接将托槽转移至患者口内。但由于舌侧牙齿形态的差异较唇侧变化更大，托槽与舌面间的间隙只能通过树脂粘接材料进行弥补。Ormco-Kurz 托槽槽沟为水平方向，允许弓丝水平放入，易于控制前牙的转矩且关闭间隙时牙齿不易倾斜，但它对扭转牙的矫治较困难，STb 无牵引钩和咬合板等附件且尺寸更小、间距宽，易于对扭转牙进行控制。德国正畸医生 Wiechmann 研发的 Incogonito 个体化舌侧矫治系统，基于计算机辅助设计/制造技术（CAD/CAM）制造个别托槽，因托槽完全依照个体牙齿舌侧形态设计，可以做到与舌面紧密贴合使托槽定位更加精确，且可以最大限度减小托槽体积，增加患者的舒适度。使用机械手弯制的个体化舌侧矫治弓丝增加了对牙齿控制的精确性。中国广州瑞通生物科技有限公司生产的 eBrace 个体化舌侧托槽通过 CAD/CAM 技术和三维激光打印技术制作精密树脂个体托槽与弓丝，但以非贵金属为原料，价格降低，实验室时间也减少至 2~3 周。舌侧自锁托槽减小了托槽与弓丝之间的摩擦力，也省去了弓丝结扎的烦琐步骤，增加了弓丝的就位，利于牙齿的精确控制，节约了椅旁时间，同时，托槽近远中宽度设计稍小，使托槽间距离增大，使弓丝的矫治力更为柔和。

三、舌侧矫治的生物力学特点

舌侧正畸矫治技术与传统唇侧矫治技术的差异很大，有着完全不同的矫治理念和临床操作步骤。与唇侧矫治系统相比，舌侧矫治系统无论在水平还是在垂直向上力的作用点都更接近经过单根牙阻抗中心的牙长轴，这使得施加的殆向力更易于移动牙齿。当向舌侧托槽施加垂直方向单纯的压入力时，牙齿易于压低，施加纠正近远中轴倾的正轴力时，牙齿产生更小的转矩；而唇侧托槽在对前牙压低和纠正近远中轴倾时，因其作用力点位于阻抗中心唇侧，易产生一个使牙冠唇倾的力矩。但在垂直向压入力与水平向内受力同时作用前牙舌侧托槽时，合力将通过阻抗中心的舌侧，产生牙冠舌向及殆向、牙根唇向的倾斜移动，易发生牙冠舌倾；而同等力作用于唇侧托槽时，合力将通过阻抗中心，牙齿发生整体根向、舌向的移动。因此在使用舌侧矫治系统内收前牙时，应减小水平向力，增大垂直向力并控制转矩。对于后牙，上颌磨牙的阻抗中心偏向舌侧，舌侧托槽的位置更接近阻抗中心，压低上颌磨牙时可产生更有利的冠舌倾，而唇侧托槽则相反；从殆向观，下颌磨牙的阻抗中心基本位于牙冠中央，托槽粘接于唇侧或舌侧没有太大影响，但由于水平向上舌侧托槽作用于前牙的正畸力矢量通过牙齿旋转中心的舌侧对前牙产生的冠舌向转矩，在整体内收前牙的过程中始终对后牙产生远中竖直的力量，从而增强了后牙的支抗，故选择正畸减数拔牙的牙位时可更靠近牙弓后段。此外，舌侧托槽在设计上较唇侧托槽更为小巧，以减少患者舌部的不适感，并一定限度弥补了舌侧矫治系统本身存在的托槽间距小的问题，但也因此造成了托槽的槽沟宽度不足。

四、舌侧矫治的发展展望

由于不同种族，不同地区，不同饮食习惯的人的牙齿大小，结构，牙弓形态存在差异，而非个性化的舌侧托槽生产数据来源于不同样本的统计，其大量的生产势必不能适用于每一个人，而现在患者对矫治期间的舒适感及牙齿转矩，轴倾度等精确数据的要求愈加严格，个性化定制托槽已经逐渐成为舌侧正畸托槽的主流，其个性化定制的托槽底板与牙齿舌侧紧密贴合，同时，增大的底板面积提高了托槽粘接的稳定性，此外，个性化设置的托槽体积小，对舌体的刺激也小，增加了患者的舒适感。同唇侧托槽发展历程相似，目前，舌侧托槽已经出现了自锁系列，直丝弓系列等。自锁和直丝弓舌侧矫治托槽的出现，解决了正畸医生在狭小的舌侧空间结扎弓丝的难题，也避免了复杂的弓丝弯制，同时，节约了医生椅旁操作时间。在材料与科技发展日新月异的今天，自锁系统，直丝弓系统和个性化定制系统进一步融合，个性化的舌侧自锁托槽及个性化的舌侧直丝弓矫治托槽也开始逐渐问世，其结合了多种系统的优势，如摩擦力小，操作便捷等，这无疑将是舌侧托槽又一个发展的里程碑。

第二节 舌侧矫治技术拔牙矫治病例展示

（一）舌侧矫治器联合种植体支抗与拔牙矫治双突

病情简述

姓名：崔×× **年龄**：40岁 **性别**：女
主诉：因牙齿前突要求矫治。
软组织侧貌：凸面型。
检查：面部基本对称。口内卫生情况尚可。恒牙列，双侧磨牙及尖牙均为中性关系；前牙覆𬒎Ⅰ°、覆盖Ⅰ°；上下颌牙弓均为卵圆形，上、下牙弓均为Ⅰ°拥挤；上牙列中线右偏约1mm，下牙列中线基本正常。开口型及开口度均正常，双侧颞下颌关节区无弹响、无压痛。
辅助检查：曲面体层片示，上下颌前牙区牙槽骨Ⅰ°吸收；治疗前面𬒎像及X线片见图10-1，头影测量分析结果见表10-1。

诊 断

1. Ⅰ类骨面型、低角；
2. 安氏Ⅰ类，毛氏Ⅱ 4+Ⅳ 1+Ⅰ 1。

矫治计划

1. 排齐整平上下牙列；
2. 调整𬒎关系；
3. 改善偏凸面型。

拔牙依据

减数拔除14、24、35、45；上颌微种植体支抗压低内收上前牙；使用e-Brace舌侧矫治器排齐牙列及关闭拔牙间隙。

矫治过程

1. 按矫治计划拔除14、24、35、45，

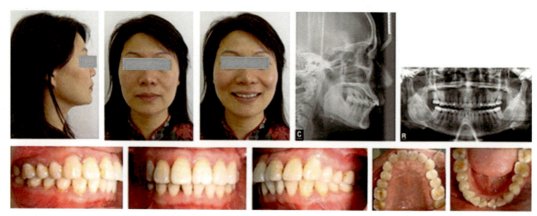

图 10-1 治疗前面像、口内像及 X 线片

表 10-1 治疗前、后 X 线头影测量值

测量项目	治疗前	治疗后	正常值
SNA（°）	87.83	86.46	82.80 ± 4.00
SNB（°）	83.53	82.54	80.10 ± 3.90
ANB（°）	4.30	3.92	2.70 ± 2.00
FH-NP（°）	94.00	93.34	85.40 ± 3.70
NA/PA（°）	5.55	3.93	6.00 ± 4.40
U1-NA（mm）	6.71	1.93	3.50 ± 6.50
UI/NA（°）	23.81	16.60	22.80 ± 5.70
L1-NB（mm）	7.88	4.60	6.70 ± 2.10
L1/NB（°）	36.61	32.29	30.50 ± 5.80
U1/L1（°）	115.28	127.19	124.20 ± 8.20
U1/SN（°）	111.64	103.06	105.70 ± 6.30
MP/SN（°）	24.86	25.29	32.50 ± 5.20
MP/FH（°）	16.11	16.59	31.10 ± 5.60
L1/MP（°）	108.22	104.46	93.90 ± 6.20
Y-axis（°）	54.86	55.85	66.30 ± 7.10
Pg-NB（mm）	3.19	3.98	1.00 ± 1.50

间接粘接全口舌侧矫治器，拔牙部位放置美观义齿。

2. 上颌顺序更换 0.016 英寸 Ni-Ti、0.016 英寸 ×0.022 英寸 Ni-Ti、0.017 英寸 ×0.022 英寸 Ni-Ti、0.017 英寸 ×0.025 英寸超弹 Ni-Ti、0.017 英寸 ×0.025 英寸 SS 弓丝，9 个月后排齐整平牙列，期间于 3 个月时分别于 15、16 根间及 25、26 根间腭侧和 16、17 根间及 26、27 根间颊侧各植入一枚中邦的微种植体，4 个月时于 25、26 根间颊侧植入一枚中邦的1.4mm×8mm微种植体，辅助控制前牙移动，闭隙阶段作为强支抗内收前牙；23个月后拔牙间隙关闭；0.018英寸×0.025英寸TMA弓丝作为终末弓丝，进行精细调整，26个月后精调完成。

3. 下颌顺序更换0.014英寸Ni-Ti、0.016英寸Ni-Ti、0.016英寸×0.022英寸超弹Ni-Ti、0.016英寸×0.022英寸SS弓丝，7个月后排齐整平牙列；13个月时分别与35、36根间及45、46根间颊侧各植入一枚中邦的微种植体作为强支抗近中移动双侧磨牙，24个月后拔牙间隙关闭。治疗中面貌像见图10-2。

矫治疗效

矫治后前牙覆𬌗、覆盖正常，中线基本对齐，双侧尖牙及磨牙建立中性关系；患者咬合关系良好；侧貌面型有所改善。治疗中、后面貌像、曲面体层片、头颅侧位片见图10-2、10-3，治疗前、后头影测量重叠图见图10-4。

矫治体会

1. 个体化舌侧矫治采用数字化排牙，个体化托槽，机械手弯制弓丝，极大地方便了临床操作的便利性，同时保证治疗的

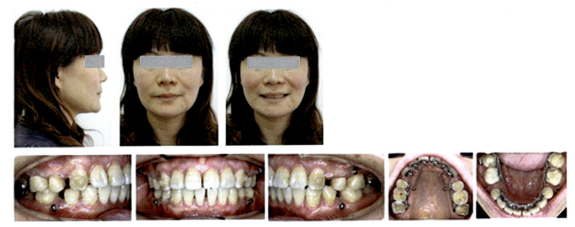

图10-2 治疗中面像及口内像

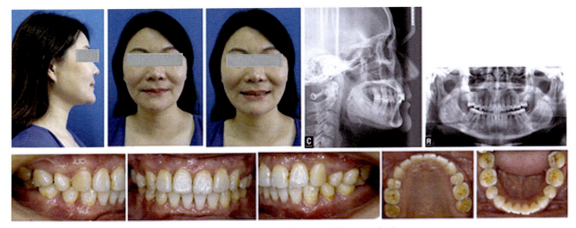

图10-3 治疗后面像、口内像及X线片

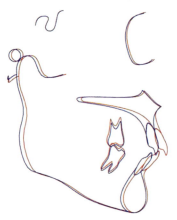

图 10-4 治疗前、后头影测量重叠描记图（红色治疗前，蓝色治疗后）

精度和效率。本病例就建立了的标准的尖牙磨牙关系，正常的牙弓形态，面突改善也很明显。患者非常满意。

2. 对于个体化舌侧矫治的拔牙设计，由于上下颌的生物力学差异，上前牙在拔牙内收时易于伸长和舌倾，转矩丧失，因此，需要做上前牙转矩确立的治疗程序，同时还会在设计方面于上前牙的托槽或弓丝上做转矩补偿；对于下颌，后牙支抗强，因此，舌侧矫治时，倾向于不拔牙、少拔牙、晚拔牙，即使拔牙，也是拔除第二前磨牙多于拔除第一前磨牙。本病例，拔除35、45后，后牙支抗强，在面型改善的基础上，下颌的拔牙间隙通过微种植体支抗协助后牙前移关闭。

3. 爱美且有一定经济实力的中年女性，对美观和生活品质追求非常高。舌侧矫治早期有一定的异物感和发音影响，需要告诉患者积极适应和锻炼，这样的沟通以利于舌侧矫治顺利进行；同时，相对于传统的舌侧矫治，个体化的舌侧矫治，托槽底板薄，前牙用垂直槽沟，后牙用水平槽沟，已经极大地降低了患者的不适感。"全程美"的舌侧矫治，也满足了患者对于美观矫治器的要求，并且也达到了精准控制，实现了"所见即所得"的临床效果。

（蔡留意博士矫治）

（二）舌侧矫治器联合种植体支抗与拔牙矫治双牙槽前突

姓名：赵× **年龄**：24岁 **性别**：女

软组织侧貌：凸面型。

检查：面部基本对称，唇肌略紧张。口内卫生情况尚可。恒牙列，双侧磨牙及尖牙均为中性关系；前牙覆盖Ⅰ°、覆𬌗Ⅰ°，22、32对刃𬌗；上下颌牙弓均为卵圆形，上、下牙弓Ⅰ度拥挤，上牙列中线左偏约1mm，下牙列中线基本正常。开口型及开口度均正常，双侧颞下颌关节区无弹响、无压痛。

辅助检查：曲面体层片示，18、28、38、48均存在，18、28近中倾斜、中位阻生，38、48水平阻生；治疗前面𬌗像及X线片见图10-5，头影测量分析结果见表10-2。

诊断

1. Ⅰ类骨面型、高角、面突；
2. 安氏Ⅰ类，毛氏Ⅱ 5+Ⅰ 1。

矫治计划

1. 排齐整平上下牙列；
2. 建立前牙正常覆𬌗覆盖关系；
3. 协调侧貌，改善凸面型。

拔牙依据

拔除14、24、35、45；上颌颊、腭侧微种植体支抗压低内收上前牙；使用e-Brace舌侧矫治器排齐牙列及关闭拔牙间隙；后牙垂直方向控制。患者治疗前排牙

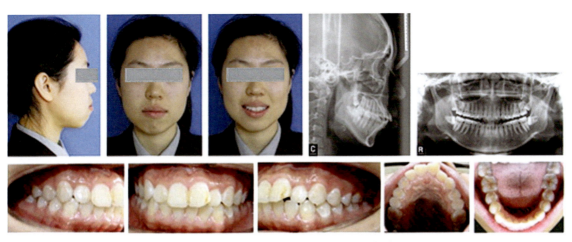

图 10-5　治疗前面像、口内像及 X 线片

表 10-2　治疗前、后 X 线头影测量值

测量项目	治疗前	治疗后	正常值
SNA（°）	82.12	81.57	82.80 ± 4.00
SNB（°）	78.46	77.99	80.10 ± 3.90
ANB（°）	3.66	3.57	2.70 ± 2.00
FH-NP（°）	86.55	86.25	85.40 ± 3.70
NA/PA（°）	8.55	8.65	6.00 ± 4.40
U1-NA（mm）	11.55	3.70	3.50 ± 6.50
UI/NA（°）	35.22	15.54	22.80 ± 5.70
L1-NB（mm）	11.70	6.23	6.70 ± 2.10
L1/NB（°）	33.43	26.62	30.50 ± 5.80
U1/L1（°）	107.69	134.27	124.20 ± 8.20
U1/SN（°）	117.34	97.10	105.70 ± 6.30
MP/SN（°）	39.88	40.82	32.50 ± 5.20
MP/FH（°）	31.06	31.74	31.10 ± 5.60
L1/MP（°）	95.09	87.81	93.90 ± 6.20
Y-axis（°）	63.78	64.00	66.30 ± 7.10
Pg-NB（mm）	1.46	1.66	1.00 ± 1.50

实验及排牙前后牙齿位移对比图分别见图 10-6、图 10-7。

矫治过程

1.按矫治计划拔除 14、24、35、45 后，间接粘接全口舌侧矫治器，拔牙部位放置美观义齿。

2.上颌顺序更换 0.012 英寸 Ni-Ti、0.016 英寸 Ni-Ti、0.016 英寸 × 0.022 英寸 Ni-Ti、0.017 英寸 × 0.025 英寸 SS 弓丝，18

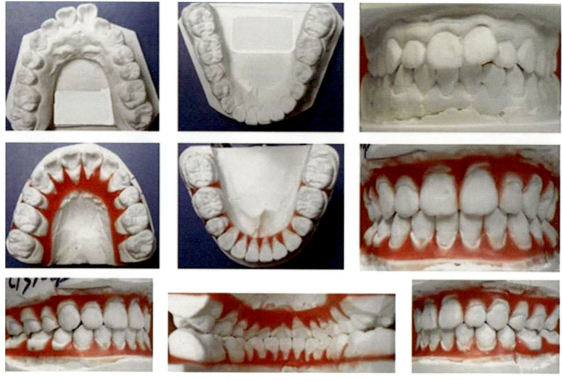

图 10-6 原始牙模及排牙模型

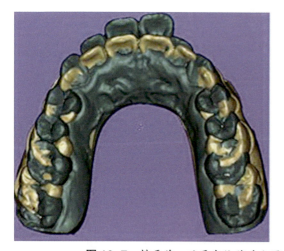
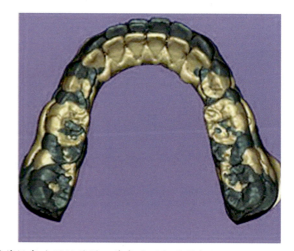

图 10-7 排牙前、后牙齿位移对比图（蓝绿色为原始牙模；黄色为理想牙模）

个月后排齐整平牙列，期间于 12 个月时分别与 15、16 根间及 25、26 根间颊、腭侧各植入一枚 8mm×1.4mm 的 Ormco Vector 微种植体，辅助控制前牙移动，闭隙阶段作为强支抗加力内收前牙；24 个月后拔牙间隙关闭；28 个月精调完成。

3. 下颌顺序更换 0.012 英寸 Ni-Ti、0.016 英寸 Ni-Ti、0.017 英寸×0.022 英寸 Ni-Ti、0.017 英寸×0.025 英寸 SS 弓丝，18 个月后排齐整平牙列；舌侧颌内支抗配合颌间牵引（上颌微种植体）关闭拔牙间隙，26个月后拔牙间隙关闭。治疗中面貌像见图10-8。

矫治疗效

矫治后前牙覆𬌗、覆盖正常；中线基本对齐；双侧尖牙、磨牙建立中性关系；侧貌及咬合关系改善明显。治疗后面貌像、曲面体层片、头颅侧位片见图10-9，治疗前后头影测量重叠图见图10-10。

矫治体会

1. 患者前牙双牙槽前突，为改善侧貌，牙齿移动距离较大，舌侧矫治上颌易出现"横向弓形效应"及"垂直向弓形效应"，因此设计了颊、腭侧微种植体支抗环形加力，在最大限度内收前牙的同时，减少横向弓形效应；同时，需配合牵引钩调整力线，减少垂直向弓形效应。

2. 下颌支抗较上颌强，配合颌间牵引（上颌微种植体），下颌闭隙可不必植入微种植体增强支抗，减少有创治疗，减轻患者经济负担。

3. 高角患者后牙加强垂直方向的控制，通过后牙压低及前牙压低，促进𬌗平面及下颌逆旋，患者颏唇沟显现，侧貌明显改善。

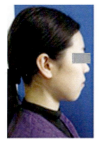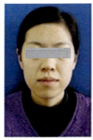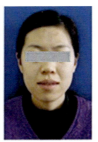
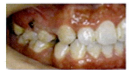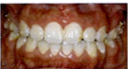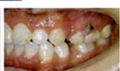

图10-8　治疗中面像及口内像

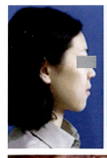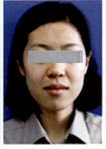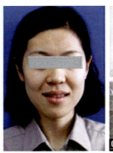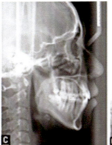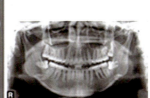
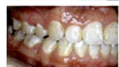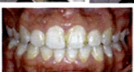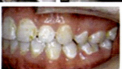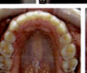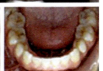

图10-9　治疗后面像、口内像及X线片

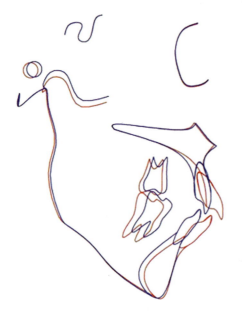

图 10-10 治疗前、后头影测量重叠描记图（红色治疗前，蓝色治疗后）

（蔡留意博士矫治）

（三）舌侧矫治器＋种植体支抗＋拔牙矫治前牙深覆合、深覆盖

姓名：李× **年龄**：50 岁 **性别**：女

主诉：因牙齿前突求矫治。

软组织侧貌：凸面型。

检查：面部基本对称，轻度开唇露齿。口内卫生情况尚可。恒牙列，双侧磨牙及尖牙均为中性关系，下颌缺失 1 个中切牙；前牙覆殆Ⅲ°，下前牙咬伤上前牙腭侧牙龈，覆盖Ⅲ°，约 10mm；上下颌牙弓均为卵圆形，上牙弓Ⅰ度拥挤，下牙弓Ⅱ°拥挤；上牙列中线基本正常。开口型及开口度均正常，双侧颞下颌关节区无弹响、无压痛。

辅助检查：曲面体层片示，上下颌前牙区牙槽骨Ⅱ度吸收；双侧下颌磨牙均近中倾斜，18、28、38 存在，18 高位阻生；治疗前面殆像及 X 线片见图 10-11，头影测量分析结果见表 10-3。

诊 断

1. Ⅰ类骨面型、高角、面突；
2. 安氏Ⅰ类，毛氏Ⅱ 4+Ⅳ 1+Ⅰ 1。

矫治目标

1. 排齐整平上下牙列；
2. 调整殆关系；
3. 协调侧貌，改善唇齿关系。

矫治计划

拔除 14、24 及下颌 1 个中切牙；上颌微种植体支抗压低内收上前牙；使用 e-Brace 舌侧矫治器排齐整平上下牙列及关

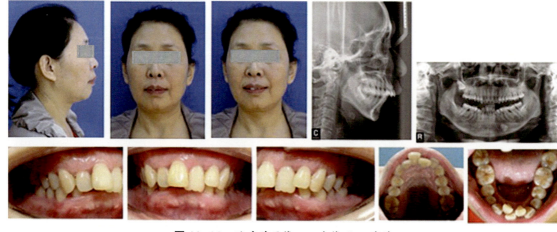

图 10-11 治疗前面像、口内像及 X 线片

表 10-3 治疗前、后 X 线头影测量值

测量项目	治疗前	治疗后	正常值
SNA（°）	80.62	79.46	82.80 ± 4.00
SNB（°）	75.04	74.97	80.10 ± 3.90
ANB（°）	5.58	4.49	2.70 ± 2.00
FH-NP（°）	84.37	85.47	85.40 ± 3.70
NA/PA（°）	13.49	9.19	6.00 ± 4.40
U1-NA（mm）	8.76	5.56	3.50 ± 6.50
U1/NA（°）	23.81	18.11	22.80 ± 5.70
L1-NB（mm）	7.78	9.04	6.70 ± 2.10
L1/NB（°）	23.14	31.54	30.50 ± 5.80
U1/L1（°）	127.47	125.86	124.20 ± 8.20
U1/SN（°）	104.43	97.57	105.70 ± 6.30
MP/SN（°）	43.44	42.29	32.50 ± 5.20
MP/FH（°）	32.74	31.59	31.10 ± 5.60
L1/MP（°）	84.66	94.27	93.90 ± 6.20
Y-axis（°）	65.37	63.76	66.30 ± 7.10
Pg-NB（mm）	2.69	0.39	1.00 ± 1.50

闭拔牙间隙；因缺牙及拔牙不对称，故依据现状建𬌗；建议正畸后行颏成形术。

矫治过程

1. 按矫治计划拔除 14、24 及下颌 1 个中切牙后，先后间接粘接下半口（33、34、44 暂不粘接）及上半口舌侧矫治器，拔牙部位放置美观义齿。

2. 上颌顺序更换 0.012 英寸 Ni-Ti、0.014 英寸 Ni-Ti、0.016 英寸 Ni-Ti、0.018 英寸 Ni-Ti、0.016 英寸 ×0.022 英寸 Ni-Ti、0.016 英寸 ×0.022 英寸 SS、0.017 英寸 ×0.025 英寸 Ni-Ti、0.017 英寸 ×0.025 英寸 TMA 弓丝，18 个月后排齐整平牙列，期间于 10 个月时分别与 15、16 根间，25、26 根间腭侧各植入一枚 10mm×2mm 的 Ormco Vector 微种植体，辅助控制前牙移动，闭隙阶段作为强支抗内收前牙；23 个月时于 11、21 根间植入一枚 6mm×1.4mm 的 Dentos 微种植体，垂直向控制前牙移动；30 个月后拔牙间隙关闭。

3. 下颌顺序更换 0.012 英寸 Ni-Ti、0.016 英寸 Ni-Ti、0.018 英寸 Ni-Ti、0.016 英寸 ×0.022 英寸 Ni-Ti、0.017 英寸 ×0.025 英寸 TMA 弓丝，17 个月后排齐整平牙列，期间 33 舌侧先粘接普通托槽，待下颌弓丝扩弓及 33 远移后，粘接 33 舌侧托槽，推簧开辟出 34、44 间隙后粘接其舌侧矫治器，拔牙间隙在排齐中被消耗。治疗中面𬌗像见图 10-12。

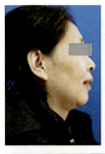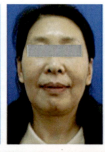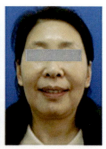
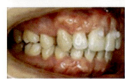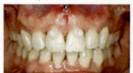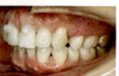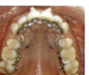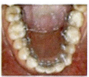

图 10-12　舌侧矫治中

矫治疗效

矫治后前牙覆𬌗、覆盖正常，中线基本对齐，由于不对称拔牙，双侧尖牙建立近中关系、磨牙建立远中关系，在此个别正常𬌗下，患者咬合关系良好；侧貌面型有所改善。治疗后面𬌗像、曲面体层片、头颅侧位片见图 10-13，治疗前后头影测量重叠图见图 10-14。

矫治体会

1. 患者前牙深覆𬌗、深覆盖，同时伴有一定的牙列拥挤，因此设计了拔牙矫治配合微种植体支抗，最大程度的内收前牙；舌侧拔牙矫治上颌易出现"水平方向和垂直方向的弓形效应"，需配合牵引钩调整力线；患者覆𬌗较深，对垂直向控制的要求更高，因此最好配合上前牙区的微种植体支抗。

2. 患者缺失 1 个下颌中切牙，其实也可设计下颌拔除 2 个前磨牙，预留缺失牙修复间隙，以建立尖牙、磨牙中性关系，因考虑患者意愿、经济、治疗疗程等原因，采取拔除 1 个下颌中切牙，解除下牙列拥挤，建立个别正常𬌗。

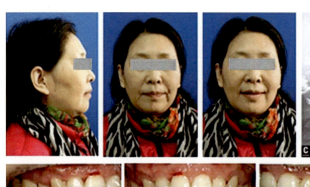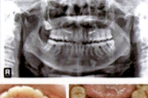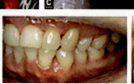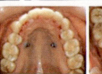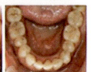

图 10-13　治疗后面像、口内像及 X 线片

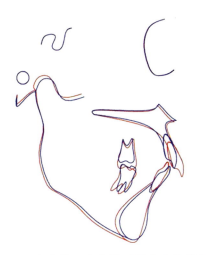

图 10-14 治疗前、后头影测量重叠描记图（红色治疗前，蓝色治疗后）

3.单纯就此病例而言，患者双侧上下颌第二磨牙后空间较大（第三磨牙提供），且下颌磨牙近中倾斜，也可采用无托槽隐形矫治推磨牙向远中的方法矫治。

（蔡留意博士矫治）